事例でわかる
アルコール依存症の人と家族への看護ケア
多様化する患者の理解と関係構築

重黒木一・世良守行・韮澤博一 ◎編集

中央法規

はじめに

　昨今，医療の進歩により病気の種別が細分化され，しかも複雑かつ多様化している。それに伴い，より質の高い医療が求められるようになり，各疾患における専門性がこれまで以上に問われるようになった。また，患者も病気に対して詳細な情報が得られやすくなったことから，自分に合った最適な医療を積極的に選択して，より高度な医療を求めるようになっている。しかし，その反面，医療全体が納得のいく患者のニーズに十分に応えられていない現状があるのではないだろうか。

　患者の基本的なニーズに応えていくためには，各疾患に対する十分な知識の習得や，それに対する広範囲の情報収集等が求められるが，いかんせん雑務に追われる医療の現場では，個々のニーズが満たされるべき問題に向き合う時間をとることが難しい状況にある。

　そのため，看護においてはその対策として，効率的で手っ取り早い看護のマニュアルが重宝されている。このマニュアルの利点は，誰しも，どんな病気であれ，手順に導き出された一律した看護が展開でき，かつミスを最小限に抑えることができることにある。これらは一見合理的に思えるが，ともすれば「病気」が主体の援助となりやすく，看護に大切な「関係性の構築」が希薄になってしまい，患者のニーズに対して満足いく看護が展開できないことが欠点としてあげられる。看護は基本的に，「関係性の構築」を基盤とした心が通い合う援助を標榜している。ゆえに，画一的なマニュアルだけに固着することなく，個々の看護師が培ってきた幅広い経験と知識をマニュアルに補填しながら，患者のニーズを最大限に満たしていく援助が大切となってくる。

　アルコール依存症に携わる看護師の多くは，飲酒やしらふの時に生じる患者の様々な言動に対して，現存のマニュアル

だけでは解決し得ない問題を抱えている。そしてその結果，次第に患者との関係性が希薄となり，トラブルの火種となっていることも多い。

　また，マニュアル看護において最も危惧されるのは，個々における多様化した患者の問題も十把一絡げに収斂してしまい，患者の求める真の問題解決には至らないことである。その結果として，チーム力も失せてしまい，医療者同士の情報も乏しくなる。その影響を受けて，ベテラン看護師は経験に基づいた考え方を重視する。逆に，経験が乏しい看護師は理論や知識だけで援助をしてしまう。そこには必然として，患者不在の援助が成立してしまうのである。患者中心の援助を標榜していくならば，双方が歩み寄るようなチーム力が必要になってくる。

　前置きが長くなったが，要はマニュアル看護だけでは，患者の持つ問題に対して真の解決には至らないということである。繰り返すが，患者のニーズに応えていくには，現在のマニュアルに記載されていない経験や知識などを，わかりやすく次世代に伝承していくことが必要である。

　本書では，日常的なアルコール依存症者のかかわりの中から得た看護師の「わだかまり」「病状や気持ちの変化」「違和感」「気づき」などをまとめ，その解決の手段として「家族や地域とのかかわり」「自助グループ」「家族会」など，当事者に焦点をあてて考察をしてみた。

　アルコール依存症という病気は，かかわればかかわるほど，関係性の問題が絡み合い，相互に気持ちのズレが生じてしまい，看護の視点が不明確となりやすい。

　一つひとつの問題を的確にクリアにしていくためには，チーム全体でその人の持つ問題を鳥瞰的視点でとらえて洞察して

いくことが大切である．結果として，今まで気がつかなかった問題が少しずつ炙り出され，看護師としての役割が明確になってくる．

本書の冒頭ではアルコール依存症における看護の概念を語り，以降の事例は老若男女の幅広い年齢層の看護師が日常の援助を鑑みて，患者との関係性に悩み，試行錯誤した体験を謙虚にまとめるよう試みた．そのため，ベテラン看護師，新人看護師，あるいは看護学生の方々も非常にわかりやすいものとなっていると自負している．

読者の皆様におかれては，日頃の患者とのかかわりの中で，「あれっ」「なぜ」「どうして」など，些細な疑問や問題に悩んだ時，あるいは援助で行き詰まった時に，おこがましいが，手引書として本書を紐解いていただき，ご自身の看護と照合して考察していただければ，患者が求めているニーズに対する解決への糸口が見出されるのではないかと考えている．

なお，本書で取り上げた事例は，個人情報保護の観点等に配慮し複数のケースを組み合わせるなどしたフィクションであることをお断わりしておく．

最後に，本書の発刊にあたり，中央法規出版の塚田太郎氏の多大なるご尽力に心から感謝申し上げたい．

2018年11月吉日
編者を代表して
慈友クリニック
重黒木一

目次

はじめに

第1部 アルコール依存症看護の基本

1 ── アルコール依存症の基礎知識 ……………………………… 2
2 ── アルコール依存症の治療と看護 …………………………… 7
3 ── アルコール依存症看護の実際 ……………………………… 18
4 ── 家族・職場とのかかわり …………………………………… 34

第2部 実践事例

CASE1 離脱症状があり，認知症が疑われた高齢者 …………………… 42
　　　── 「やりがい」「楽しみ」をみつけてもらうためのかかわり

CASE2 ひきこもりから連続飲酒となった20代男性 ………………… 51
　　　── 無気力な若者の心の闇にはたらきかける看護師

CASE3 心理的虐待を受けて育った30代女性 ………………………… 60
　　　── 看護師の自己開示をきっかけに結ばれた信頼関係

CASE4 精神遅滞のある30代の女性 …………………………………… 73
　　　── 飲めない環境を作るためのかかわり

CASE5 親・妻の敷いたレールを歩み続けた40代男性 ……………… 82
　　　── 回復する家族と回復しない本人

CASE6 家族から自宅への退院を拒否された70代男性 ……………… 94
　　　── 自助グループにつながらなかった人へのかかわり

CASE7 攻撃・怒りで他者をコントロールしようとする40代男性 … 104
　　　── 肩書を利用するプライドの高い人へのかかわり

CASE8 人間関係に悩み感情を上手に出せない50代男性 …………… 113
　　　── アサーティブ・トレーニングを用いたかかわり

CASE **9** 軽度精神遅滞を伴う50代女性 ……………………… 121
— 重複障害が与える生きづらさにも焦点をあてたかかわり

CASE **10** 看護師に怒りをぶつけ続ける50代男性 ……………… 130
— 正面から向き合うことで関係性を作る

CASE **11** 母娘の思いがすれ違い,異性問題を起こす20代女性 ……… 140
— 共依存関係への介入の難しさ

CASE **12** 人生の終わりを考えて,あきらめのある80代男性 ……… 148
— 高齢者へのかかわりで大切にすること

CASE **13** 孤独がつらくて死にたいと訴える20代男性 ……………… 158
— 電話相談の二者関係から社会的集団の場に導く看護

CASE **14** 自助グループへの参加を拒む40代男性 ……………… 170
— 看護師同伴による意識づけ

CASE **15** 飲みながら通院する60代男性 ……………………… 183
— 自助グループへの参加を否定し続ける人への援助

CASE **16** 妻の変容を見て入院を決意した60代男性 ……………… 196
— 家族の意識・行動が与える影響

CASE **17** 断酒よりも恋愛を優先する20代女性 ………………… 207
— 入院中に異性問題を起こす人へのかかわり

CASE **18** 発達障害が疑われ孤立する40代男性 ………………… 217
— "空気が読めない"人へのかかわり

CASE **19** 33回目の入院で断酒に成功した50代男性 ……………… 228
— 何度失敗しても,回復は可能

CASE **20** 病気を受け入れられない20代男性 …………………… 238
— 社会体験が乏しく断酒の必要性を感じない人への支援

CASE **21** 後期離脱症候群に移行した50代男性 ………………… 251
— 終息の見通しが立たない中,回復を信じてチームで乗り切る

CASE 22 身体科から転職し，精神的に追い込まれた看護師 ……………… 266
　　　　― チームナーシングができずに孤立する

CASE 23 妻に支えられ，20 年以上飲み続けた 50 代男性 ………………… 277
　　　　― 変わりたくない患者と共依存傾向にある家族に対する支援

CASE 24 本人ではなく家族に入院を勧める ……………………………… 287
　　　　― 一番疲れている人から休む

CASE 25 デイケアで孤立しても通い続ける 60 代女性 ………………… 300
　　　　― 人に相談できない人生を歩んできたと言う人への援助

CASE 26 アルコールクリニックにおける 2 年間で出会った患者，変
　　　　わった看護観 ……………………………………………………… 314
　　　　― 患者から学ぶ日々を振り返る

CASE 27 回復する患者たちに教えられ・支えられる ……………………… 325
　　　　―「普通にかかわる」ことの大切さ

編集・執筆者一覧

第 1 部

アルコール依存症
看護の基本

① アルコール依存症の基礎知識

アルコール依存症とは

　アルコール依存症は飲酒をコントロールできない疾病であり，厄介なことに，一度コントロールができなくなると，何年にもわたって断酒をしていても，ほんの少しの飲酒で再度コントロールができなくなる。つまり，アルコールをコントロールして飲むことができない身体を作ってしまったのである。よって，生きていくためには断酒継続しか方法はない。何年間断酒を続けていたとしても，再度，連続飲酒になれば，当然症状も以前の時と同じで，幻覚を体験した人は幻覚が出やすいし，身体の震えのあった人はすぐに身体が震えるし，てんかんを起こした人はまた起こす。何年間も断酒したとしても，飲酒をすると比較的すぐに症状が出現する。そのため，アルコール依存症治療は断酒を継続するしか方法がないのである。

　しかし，アルコールの問題はどこからが病気なのか理解しづらい。性格と病気とが渾然としていて，どこまでが性格によるもので，どこからが病気なのか，非常にわかりづらい病気といえる。よく「アルコール依存症は病気ですか？」と聞かれることがあるが，簡単な説明では納得してもらえない。治療にかかわっている人たちですら，理解するのに2～3年ほどかかると言う人が多い。

　「うちの人は毎日6合くらい飲みます。でも，となりの人はもっと多く飲んでいるようですけれど，何ともないのですが？」というように量を比較して判断する人，「飲むと暴力的になったり，大声で怒鳴るのです」など言動で判断する人，「肝臓が悪くて内科に何度も入院するのですが」などと身体的な疾患から問題にする人など，いろいろな症状で病気を考える。一番わかりやすいのは，やはり身体的な疾患としてのアルコール依存症であろう。

　精神的な依存というのは，毎日晩酌をする人にはすでにできあがっている。夜になると必ず飲みたくなるのだから。しかし，毎日晩酌をしている人がアルコール依存症であるかというと，そうとはいえない。では，どのような状態になったらアルコール依存症かというと，精神的依存だけでなく身体的依存が現れた時である。アルコール

のコントロール喪失が起こり，アルコールの血中濃度が低くなってきた時，身体が震える，発汗，発熱，てんかん発作などの身体的な離脱症状が現れた時に，「アルコール依存症」という診断がされることが多い。幻覚や妄想などの出現は確実にアルコール依存症と診断される。また，アルコール関連疾患としての肝機能障害や糖尿病，うつ状態，暴言，暴力，記憶の喪失などもあり，重複していることが多い。そのほかにも，社会的問題として，飲酒運転の繰り返しや職場での遅刻，突然の休みを重ねることなどによる失職等も少なくない。なお近年，過度のアルコール摂取による脳の萎縮などの変性が証明されており，アルコール依存症は脳の病としてとらえられるようになっている。

アルコール依存症の人たちに1日の生活を振り返ってもらうと，朝は二日酔い，昼過ぎに酔いが醒め，15時頃には仕事が終わったらどこで飲もうかと考え始め，終業間近には飲みたくてそわそわしてくるという。時間がきて職場を出ると，飲むところに直行することになる。ある人は職場近くの飲み屋で，ある人はコンビニで，ある人は駅の売店で，またある人はクラブでというように，場所は違うが飲酒を第一に考えた行動をとる。

そして，毎日のように飲酒を続けるうちに酒量は増え，家族の不和や職場の欠勤などが生じるようになると，アルコール問題が表面化するようになっていく。彼らの多くは，治療のレールに乗っかってきた時には，家族の問題か，職場の問題か，身体の問題かが必ず起こっている。多くは重複していることが多い。

身体症状は，アルコールを体内に入れなければ比較的簡単に回復する。身体の震えもアルコール性肝炎も，アルコールを飲まなければ治まるが，いったん回復してもアルコールを飲めばすぐに再発してしまう。アルコールを20年間飲んで悪くした身体だから，多くの人は回復すればまた20年間飲めるのではないかと思いがちである。しかし，アレルギー体質のように，体内にアルコールを入れれば身体はすぐに反応する。肝機能の場合，断酒して正常値になっていても，3日も飲酒すれば簡単に異常値を示すようになる。治癒しているわけではないのである。断酒することによって一応治まっているというだけである。要するに，すぐにアルコールに反応してしまう身体を長年の飲酒によって作り上げたのである。これは肝臓だけにとどまらない。アルコール性の疾患というのは，大体同じようなことが起こる。脳萎縮，手の震え，末梢神経炎，幻聴，幻覚，糖尿病，高血圧，てんかん等々。

これらの疾患は，10年間断酒してもアルコールを飲めばすぐに発症する。だからこそ，アルコールを体内に入れないことしか方法はないのである。牛乳アレルギーや卵アレルギーのある人たちは，それらを食べると症状が出るから食べない。それと同じように考えてもよいのである。アレルギーのある人たちは原因となる物を体内に入れないことで防衛する。ところが，アルコールに依存している人たちは，ある時まで適正に飲めていたし，異常もなかった。そういう体験が長くあったので，アルコールに反応する身体になったといっても認め難いと思われる。

アルコール関連問題

　日本におけるアルコール依存症の治療は，1970年代から大きく変化してきた。アルコール依存症専門の治療病棟を持つ病院も増加し，依存症者の治療は精神科の一般病棟から専門病棟へと移っていき，さらにアルコール専門クリニックの出現によって，依存症の治療の場が多様化したといえる。患者にとって必ずしもイメージのよくない精神科病院からクリニックでの治療という選択肢の増加は，アルコール依存症者の人たちの受診行動を，それまでよりもはるかに容易にした。さらに，通院治療，アルコール・デイケアの充実は，社会生活の中での回復を証明していった。

　しかし，アルコール依存症者の飲酒の上での言動は，家族を含む周囲の人たちに様々な問題を投げかける。アルコール依存症者を身近に抱える家族や周囲の人たちの多くは，一時的にせよ，本人の隔離を望むような立場に立ち至った経験を持っている。アルコール関連問題という言葉があるように，アルコールは本人だけでなく，多くの人に直接的，間接的に影響を与えているのである。

　アルコール関連問題を具体的にあげてみると，以下のようなものが考えられる。
①身体的臓器障害などの問題
②家族の問題（AC問題を含む）
③職場の問題（欠勤，遅刻，仕事量の減退など）
④地域問題（地域における暴言，暴力など）
⑤飲酒運転による交通事故など

1杯のアルコールが呼び水となる

　アルコール依存症の完治とは，適量で飲酒のコントロールができるようになること

だろう。

「晩酌だけですむようにしてもらえませんか？」「飲酒しても問題行動だけ起こさなければよいのですが」「家でだけ飲んでくれればよいのです」など，家族はアルコールに困って相談に来たのに，本心では節酒を求めていることが多い。

しかし残念ながら，正常飲酒者には戻れないことを伝えるしかない。1杯のアルコールが呼び水となり，大量飲酒となるのが，アルコール依存症の特徴といえるからである。つまり，1杯のアルコールそのものが直接影響を与えるものではないが，呼び水としての引き金になる。人により違いはあるが，1杯アルコールを飲んでしまうと，その時点から大量飲酒になる人もいれば，3か月くらい節酒で過ごせる人もいる。そして，節酒で過ごせる期間が長いと，完治したような錯覚を起こし，数か月後に連続飲酒になった人も多くいる。アルコール依存症と診断された人は，うまく飲酒できる期間があったとしても，いずれは大量飲酒となり，再び身体的，精神的，社会的な問題を起こすことになるのである。つまり，アルコール依存症から回復するには断酒しか方法がないことを，世界のアルコール依存症に罹患した人たちが証明しているのである。

連続飲酒

飲酒のコントロールが効かなくなりはじめさらに進行すると，深夜でもコンビニに走るようになったり，目が覚めるとアルコールを飲むようになり，アルコールが体内から切れなくなってくる。このようになると，仕事を休んで飲むようになり，1日が酒を飲んでいるか，買いに行くか，寝ているかの連続飲酒といわれるアルコール依存症者特有の飲み方が出現するようになる。さらに，食事もほとんどとらないので栄養失調になる人が多い。1日で終わる人もいれば，1週間も続く人もいる。連続飲酒が起これば，当然職場を休むようになり，職場，家庭で飲酒が問題視される。

飲み出したら眠るまで飲み，次の日に朝から飲むようになれば，完全に自分の力ではアルコールをコントロールできなくなっていることとなる。一方で，このような連続飲酒は，アルコールを身体が受け付けなくなって終了する。すると，数日間は飲酒をしない人が多い。この「飲めない」状態を，「飲まない」と勘違いする家族も多く，「飲まないことはできるのです。1週間飲まないでいましたから」と言う。そして，体調が良くなってくると，少しずつ飲み始め，また連続飲酒が起こる。多くのアルコー

ル依存症者はこのような繰り返しをしているのである。なお，連続飲酒時の記憶はほとんど曖昧である。気がついたら1週間が過ぎていたなどざらである。

涙を流して飲むアルコール依存症者

「涙を流しながら，酒を飲んでいました。自分でやめようと思うのですが，どうすることもできなかったのです」

このように，連続飲酒の時の心境を話してくれる人が多くいる。1杯飲むと，意志の力はなくなってしまうものと思われる。しかし，1杯を口に入れるまでは，環境や人間関係，意志の力は影響を与える。飲酒欲求が出た時に，飲酒しないように頑張ることも必要である。しかし，1度や2度の飲酒欲求ならば我慢もできるが，度重なる飲酒欲求を抑え続けることは，至難の技といえる。さらに，しらふでの生きづらさは，一人での断酒の継続を困難にしている。断酒している仲間がいると，飲酒欲求が起きた時でも電話をかけたり，会ったりすることで飲酒欲求がおさまるという。自助グループ（同じ障害や問題などを抱えた当事者同士がつながり，運営するグループ。セルフヘルプグループともいわれる。アルコール問題のグループとしては，AA（アルコホーリクス・アノニマス），断酒会などがある）は仲間に会える場であり，話のできる場であり，話の聞ける場なのである。

「飲めるものなら飲みたい」

二十数年断酒を継続している人ですら，この思いは消えないという。

節酒への挑戦

しかし，1杯のアルコールを飲み出すと止まらなくなるという事実は簡単には受け入れがたい。

「そのようなことはない，自分でやめようと思えばやめられる」

アルコール依存症の誰もが一度は考えたことである。また，家族や周囲の人たち，治療にかかわる人ですら，「なんで飲み続けるのだろう？」と考えた体験を持っていることが多い。節酒を習慣づけるために，治療の方法として，毎日アルコールを少量飲ませることを試みた治療者もいた。意志の問題と考え，意志を強く持つように励ます人もいる。しかし，そのような節酒論はことごとく挫折していった。1杯の飲酒が，いずれは連続的な飲酒となる。不可思議に思えるが，誰もが挑戦してみたことであり

事実なのである。

　最近，節酒療法が叫ばれるようになっている。確かに，クリニックに受診する人の中に断酒でなくて節酒でも可能ではないかと思われる人がいる。その人たちは，アルコール依存症と診断されて入院を余儀なくされた人たちほど，身体的，精神的，社会的に問題が重篤ではないと思われる。そのような人に医師は節酒療法を行うようになってきているが，入院を余儀なくされた人には断酒しか方法はないものと筆者は考える。

② アルコール依存症の治療と看護

最初からアルコール依存症ではない

　アルコール依存症と診断された人たちの生活を振り返ってみると，彼らも最初からアルコール依存症であったわけではない。アルコールを飲みはじめた当初は，多くの人が問題を起こすことはなかったが，徐々に酒量が増加し，身体的，精神的，社会的な問題を抱えるようになり，アルコール依存症と診断されたのである。

　アルコール依存症になっていくプロセスは人それぞれで違いはあるが，アルコール依存症になってしまうと同じような症状を呈する。また，アルコール依存症と診断されるまでに5年の人，10年の人もいるが，総体的に20年以上の年月を要している人が多い。また男女差があり，女性は男性の半分の年数でアルコール依存症になるといわれている。

　1970年代まで，日本では多くのアルコール依存症の人が性格異常といわれ，回復の困難な病として精神科病院で治療を受けていた。しかし彼らは，何らかの理由から生きづらさを感じ，アルコールに逃避したことは事実と思われるが，特別な性格ではなく，アルコールを飲むことで自己の成長を放棄してきた人たちともいえる。彼らは習慣飲酒を続け酒量が増加していく中で，1日の生活は朝の二日酔いから始まり，職場の終業と同時に飲酒し，帰宅してまた飲酒することを繰り返し，しらふでの社会生活を放棄したかのような十数年を過ごしてきたのである。

当然，長年の大量飲酒は身体（主として臓器）を悪くしたり，家庭内で飲酒が原因で問題が起こるようになったり，職場に酒臭をさせて出勤するようになり問題が起こる。

このように，本人がアルコール医療に登場してきた時には，すでに長年の飲酒で様々な問題が起こっている。肝機能障害を中心に臓器障害，離脱症状（振戦せん妄，幻覚等）などの身体や精神の急性症状の出現が多くあるが，そのような症状は比較的容易に改善され，急性症状の回復によりアルコールに問題がなかったようにとらえがちとなる。

離脱症状に対する看護

アルコール依存症者の看護において，離脱症状は避けて通れないものである。断酒を決意し実行したり，物理的に飲酒ができなくなった時（骨折で入院等）など，大量飲酒者の大半が何らかの離脱症状を呈する。発汗や不眠程度の軽い症状から，幻覚，妄想状態などの自傷他害の危険性のあるものまで，その症状の出現は様々である。軽い状態であれば断酒して薬物を服用することで軽快していくが，振戦せん妄状態になると身体拘束や隔離を余儀なくされることもまれではない。外科病棟や内科病棟から精神科に，振戦せん妄状態の人の治療が依頼されることもある。振戦せん妄は，臓器障害を併発していることも多いのに加え，発熱や発汗から脱水症状を起こし，生命の危険を伴うことがあるので，言動だけにとらわれるのではなく，身体的側面の観察も重要である。

また，誰もが問題にするのが幻覚や妄想であり，自傷他害があれば，一時的なベッドへの身体拘束や精神科の保護室使用などの行動の制限が求められる。しかし，アルコール依存症者の幻覚や妄想にもいろいろあり，それに応じた適切な対応が必要である。例えば，誰かが側にいれば問題行動を起こさない人とか，夜間に明るくしていれば症状が軽い人などがいる。離脱症状としての幻覚や妄想は，彼らの言動だけで判断するのではなく，その内容を聞くことによって対応が変わってくる。幻覚や妄想状態の人たちも，看護師のかかわり方次第で行動の制限を回避できるかもしれない。しかし，激しい錯乱状態（せん妄）の時には，保護室の使用を余儀なくされることもある。

対応が難しいのは急性症状が回復してから

　アルコール依存症の対応の難しさは，急性症状が回復してからにあるといえる。なぜなら，アルコール依存症者の多くが離脱症状から回復すると，何もなかったかのような言動をとることが多い。いくらアルコールのコントロール障害が起こったことを看護師が伝えても，「少し飲みすぎただけ，これからは考えて飲みます」など，意志の問題と考える人が多い。そして治療の途中や退院後に飲酒欲求が起こると，「一杯くらいなら大丈夫」との思いから隠れて飲むが，そのうちに飲酒が明るみになり，治療前と同じ問題が起こっていく。

　これが，多くのアルコール依存症者の回復を困難にしている1つでもある。さらに，再飲酒の繰り返しは医療者や周囲の人たちに回復へのあきらめを抱かせることになる。つまり，この時の彼らの言動が，かかわる人たちには理解できず，「こんなにアルコールで問題を起こしているのに，なぜ飲むのだろう」と考え，性格の問題ととらえがちになるのである。

　身体的に回復した後も課題が多い。多くの人が飲酒欲求との戦いを強いられるとともに，対人関係や社会的問題を抱えているが，看護師はまず，断酒が継続されるかかわりを求めることになる。しかし，様々な問題を抱えているアルコール依存症者と断酒を第一に勧める看護師の間では，トラブルが起こることもある。さらに看護師はほかにも，家族とのかかわり，職場の人とのかかわり，地域の資源の活用（自助グループ，保健所，福祉事務所などとの連携）など，幅広いかかわりが要求される。

アルコール依存症と偏見

　アルコール依存症は，専門治療病棟でも回復の困難な病気と考えられている。また，アルコール専門治療スタッフや一部の医療スタッフを除いては，多くの医療スタッフが回復を否定的にとらえていることも未だ現実である。そして，アルコール依存症者の意志の問題ととらえ，「根性がない」「意志が弱い」「甘えている」などと社会と同じように考え，異常性格者として，かかわりを放棄していることもある。治療に携わる医療スタッフが，できればかかわりたくないと考えている中では，効果的な治療を期待することは難しいといえる。

　そのような医療者側の問題とともに，家族，本人，社会のアルコール依存症に対す

る偏見は，早期発見，早期治療を遅らせ，症状の重篤化を招き，より回復を困難にしているといえる。つまり，家族や本人，社会がアルコール依存症への偏見を持っているとともに，医療スタッフにも偏見が見られる中では，良好な治療関係は結ばれない。

人間関係の病として

アルコール依存症者の治療に関与している看護師には，彼らがこの病気を認識し断酒が継続できるような援助が求められる。アルコール依存症は"人間関係の病"との別名があるように，看護師との人間関係も強い影響を与える。

彼らが長年の飲酒生活からしらふの自分に返った時，最初に出会うのは看護師であることが多く，看護師との出会いが，彼らにとって久しぶりのしらふの人間関係といっても過言ではない。

しらふの時の人間関係に乏しい彼らは，飲酒していた時と同じような言動をとろうとする。社会の中で彼らが飲酒して巻き起こす問題に，地域や家族は叱咤激励したり，説得したり，要求をのんだりして，その場の解決をしてきたのである。また，アルコール依存症者は，彼らの大切な人から何度も説教や道徳論で酒をやめることを求められている。それにもかかわらず，彼らは飲酒を続けてきた人たちである。看護師が彼らの生活の場にいる人と同じような言動をとれば，今までの彼らの人間関係を肯定してしまうことになる。これでは彼らが自分の人間関係の問題に気づく機会を遅らせることになる。

精神的，身体的に安定したら，彼らの理不尽な言動に気づいた時には，それを彼らに告げる関係が必要で，それが彼らに新しい関係性のあり方を伝えていくのである。理不尽な言動があった時，看護師はその言動が理不尽であることを伝え，彼らがそれに納得しない場合は「あなたの問題だから，後は自分で考え行動してください」と，本人の問題として返していくことが必要である。問題の解決のために過剰に看護師が手を貸して振り回されるのではなく，自分の問題として認識してもらうことが重要なのである。

しかしそれは，彼らの抵抗を受けるかもしれない。なぜなら，看護師のかかわりが彼らにとって予期せぬ対応と映ることが多いからである。20年近くの彼らと周囲との関係は，「アルコールを飲んでほしくない」ということが最優先とされた関係であったと考えられる。極端な例では，自分の意が通らないと「酒を飲んでやる」と言うこ

とで，飲まれては大変と考える周囲の人たちをコントロールしてきたといえる。そのような，人をコントロールする対人関係を多くとってきたアルコール依存症者に対して，看護師が家族や周囲の人たちと異なるかかわり方をとれば，攻撃的になったり，無視したりというような抵抗を示してくることは当然ともいえる。これは彼らの直面化への抵抗であり，子どものようだといわれる対人関係の持ちようであろう。

直面化（コンフロンテーション）

　アルコール依存症者は，アルコールが自分自身の生活を変えていることに気づき，新しいしらふの生き方を模索する努力をしはじめる。しかし，"気づき"といっても，人それぞれに異なるものである。
　ある人は会社を欠勤するようになり，危機感を抱き回復の努力をする。
　ある人は会社を解雇されても危機を感じないで飲酒を続ける。
　ある人は離婚問題が起こったことがきっかけで回復に努力する。
　ある人は離婚することになっても飲酒を続ける。
　ある人は身体的な疾患が契機となり回復に努力する。
　ある人は医師から死の宣告を受けても飲酒を続ける。
　つまりは，"自分自身が飲酒しているために，様々な問題が起こった"ということを受け入れ，断酒を継続しようという行動を起こした時，それが"気づき"といえるかもしれない。
　起こっている様々な問題を解決するには，アルコールが原因で問題が起こっているという"気づき"が必要である。ところが，自分でこのことに気づく人もいるが，多くの人はなかなか気づこうとしないのである。周囲からの注意だけで減らしたり，やめたりできれば，アルコールの問題は起こらないはずである。そこで，飲酒問題への直面化（コンフロンテーション；confrontation）が必要となる。
　アルコールの問題が起こり回数が多くなってきた時，その問題を本人に返すこと，つまり，飲酒で起こった問題を周囲の人たちが解決せずに本人に直面させることが重要である。例えば，二日酔いで仕事を休む時など，家族が職場に欠勤の理由を電話してあげることをしないで，本人が電話をするようにしていく。家族は二日酔いとわかっているのに，職場に本当のことを言えず，「風邪をひいた」などの嘘をつくことになる。そんな繰り返しは結果的に，本人が飲酒を続けることができるように支援することに

なる（イネイブリング）。本人の飲酒で起こった出来事の尻拭いをしないことが，直面化となる。これは，アルコール問題への"気づき"から"治療"へと，行動を起こさせる確率の高い一つの方法である。

入院はアルコール依存症治療の通過点

　家族や関係者は入院に際し，本人たちにアルコール依存症を理解してもらい，節酒ができるような治療を望んでいることが多い。しかし現実にはそんな治療は不可能で，入院は彼らの身体的な回復とアルコール依存症を理解するまでの役割を担うとともに，退院後，断酒を継続するための確率の高い方法を伝えることにその価値が見いだされるといえる。また，家族や周囲の人が「断酒しか生きる道がない」ことを学ぶ場でもある。入院治療はアルコール中心の生活や環境から一時的に分離し，断酒への心構え，準備をすることが目的であり，入院治療はアルコール依存症の治療の完結ではなく，アルコール依存症者が社会で断酒を継続していくための通過点に過ぎないのである。

　入院は飲酒生活の終わりの場であり，断酒生活の始まりの場となってほしいものである。

長年のライフスタイルから起こるもの——しらふの言動の放棄

　長年にわたって飲酒することにより，社会体験の積み重ねを放棄してきた生き方は，断酒を継続していくうえで大きな支障となってあらわれる。つまり，彼らの多くは，しらふの社会生活から逃避した人たちといえないだろうか？　毎日の飲酒は1杯飲んだら2杯になり3杯になり，しらふでの言動を長い間放棄してきたといえる。そのようなしらふでの社会生活の乏しい彼らは，治療を受けるようになりしらふになると，飲酒していた時のことをほとんど思い出せないことが多い。

　断酒が継続してくると，彼らの多くに，社会体験の乏しさや対人関係問題が明確に浮かび上がってくる。特に看護師に対しての言葉づかいや関係性の持ちようは，新人の看護師などにアルコール依存症者の人間性について疑問を抱かせることもまれではない。例えば看護師に対し，「ねえちゃん」とか「おい」などと呼ぶこともある。このような人にその理由を聞くと，「女の人を名前で呼んだことがない」とか，極端な人は「女の人としらふでは話したことがない」，また「飲食業の女性しか知らない」

など，彼らの飲酒時のライフスタイルを垣間見ることができる。

　このような人たちがしらふで社会生活を送るとなると，対人関係問題が当然起こる。言葉づかいを知らない，すぐに怒る，距離がとれないなどから，幼児性を感じさせる人が多くいる。特に家族は，飲酒時の幼児性がしらふになっても変わらないことに対し，その人の人間性を危惧するようになることも少なくない。「断酒をしているのにまったく子どもと同じなので嫌になる。家族のことは考えないで，子どもと同じ次元での言動が多くて，おかしいのではないかと思います」など，家族は多くの疑問を感じている。

　また，ある人は自分の幼児性に気づき，「断酒はしているが，成長していない自分に腹が立ちます。身体は歳をとっていますが，精神年齢は12歳くらいです」と言う。

　これはほんの一部の気づきだが，しらふの生活でのいろいろな場面や状況の中で，このような体験の乏しさがあらわれているものと考えられる。この体験の乏しさも，彼らの断酒継続をより困難にしている。断酒当初，我々には当然のことが彼らには新しい発見としてとらえられるのである。ある人は自分のことを「自分が飲酒していた時を振り返ると，10年間くらいの記憶がほとんどありません。しらふの現実に返ってみると，時代は変わり戸惑っています」と，その記憶の乏しさを語っていた。

　このようなしらふの体験の乏しさは，あたかもアルコール依存症者の性格によるものであるかのように思われる。幼児性しかり，自己決定からの逃避，葛藤体験の乏しさ，余暇の活用など，長年の飲酒により学習してこなかった「つけ」なのである。結局，このしらふの体験の乏しさが，アルコール依存症者の断酒後の対人関係を危ういものとしている一つでもある。

飲酒欲求──質と量の違い

　飲酒欲求といっても，その質の違いがある。1か月間の断酒の人と，10年以上にわたって断酒の継続をしている人との飲酒欲求は，その質に大きな違いがあるといえる。

　断酒1か月くらいの人にとっては，飲酒欲求がおそってくると，それを抑えることは大変なことなのである。「少しぐらい飲酒してもよいのではないか」「1杯なら誰にもわからないだろう」「1杯飲んで楽になったほうがよいのではないか」など，悪魔のささやきが何時間も続くことがあるという。とても，この悪魔のささやきに耐えら

れるものではない。このような時、一人で何の手も打たなければ間違いなく再飲酒をするものと思われる。

では、長年断酒を継続している人の飲酒欲求はどうなのかというと、「1杯くらいなら」という気持ちは起こるが、「1杯飲んだらどのようになるのであろう？」という気持ちが起こり、多くの人たちが飲酒欲求を我慢するという。

つまり、断酒当初の飲酒欲求と長年断酒している人の飲酒欲求では、その質の違いが大きい。飲酒欲求の強弱や時間の長短などは、断酒期間と反比例していくようである。断酒期間が長くなれば、飲酒欲求が弱くなるとともに、飲酒欲求の時間も短くなるのである。断酒を始めた頃に何時間も続いた飲酒欲求も、5年くらい断酒が続くと、数分だけで飲酒欲求はおさまるという。

飲酒欲求が起こった時、それを抑えるのは我慢だけが方法ではない。長年断酒をしている人は、飲酒欲求を解消するためにいろいろな工夫をしている。断酒会やＡＡなどの自助グループもその役割の一端を担っており、一番飲みたい時間帯に自助グループに参加するということは、飲酒欲求が起こる時間帯に集うことであり、その意義は大きいものと思われる。しかし、自助グループの時間帯に飲酒欲求が起こればよいが、飲酒欲求はいつ起こるかわからないのが実状である。

飲酒欲求を解消する方法は人により違いはあるが、多くの人に共通しているのが、空腹にしないことや怒らないことである。そのために、常にアメを携帯し空腹になるとアメを食べ血糖値を上げることで飲酒欲求を解消する人は多い。そのほかにも、怒らないように注意して生活していたり、抗酒剤を服用することで飲酒欲求を解消する人もいる。このように、飲酒欲求は薄れることはあっても、完全に解消されるものではないのである。

アルコールの身体的副作用

アルコールが引き起こす、身体的な副作用についても忘れてはならない。

2013年にアルコール健康障害対策基本法が制定された。アルコール健康障害対策基本法は、アルコールによる健康障害全体にかかわる法律であり、アルコールが健康に大きく影響しているという証でもある。酒、ビールなどのＣＭがテレビで多く流れ、飲酒による爽快感や場を和ませる効用が強調されている。しかし、アルコールの負の側面である副作用となると、一般的に肝機能障害やアルコール依存症は知られている

が，そのほかの身体的症状はあまり知られていないように思われる。アルコール依存症の早期発見，節酒療法が問われている現在であるが，大量飲酒者の身体的な副作用の視点が軽視されているといえる。

　飲酒を始めた当初から大量飲酒になる人もいるが，多くの人は適正飲酒の時期があり，5年，10年と年月を重ねる中で酒量が増加し大量飲酒者となっている。そのような人の多くが身体的な異変を体験しているが，それをアルコールと結びつけて考えないか，考えたくなかったようである。そもそもアルコールは薬物であり，身体的な異変は副作用である。しかし日本の社会は，アルコールに関して身体的副作用をあまり問題視していないのが現状である。私がこれまでに出会ったアルコール依存症者に副作用について振り返ってもらうと，実に多くの身体的副作用があり，全身に及んでいたことがわかる。

　アルコールは「五臓六腑に染み渡る」といわれるように，副作用も全身に及ぶものと考えられる。個々により症状のあらわれ方，部位などは異なっても，大量飲酒者の身体的症状はアルコールの副作用であることが多い。身体的症状は精神的，社会的な問題に先行したり並行してあらわれる。身体的症状の出現により節酒あるいは断酒をした人も多くいると思われるが，アルコール依存症者の大半は身体的症状があらわれても飲み続けた人たちといえる。

　アルコール依存症にかかわる多くの専門医療者は，アルコール医療を受診したその時点の離脱症状（身体的症状）の改善を優先し，次に精神的，社会的な問題を重視し治療を行う。そして，そのほかのアルコールの身体的副作用と思われるものは，まず断酒してからと考えることが多い。これは断酒さえすれば改善するという体験からくるのかもしれない。

　一方で，アルコール専門医療以外の医療者は，本人が身体的症状を呈して受診することから，その症状の改善のみを考えた対応となっていることが多い。それは，本人が飲酒については多く語ることなく症状のみを訴えるので，飲酒問題と結びつけて考えることが困難であるからであろう。精神的，社会的な問題が発生すれば少なからず周囲の人も影響を受けることから問題視されるが，身体的なものは本人しかわからないし，本人も症状とアルコールを結びつけられることを恐れてか，問題となるような飲み方，量について医療者に告げることは少ない。アルコール医療につながった人たちに飲酒量を問うと，多くの人が判で押したように「毎日は飲みません」，日本酒換

算で「2～3合くらいです」と答えるが，アルコール専門医療の場につながるということは，そんな量ではないととらえるのが通例である。しかし彼らの多くが一般の医療を受診した時は，酒量を問われると日本酒換算で「1～2合くらいです」と答える。一般の医療者はアルコールの影響を考え疑問に感じつつも，そのまま受け止め，本人の訴える症状の改善を試みた処置をする。不眠であれば睡眠薬，下痢であれば下痢止めが処方されることであろう。下痢や不眠，末梢神経炎などは，本人の飲酒量の申告が正確でなければ，アルコールの影響を考えにくいのである。

　そこで筆者は，どのような身体的副作用の症状が出たか，アルコール依存症者にアルコール医療を受診する以前の身体的症状について問いかけ，体験のあるものに挙手をしてもらう形で聞き取り調査を行った。40名弱の講義の際に2度行い，計75名の人から回答を得た。結果は表1のとおりである。

　他にも膵炎，心臓病（不整脈など），胃痛，大腿骨頭壊死，いびき，睡眠時無呼吸症候群，離脱症状の手指の振戦や発汗などもあると思われる。

　この調査で驚愕したのは，予想はしていたが長期的な下痢で，2度の調査でほぼ全員の手が挙がったことである。実に下痢をしていないという人は2回の講義で1名ずつ計2名であった。さらに踏み込んで，話したくないであろう便失禁について問いかけてみた。本当に答えてくれるのかと疑問に思って聞いたが，48％とほぼ半分の人の手が挙がった。アルコール医療を受ける前にほぼ半数の人が便失禁を経験していたのである。そして，さらに続けて尿失禁についても聞かせてもらった。すると，便失禁よりも多く，64.5％の人の手が挙がった。「不眠」と「記憶力の低下」も53.3％と半数以上の人が答えたのである。意外であったのは，一般的にアルコールと結びつけてとらえられる「肝機能障害」が29.3％であったことである。

　このように，アルコールの身体的副作用は多岐にわたる。しかしその中でもほぼ全員が長期的な下痢という症状を起こしているのである。失禁まで進行すると当然，遅刻や欠勤などの社会的問題，暴言やうつ状態などの精神的問題もあらわれてきて，アルコール医療による対応になっていくものと考えられる。長期の下痢が起こっているということはアルコールによる身体への影響のあらわれであり，失禁に至ってはすでにアルコールのコントロール障害が起こっているものと思われる。また，尿失禁もあまり知られていないが便失禁以上に多いのである。

　失禁は家族にとっても大変な出来事で，最初は下着の洗濯でそれとなく気づいたと

表1　アルコール医療を受診する前にあった身体的症状

N＝75

症状のあった身体的副作用	人数（％）
1) 下痢	73名（97.3％）
（尿失禁	44名（64.5％））
（便失禁	36名（48.0％））
2) 不眠（飲酒しないと眠れない）	40名（53.3％）
3) 記憶力低下（新しいことが覚えられない）	40名（53.3％）
4) 胸焼け（飲酒をすると治る）	26名（35.5％）
5) 肝機能障害（アルコール性肝炎，脂肪肝）	22名（29.3％）
6) 高血圧（アルコール性高血圧）	20名（26.6％）
7) 歯磨きの時の吐き気，嘔吐（特に奥歯を磨けない）	20名（26.6％）
8) 下肢のしびれ（しびれが激しくなると感覚がなくなる）	20名（26.6％）
9) 眼のかすみ（視力の低下，物がかすんで見える）	18名（24.0％）
10) 糖尿（アルコール性糖尿病）	10名（13.3％）
11) 四肢がつる（力仕事や運動の後，頻繁に起こる）	10名（13.3％）
12) 湿疹（原因不明の皮膚疾患や蕁麻疹）	10名（13.3％）
13) 頭痛（片頭痛や頭痛持ち）	8名（10.6％）
14) 耳鳴り（蝉の鳴くような耳鳴り）	6名（8.0％）
15) 酒さ（鼻，鼻の周辺が赤くなる）	6名（8.0％）
16) 手掌紅斑（手のひらが赤くなる）	4名（5.0％）
17) てんかん（アルコール性てんかん）	4名（5.0％）

いう家族が多く，大人が失禁することなど周囲には話せない。本人も「食べ物が悪かったから」「体調がよくなかったから」などと言って，当初はアルコールとの関係を認めることに抵抗を示す。しかし，繰り返される失禁に，家族は仕事に行く時に着替えの下着を用意するなどの行為を行うことになり，完全に家族が巻き込まれていった事例も少なくない。

ある回復者が飲酒時の下痢について語ってくれた。

「出勤の前に通勤途中の便意が心配となり，途中の駅のトイレを全部調べた。そのうちに途中下車してトイレに飛び込むようになり，毎日のように途中下車するようになった。それでも毎晩飲んで失禁をするようになったのでとうとう内科を受診しました。酒のことを聞かれたので『1〜2合飲んでいます』と言うと，医者もそれ以上のことを聞くことはなく，『神経性の下痢症』『過敏性大腸炎』と診断され下痢止めが処方されました」

このように，アルコールとの関連性をふまえていない診断も少なくない。しかしこれは，本人が大量に飲酒していることを語っていないのと，医師もまさか毎日眠るまで大量飲酒をしているとは思わないことから，詳しく飲酒量を確認することがないためと考えられる。またある人は「仕事に行くのに下着を必ず持って行っていた。それでも，帰りには飲んでいました」と言っていた。

表1に示したように，個々には多岐の症状が出ているのであるが，共通なのが排泄障害といえる。排便，排尿などの排泄障害が起こるようになった時は，アルコール依存症に限りなく近づいているといえるのではないだろうか？　アルコールが身体的に様々な副作用を及ぼしているが，アルコールと結びつけて周知されていないのが今の社会の現状と思われる。

③ アルコール依存症看護の実際

ここでは，筆者のアルコール依存症者へのかかわり，看護について振り返りながら，看護師に必要とされる視点，ポイントをまとめていきたい。なお，第2部の実践事例においては，様々なケースと看護師のかかわりを紹介している。あわせてお読みいただき，ご自身の看護に活かしていただければと考えている。

アルコール依存症者とのかかわりの始まり

筆者は，両親がまったく飲まない人であったため，飲まない文化の中で育ってきた。そのため，アルコールを好き勝手に飲んだ挙句の果てに病気になるということが信じ

られず，当初はアルコール依存症の患者が大嫌いであった。

　成増厚生病院に入職後，そのような筆者が業務命令でアルコール病棟に入ってから，もう40年を過ぎた。最初は嫌であったが，しらふの彼らとかかわる中でその生きづらさが見えてくると，筆者のアルコール依存症者に対する思いは変わっていった。

　アルコール病棟で働くようになり，最初は偏見が強化された。まず，患者の「試し行為」を受けることになった。突然，筆者が病棟の看護主任としてアルコール病棟に配属になったことから，患者からどのような病棟管理をするのかという試し行為にあったのである。

　ある人は退院の日に酔っ払っていた。筆者は，酔っ払っている人をそのままにしておくことは他の患者に示しがつかないと考え，そのまま退院してもらおうと思った。そこで病室に行って「退院の日ですから，退院してください」と静かに話しかけた。すると人の気配を後ろに感じ，振り向くと患者4人に取り囲まれていた。

　「酔っている人を何で退院させるのだ，家に帰れないではないか」と，一人の患者が脅しのように責めてきた。筆者はその迫力に怖さを感じたが，何とかその囲いを出て，暴力を振るわれなかったことにほっとした。その足で主治医に報告すると，「退院したくないから飲んだんだろう。退院にしよう」と退院を求めることになった。主治医が来院したその患者の家族に事情を話し，引き取ってもらった。

　その後，患者の中には，「飲んでも退院させられるなら，俺は飲まないで退院するよ」という人がいた。アルコール依存症者は，とにかく我々スタッフの言動をよく見ている。スタッフが患者を観察する以上に観察しているのである。

　また，当直時に外泊から帰ってきた人に，日勤で申し送られていた小遣いの赤字のことについて，「小遣いが赤字になっているので，補充してください」と言うと，その患者は突然顔色を変えて，「外出から帰ってきたばかりの時に，小遣いの赤字を言うことはないだろう。貴様はだいたい生意気だ」と，ものすごい剣幕で怒鳴られた。筆者は，なぜこんなに怒るのか意味がわからなかった。ふとデイルームを見ると，患者が何人か大きな声に驚いたのかガラス越しに見ていた。そして，その中の2〜3人が何かニヤニヤしていた。筆者はその時，これは彼らが私を試そうとしているのだと思った。この行為が，筆者を憤慨させてこちらの出方を見ようとする彼らの挑発だと思うと，憤慨していることが馬鹿馬鹿しくなった。一方で筆者は，患者に罵倒されたままで終わることに今後の病棟管理への危惧を抱いた。このまま終われば，おそらく

彼らは増長し，様々な方法で筆者をからかってくるであろう。そこで筆者は「いい加減にしておけ。言わせておけば調子にのって」と強い口調で言い，椅子から立ち上がった。患者と筆者はその場で睨み合ったまま立ち続けた。1〜2分ほどの睨み合いだったと思うが，非常に長かったように思えた。こちらから先に暴行を加えない限り，病室から見ている患者たちが暴力を振るうことはないと思っていたので，目の前の患者との1対1の対決はそんなに不安を感じなかった。

睨み合いの後，「あなたにこんなに罵倒されるようなことを俺はしていない」と筆者から口をきった。すると，患者にはそれまでの勢いはなく，黙って病室へと入っていった。彼が病室に入った後，"何で自分が罵倒されなければならないのか"と再び怒りがこみ上げてきたが，気持ちを抑えるしか術はなかった。この時筆者は，アルコール依存症の看護には，彼らの言動に対する我慢が必要であることを思い知らされた。

後に他の患者が教えてくれたのであるが，脅したらどういう反応を筆者がとるかを試したということであった。他にもいろいろ試された中で，アルコール依存症者は言葉ではなく行動で試す人たちであると考えるようになり，どんどん偏見が強くなっていった。当時の精神科医療では「アルコール依存症は性格異常で治らない病気」という概念が一般的であった。

しかし3か月もすると，患者も入退院で入れ替わり，入院患者も筆者が異動してきた者であることを知らない人たちになっていった。そんな中でしらふの彼らにかかわっていくと，しらふの時は優しいし，飲むことに関しては約束を守ってくれないけれど，それ以外ではこの人たちとかかわれるのかなと思うようになった。

取り締まりが看護の仕事？

アルコール病棟には40人の患者が入院していたが，半数の人は院内飲酒をしているような感じであり，飲酒を見つけるのが看護の仕事のようになったことがあった。家族が飲ませまいとしても飲まれてきたのと同じかかわりを筆者はしていたのである。彼らの中には，「飲むなというのは，飲んでいいということだ」と言う人がいた。つまり，「飲むな」と言われても飲み続けてこられた，ということである。不可解な言い訳だと思ったが，確かに結果は，病気になるまで飲んでこられたのである。

家族がよく見張ったり，酒の量を計ったり，後をつけたりするなどと聞いていたが，筆者も家族とまったく同じことをしていたと思う。病棟での飲酒者には，「今後，絶

対に飲酒はしません」という誓約書まで書いてもらったこともある。そして時には，入院患者全員の私物検査までやり，全員のロッカーを見て酒ビンを探した。

　しかしある時，一人の男性看護師が正月を控えて保護室の空きがなくなったことから，スタッフミーティングで「もう，飲んだ人を捕まえて保護室に入れても同じではないですか？　なぜなら，みんな飲んでいるのが現実ではないでしょうか？」と意見を述べた。筆者も同じように考えていたので，そのスタッフの意見に同調して，「もう飲ませまいとすることから手を引こう，飲まれたら放っておこう」と，スタッフミーティングで意見を述べ，病棟医の意見を求めた。

　すると，病棟医も同じ考えであったのか，「ほかに方法がないので，飲んでも保護室には入れないで見てみよう」と言い，飲酒を病棟内の患者自治会（入院生活全般の自主管理，プログラムの運営などを行い，主体的に治療を進めようとする患者の会）の問題とすることに決まった。そして病棟医は自治会に「飲んだ人を取り締まることをスタッフはやめることにしました。自治会で何とかしていただけないでしょうか？」と提案した。自治会は突然の病棟医の提案に驚いたようで，「飲んだ人を取り締まるのは病院の仕事ではないですか？」と反対の意見が出た。病棟医はそれに対して「それでは，飲んだら即刻退院とするしかないですね」と話した。

　そのようなやり取りが自治会の席で行われ，結局自治会が飲酒者の取り締まりを行うことになった。飲酒者が出るたびに自治会を開き，多い時には1日に3回の自治会で飲酒者の処遇の話し合いが行われた。一日中，自治会が開かれているようなものだった。

　それからは，我々スタッフは飲んだ人を発見したら自治会に通告し，保護室の鍵をあければいいだけになった。すると，我々はしらふの人にかかわることが多くなり，彼らの生き方が少しずつ見えてきた。そして，私のかかわりは大きく変わっていった。取り締まりのかかわりから，本人へ問題を返すという真逆のかかわりへとなったのである。

病院のみでの看護の限界

　やがて筆者は，急性期の離脱症状などが改善するとあらわれるアルコール依存症者の人間関係，自己決定，葛藤などをめぐる問題は，生き方の問題であると考えるようになった。また，この問題に対応していくには，入院治療という枠の中では限界があ

り，生活の場でのかかわりが必要ではないかと思うようになった。そして，入院しなくても地域で治療をする場（クリニックなど）があれば，回復していく人がいるのではないかと考えるようになった頃，大阪にアルコール依存症を専門に治療する小杉クリニックが開院した。筆者は，関東にもアルコール依存症専門のクリニックができることを期待するとともに，クリニックでの看護に携わってみたいと思いはじめた。その後，アルコール病棟に勤務してから10年くらい経った時に，「クリニックでアルコール医療をやってみたい」という医師に出会ったことから，成増厚生病院を退職してアルコール依存症専門クリニックで働くこととなった。当時は「アルコール依存症者とはかかわりたくない」と公言する保健師もいた時代であった。

　クリニックで働くにあたり，筆者は地域の保健所にあいさつ回りに行ったが，「専門病院でも回復が難しいのに，なぜ地域で治療できるのですか？　あなたのところに患者さんを送れば，専門病棟に入院させてもらえるのですか？」など，クリニックを専門病院の紹介の場ととらえているような人も多かった。筆者はとにかく，クリニックでアルコール依存症者が回復することを証明しないと，地域の関係者に理解してもらえないと痛切に感じた。この頃，タイミングよく，健康保険で週に2回の通院集団精神療法が算定できるようになった。そこで，仕事をしていない人には毎日通院してもらい，通院集団精神療法に参加してもらうことにした。多くの人たちが通院するようになり，1年もするとクリニックは手狭になり，より広いところへの移転を余儀なくされた。そして2年経った頃には，クリニックでのアルコール医療が市民権を得たのではないかと思えるようになった。

　一方で，そのような地域への広がりとは逆に，筆者は患者数の増加とともに，彼らとの関係が希薄になっていっていると思うようになった。クリニックのARP（アルコール・リハビリテーション・プログラム，断酒教育プログラム）や身体管理，地域との連携などを優先していかざるを得なくなり，開院当初に思っていた，患者と冗談を言い合ったり，いつでも相談できる看護師でいたいということが，忙しさの中でできなくなっていることを感じはじめた。そんな時の救いは，「忙しくて大変ですね」と言ってくれる患者の言葉であった。しかし，結局筆者は地域でのアルコール看護に疲れ，3年でそのクリニックを退職した。

新しいクリニックへ

　筆者はクリニックを退職した後の半年間，精神科看護の恩師の国政選挙，当選後の議員会館での手伝いなど，それまでとはまったく異なった生活を送ったが，縁もあり，高田馬場クリニック（現・慈友クリニック）が開院することに伴い，1990年5月1日からそこで働くことになった。東京都新宿区の高田馬場駅から徒歩4分ほどの場所で，スペースも100㎡強が1階と2階にあり，当時の精神科クリニックとしては申し分のない条件であった。当時の院長の治療方針は，アルコール依存症を中心とした精神科全般の医療であり，筆者の体験を十分に生かせるものだった。

　開院して患者の数は少しずつではあったが順調に伸びていった。そのような中で改めて，アルコール専門クリニックが地域の保健所や福祉事務所からアルコール依存症の治療の場として認知されていると感じた。そして，アルコール依存症者の人たちを見てみると，社会の縮図であるかのようで，前クリニック以上に様々な人たちが受診していた。来院の仕方も，家族と来院する人，保健師と来院する人，福祉事務所のケースワーカーと来院する人，職場の人と来院する人などがいる中，意外に多いのが一人で来院する人であった。その中には，受診動機はうつ状態であったが，本音はアルコールのことが気になっていたというようなことも時々あった。

　アルコールミーティングやアルコール・デイケアを行ったことから，アルコール依存症者が来院することが当然多くなった。そのようなアルコール依存症者と出会う中で，筆者は，高学歴の人の多さに驚いた。就労しながらの通院者も多く，月，水，金曜日の夜間のミーティングでは8割の人が一流大学卒業ということも当たり前であった。そんなグループのリーダーをやる時，戸惑いを覚えることも少なくなかった。筆者自身，これまで高学歴の人たちの多くいるグループでのリーダーの経験が乏しかったからである。今まで多くのグループにかかわってきたが，ほとんどがこの時とは逆で，高学歴の人は2割ほどいるくらいであった。筆者は，クリニックが高学歴のアルコール依存症者にとって治療を受けやすい場になっているのではないかと思った。彼らの半数以上は入院もしくは外来で精神科病院を体験したり，断酒会，ＡＡ等も体験しているが，どこかアルコール治療を受けることに抵抗を感じているように見えていた。

　そのような中で筆者は，社会生活を営みながら治療を受けている人たちに多く出会

い，アルコール依存症を慢性疾患ととらえ，"病気とともに生きる"かかわりが必要な人がいると思うようになった。彼らの多くが否認をしていても，ミーティングにさえ参加してくれれば，比較的容易に病気を理解してくれる。アルコール依存症の理解と断酒継続とはその時点では結びつかないことも多いが，再飲酒した時でもアルコール依存症のことを理解していれば，それが生かされるのではないかと思った。事実，何度かの再飲酒の後，断酒が継続している人が少なくない。

アルコール専門病院で治療が継続しなかったケースが，クリニックでは治療が継続し回復に向かっていくことがあるが，逆にクリニックで回復しなくて，入院して回復に向かう人もいる。そのような実状を振り返ると，その人の病状に応じた病院とクリニックとの連携は，ますます必要となるのではないだろうか。

アルコール依存症の否認

大酒家の中には，アルコールが原因で自分に問題が起こっていることは理解できても，「アルコール依存症」という病名を受け入れられない人が多い。一方，私たち医療関係者も病名にこだわり，何でここまで理解できているのにアルコール依存症を認めないのだろうかと疑問を抱き，何とか早くアルコール依存症という病名を認めさせようと，いろいろな説得を試みる。病院で働いていた際，病名を否認していた患者が「私もアルコール依存症と思います」と認めた時に，ようやく病気を受け入れてくれたと安堵した経験が何度もある。

しかし，アルコール病棟で働くようになったスタッフの多くが，アルコール依存症を理解できたと思えるようになるのには2～3年かかったと異口同音にして語る。つまり，毎日かかわっているスタッフでさえ病気を理解するのに時間を要するのに，患者には3か月の入院で理解するように求めているのである。そのように考えると，患者が容易にアルコール依存症を受け入れなくても不思議ではない。

クリニックでも初診の段階では，アルコール依存症という病名を否認する人が多い。「アルコールによる問題が少しはありますが，私はアルコール依存症ではありません」と言う人の多さに驚く。そのため筆者は，アルコール依存症という病名を認めなくても，アルコールが原因で起こっている問題を少しでも改善することの手伝いができればいいと思うようになった。そこで患者たちに，「アルコール依存症と認めなくても結構です。ただ，アルコールが原因で起こっている問題を一緒に考え，改善してみま

せんか？」と言うと，多くの人がうなずく。誰しもアルコールで問題が起こっていることは少なからず理解しており，それを何とか解決したいと心の奥では思っているのである。しかし，「アル中」「アルコール依存症」の病名に偏見が強いので，認めがたいのであろう。

　アルコール依存症という病名を認めさせるのに力を尽くすよりも，自助グループ（断酒会，ＡＡなど）を勧めたり，クリニックのミーティングへの参加をうながしたりすることのほうが効果はあると考えられる。

　また，前述のように病名の否認があるが，そのほかにも「誰にも迷惑はかけていない」「少し飲み過ぎただけ」「やめようと思えばやめられる」などの理由で，アルコールの問題があることを認めようとしない人もいる。かつて筆者はそのような人を前にした時，「この人はアルコール依存症を否認している」と簡単に結論づけ，「アルコール依存症は否認の病である」と公言していた。大半の患者は病気を否認していると思ってかかわっていたのである。このことは，アルコール依存症という病気を受け入れている人たちにとっては心外なことであっただろう。自分の思いや感じていることを語ってもスタッフに信じてもらえない。スタッフの態度にも，その決めつけた姿勢が如実にあらわれていたに違いない。多くの人に起こる再飲酒を，筆者は「アルコール依存症を否認しているから再飲酒した」ととらえ，彼らの言動をますます信用しなくなるという悪循環を起こしていた。

　しかし筆者は，しらふの彼らに多くかかわっていく中で，この「否認」に疑問を抱くようになった。多くの人たちがブラックアウト（飲酒時の記憶の喪失）を起こしているからである。ブラックアウトを繰り返すことで，さらに少量の飲酒でもブラックアウトを起こすようになり，二日酔いの時の記憶も定かでなくなっていく。

　そこで，筆者らは記憶に関するアンケート調査を行った[1]。アンケート結果では，対象のアルコール依存症者のうち，92％もの人がブラックアウトを体験していた。ほとんど記憶のない時期があると答えた人は33％，1年以上記憶がない人は全体の20％で，その半数が5年以上であった。そして，長期に記憶のない人たちは，周囲の人たちに記憶が乏しいことを悟られまいと取り繕って生きていた。

　このことから考えると，先に述べた「誰にも迷惑はかけていない」「少し飲み過ぎただけ」「やめようと思えばやめられる」などの彼らの発言は，「否認」しているのではなく，数年にわたって生活に関する記憶が定かでない中での言葉と思われる。そう

すると、「否認」ととらえられていたことが、実際は「記憶の喪失」から起こっていたという可能性が高いのではないだろうか？　また、なぜ入院しているかが理解できないなど、認知機能の障害もあるものと思われる。

自助グループ─退院者と行政が協力して立ち上げた三つの断酒会

　成増厚生病院のアルコール病棟の開棟時にも、地域には断酒会やＡＡの前身であるトゥディ・クラブはあった。しかし、筆者も他のスタッフも勉強不足で、断酒会やＡＡで断酒を継続できる人は、入院している患者とは異なり、特別なひと握りの人々であると考えていた。そして、なんとか入院治療での回復を求め一生懸命であった。しかし、いくら病院内のARPのみで回復を求めても、断酒継続できるのはごく少数だけで、多くの患者が再入院を繰り返し、「アル中は回転ドア現象」と公然と言われていた。つまり、退院してもまた戻ってくるという意味で、廻っている回転ドアに例えられていた。

　筆者らは数年の経験から、病院だけでの治療に限界を感じ、回復者を多くするためには自助グループの力を借りるしかないと考えた。しかし、退院者の自助グループの開催は月に1度であり、退院後のアフターケアにしては少なすぎる。それに、アフターケアとして積極的に地域の断酒会に参加するように指導していたが、1年が経っても入会したのはほんの数名であった。

　そこで当時の病棟医は、入院中から断酒会への出席を求める方針を打ち出した。入院中から断酒会に参加していれば、相互理解の中で人間関係が構築され、退院後スムーズに断酒会への入会につなげることができるのではという理由であった。1979年のことである。

　当然、夜間に患者が外出をするわけだから夜勤者の不安は大きく、病棟スタッフとの話し合いでは賛否両論の意見が出た。最後には「やってみよう」という病棟医の決断があり、夜間に断酒会に参加することが決まった。筆者は「集団で飲酒して帰院し、トラブルが起こるのではないか」と、日勤が終わっても患者が全員帰院したことを電話で確認するまで不安でならなかった。

　しかし、1か月間の参加で問題となったのは飲酒ではなく、意外にも断酒会からの「入院中の人たちが断酒会に出席するのは困る。治療が終わってからにしてほしい」という苦情であった。20数名の入院患者が突然押し寄せたのだから、断酒会側の困

惑も無理からぬことであった。一方，患者たちは，「同じ病気なのに，私たちを最低のアル中と見ている」「10年断酒していると言うが，信用できない」などと激しく反発し，断酒会への抵抗感を強める結果となった。

そこで筆者らは，既存の断酒会と病棟をつなぐ中間的な断酒会を作る必要性を感じ，行政に協力を呼び掛けた。まず福祉事務所のケースワーカーの協力を得て，1人の退院者を中心に既存の断酒会とは関係のない「和光断酒会」を，東武東上線の沿線である埼玉県和光市に立ち上げた。数か月遅れて，都営三田線沿線の板橋区高島平に「高島平断酒の集い」を，退院者が保健師と福祉事務所のケースワーカーの助力を得て発足させた。さらにその数か月後，病院の地元である東武東上線沿線の板橋区成増に「成増断酒の集い」を，やはり退院者を中心にして行政の協力を得て発足させた。この「断酒の集い」は東京断酒新生会板橋支部の下部組織と認められず，独自に運営することを余儀なくされた。

病棟医は，成増厚生病院に入院した患者には毎週曜日が異なるので，必ず3つの「断酒会の集い」に行くことを義務付けた。筆者は毎週日曜日に開催している「高島平断酒の集い」に1年間，用事のない限り参加した。その後，退院者も徐々に参加するようになり，筆者は退院者に運営を任せるために参加の回数を減らしていった。

それから35年以上が過ぎた現在，「和光断酒会」は埼玉県の断酒会の支部となったが，東京の2つは「断酒の集い」という形で現在も存続し，そこからどんどん自助グループ（断酒会，AA）につながっている。

AAの導入──3年ぶりに訪れた退院者の提案

時を同じくして（1979年），自己退院者のZさんが病院を訪ねてきた。3年ぶりの再会であったが，突然の来院に「飲酒しての来院か」と疑い，筆者はまず彼の顔色をうかがった。すると，彼はにこにこしながら「その節はすみませんでした」と頭を下げた。その顔は言葉とはうらはらに実にすがすがしい表情をしていた。

「退院後に再び飲みましたが，AAで断酒継続しています」と彼は近況を語ってくれた。そして，「病院でAAをやらせてもらえないですか？」と言ってきた。筆者は当時AAの知識がなかったが，彼の変化に驚き，感銘を受け，病院でのAAミーティングの導入をスタッフミーティングで話してみることを約束した。そしてスタッフミーティングで彼の変化を熱く語る筆者にスタッフは興味を示してくれた。そこで病

棟医は「あの人がそんなに変わったなら，一度スタッフミーティングで話を聞いてみよう」と言って，Ｚさんがスタッフミーティングに参加するよう求めてきた。筆者はすぐに彼に連絡を取り，次週のスタッフミーティングでＡＡについて話してもらう了解をとった。

　来院したＺさんは礼儀も正しく，その話は医師，スタッフを納得させるに十分であった。そこでスタッフミーティングはもろ手を挙げてＡＡを受け入れることになった。

　しかし実際には，ＡＡミーティングに対する患者たちの反応は否定的であった。今でこそ，ＡＡは宗教とは異なるということが当然となっているが，当時ＡＡのミーティングは病院以外では教会で行われており，霊的な言葉も出てくるので，「ＡＡは宗教」という強固な誤解が生じていた。また，強制参加の中で患者がＡＡのメンバーを攻撃するようなことも多くあった。

　「本当に酒をやめているのか。病院に来る時だけ飲んでいないのではないか」などと，ＡＡのメンバーにはもちろん，スタッフにもそのような言葉を投げかけた。「アル中が，来る時だけ飲まないなんて器用なことができるわけがないでしょ」と筆者はそれに反論したが，神とかハイヤーパワーとか聞き慣れない言葉もあり，患者の疑いを解くことはできなかった。

　あまりの患者の抵抗に，せっかく足を運んでくれているＡＡのメンバーに申し訳なく思い，筆者がその気持ちを彼らに伝えると，「世良さん，俺も同じだった。文句ばっかり言っていた。だから気にしないでください」と，筆者の心配を意に介さず継続してくれた。患者と一緒に参加した私たちスタッフは逆にメンバーの話に感動し，ＡＡに惹かれていく人が出てきた。そんなスタッフの中には，数人の患者とＡＡに参加する人も出るようになった。

思いがけない対立

　地域の自助グループを治療に導入することで，スタッフは患者から自助グループ（主として断酒会とＡＡ）について問われることが多くなり，知らないではすまされなくなった。そこで，スタッフも積極的に地域の自助グループに参加するようになり，病院ではなかなかお目にかかれない回復者と多く出会うようになった。その頃から退院者の中に，少しずつ地域のＡＡや断酒会に参加する患者が出始めた。

　しかし，二つの自助グループの導入は，思いがけない対立も生んだ。当時，筆者た

ちは，断酒会かＡＡか，どちらかの自助グループへの参加を患者に義務付け，どちらにするかはスタッフミーティングで勝手に決定していた。今思うと，本人の意向よりも，病棟管理の上から人数的に均衡を保つように配慮したり，断酒会は家族のいる人，ＡＡは単身者と単純に決められたりしていた。そのようなわけで，断酒会しか知らない人，ＡＡしか知らない人が同じ病棟で生活していくことになり，互いへの批判から反目しあってしまったのである。それは「派閥闘争」と呼んでもいい状態で，スタッフが介入せざるを得なくなった。そして筆者たちは，「他の自助グループに出たこともないのに批判したりするのはおかしい」「入院中は勉強だから，両方に出席するべきだ」と二つの自助グループへの参加を全員に義務付けることにした。ところが今度は，どっち付かずでどちらにもつながらないまま退院していく人が多くなってしまった。そこで，入院後２か月間は両方に毎日出席するが，３か月目からはどちらか一方に決めるというルールを作った。どちらにするかの決定は本人に任せることとした。この方法をとることで人数的な均衡は崩れたが，完全に片方に偏ることもなく対立も少なくなった。

なお，成増厚生病院では現在も断酒会とＡＡが交互に病院でミーティングを行い，入院中からの自助グループへの参加を奨励している。

人間関係

アルコール依存症者の多くはしらふでの人間関係の体験が本当に乏しい。まず，家庭でしらふで家族に向き合った体験がほとんどない。家に帰る前に飲んで，帰ってはまた飲む。朝は二日酔い状態で，休日などは昼頃に起きて飲み始める。このような生活では家庭内の人間関係をまともにしらふで行っていない。人間関係に戸惑ったと思ったらもう飲んでいる。飲むことで人間関係から逃れていたといえる。突然酒をやめたら人間関係がうまくできるのかというと，それも難しい。断酒をしたら，年相応の言動ができないと感じている人も多くいる。なぜなら，10〜20年間社会生活をしらふで体験していないので，社会経験が積み重なっていないからである。ある人が断酒した時に，「断酒をしたら世の中が変わっていて，記憶があるのは十数年前のことです」と，振り返ったら記憶のないことに驚いていた。そして彼は，断酒後の人間関係を「こんなことを言ったら笑われるのではないだろうか？」「自分のとった行動は正しいのだろうか？」など，そんなことを考えて断酒を継続していると語った。

このような生きづらさに耐えられず，再飲酒が起こることもあるだろう。「断酒をしても，子どもっぽさはとれないし，飲んでいた時と変わりません」と，アルコール依存症者の妻はよく言う。十数年の空白があれば，当然である。

自己決定

アルコール依存症者は自己決定を長年してきていない。常に誰かに責任が向くように持っていく。我々スタッフが相談を受け「こうしたほうがいいよ」と意見を述べると，うまくいったら自分がやった，うまくいかなかったら「スタッフが言ったのでやったら失敗した，どう責任をとってくれますか？」など，スタッフの責任にする。常に自分の責任ではないのである。

筆者はそのような体験から，できるだけ彼らが自己決定をするようにかかわっている。相談を受けると最後に「今言ったのは私の思い，意見ですからね。あくまで決定はあなたですよ」と付け加えることにしている。すると，うまくいかなくても自分の問題ととらえ，かかわる側の問題とはしにくいのである。

葛藤

自己決定とつながるが，葛藤の問題がある。人間の基本である「考える」ということなのであるが，彼らの多くが感心するくらいしらふで考えるということをしていない。断酒をするとすぐにいろいろな相談事を持ってくる。では，その相談事を一度でも自分で考えたかというと，考えていないことが多い。彼らの飲酒時の生活は，何か問題があったら「一杯飲んでから考えよう」というもので，そのような長年の生活は，しらふで考えることを放棄しているようである。

ある人が相談に来たので，「一度，自分で考えましたか？」と言うと驚きの表情を浮かべ，「えっ」いう言葉が返ってきた。そこで「一度，自分で考えてください。それから相談に来てくれますか」と言って，帰ってもらった。次の日，彼が再び相談に来て言ったことは「考えたのですが，頭に浮かばなくて，頭がおかしくなりそうです」であった。

彼らの多くが，長年しらふでの葛藤に乏しい生活をしていたものと思える。つまり，酒を飲むことを最優先にして葛藤することを放棄した生活をしていたのである。逃避の飲酒といえる人もいるのではないだろうか？　彼らの多くは断酒しても，当初は考

えるということを忘れたような自己中心的な言動をとることが多い。

　そこで筆者は彼らに，しらふで考えることの必要性を話すようになった。「しらふで考えてほしい，葛藤してほしい。考えること，葛藤することがあなたたちには必要ではないですか？」とはっきり言うことにしている。このような問題を自分で気づいてもらえるようなかかわりが，一部のアルコール依存症者には必要ではないかと思う。

回復とは

　飲酒欲求が完全には解消されなくても，アルコール依存症の完治はなくとも，アルコールさえ身体に入れなければ，社会に適応して生活ができる。しかし社会に適応するということは，生きにくさが生活に支障をきたさなくなった時ではないだろうか？　つまり，しらふの生活に慣れ，周囲の人たちに気を遣うことなく生活できるようになった時ではないか？

　彼らは断酒初期にしらふであると，周囲の人たちに飲んでいた時に何か気まずい言動をとったのではないかと考え，なかなか溶け込めないと言う。しかし，その改善には，断酒を継続し，しらふの体験を積み重ねることしかないと思われる。その確率の高い方法が，自助グループへの参加ではないだろうか？　筆者の体験では，5年くらい断酒をした人は人が変わったように楽に生きているのを感じる。つまり，5年間くらいのしらふの体験の積み重ねと記憶の鮮明さがあれば，周囲の人たちとのかかわりに臆することが少なくなるのではないだろうか？

病棟オリエンテーションから

　その時，その場で病気の説明や疑問を問われることが多くある看護師は，それにどこまで答えてよいものかと考え迷うことがあるだろう。筆者はアルコール病棟の勤務になった時，病棟医に「開放病棟だから，治療方針や疾病の説明をうやむやにするのではなく，きっちりと説明をしてかかわるべきだ」と言われた。そのため，筆者のアルコール依存症者への看護では，患者に問われれば，知り得る範囲で答えていくのが当り前になっていった。

　また，入院に際し，当初はソーシャルワーカーの予診（インテーク）からはじまり，医師の診察，そして病棟看護師（主として看護責任者）によるオリエンテーションを経て入院となるのが普通であった。しかし時には，医師の診察後，入院に備えて病棟

表2 筆者の経験に基づく，看護師としての対応の変化

課　題	過去と現在	看護師の思い	看護師の思いの背景・行動
アルコール依存症の理解	過去	少しぐらいなら飲酒してもよい	意志の問題である
	現在	一滴も飲酒できない人である	脳を含めた身体の変性である
飲酒時の言動への対応1	過去	飲酒時に本音を語る	話を聞く
	現在	飲酒時の言動は記憶に乏しい	しらふの言動を大切にする
飲酒時の言動への対応2	過去	飲酒をやめさせたい	監視，干渉する
	現在	飲酒をやめさせることはできない	飲酒を本人の問題として返す
飲酒時の言動への対応3	過去	説得，説教，叱責すれば理解してくれる	断酒を約束する
	現在	説得，説教，叱責しても意味がない	断酒の約束はしない
再飲酒の理由	過去	再飲酒には理由がある	「なぜ飲んだの？」と聞く
	現在	再飲酒には理由がない	飲酒の理由を問わない 飲酒した事実を問う
断酒後の問題	過去	飲酒さえしなければ問題は解決する	飲酒のみが問題である
	現在	断酒をしても生きづらい	社会体験の乏しさ，人間関係などが問題である
断酒に対する不安	過去	断酒に不安を抱くと心配	断酒に自信を持ってほしい
	現在	断酒に不安を抱くと安心	断酒に不安を持つのは自然な反応である
飲酒と余暇	過去	暇と飲酒は結びついている	暇を作らないようにスケジュールを組む 趣味を持つことを勧める
	現在	暇と飲酒は別のものである	暇を自分の時間として使えるように考える 断酒の継続が最優先

課題	過去と現在	看護師の思い	看護師の思いの背景・行動
自己決定	過去	介入すべきである	様々な問題を速かに解決する
	現在	相談にとどめるべきである	一度自分で考え，自分で決定するように求める
葛藤	過去	葛藤しないほうがよい	葛藤をできるだけしなくてすむように介入する
	現在	葛藤する必要性がある	しらふで考えることを求める
否認	過去	否認の病である	全員が否認をするものである
	現在	否認しない人も多くいる	否認ではなく記憶を喪失している人も多い
家族の協力	過去	飲ませないよう協力してほしい	本人の断酒のみを求める
	現在	飲むことに関与しない	飲酒は家族の責任ではない
家族の健康1	過去	家族にも回復してほしい	本人の断酒の継続で家族も回復する
	現在	家族の健康を優先する	子どもを含めた家族の健康が第一である
家族の健康2	過去	家族が本人の死を願うなど，考えられない	家族への影響が見えなかった
	現在	家族の80％が本人の死を願ったことがある	家族が本人の死を願うのは当然である
家族連鎖	過去	子どもにも影響がある（AC）	子どもも大変だと思うだけであった
	現在	子どもへの影響は重大である	アルコール依存症者の半数は，親がアルコール依存症者である

を見学してもらい、病棟の治療方針等のオリエンテーションを看護師が行う段階で、「医師とそのような約束はしていない」とトラブルが起こることもあった。オリエンテーション中に「俺はこんなところに入院しない」と入院を拒否する人もいた。

そのような折、病棟医から「医師の診察を受ける前に病棟のオリエンテーションを看護師が行ってはどうか？」との意見が出された。筆者は、病棟の看護師が、すでに入院を前提に来院しているとはいえ、診察前にオリエンテーションを行うことに戸惑いを感じた。しかし、アルコール病棟の治療方針、構造を納得して診察を受けたほうが、スムーズに入院できるのではないかということで、診察前に病棟オリエンテーションを行うことになった。

すると、診察前の病棟オリエンテーションの実施により、入院後のケアにとっていろいろな点でメリットが見えてきた。オリエンテーションを看護師が担当すると、「自分からすすんで治療を希望する人」「家族や周囲から勧められてしぶしぶ入院する人」「地域で問題を起こし仕方なしに入院する人」「身体的な回復のみを求めて入院する人」など、患者が何を目的に入院しようとしているか等、看護師が入院治療決定以前の状況を把握することができ、患者一人ひとりの個別性を、入院後の看護により具体的に生かすことができるようになったのである。

対応の変化

前のページで、長年の筆者の看護を振り返り、過去と現在でどのような対応の変化があったかを表2にまとめてみた。参考にしていただければ幸いである。

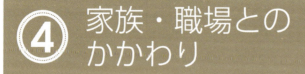

④ 家族・職場とのかかわり

家族

アルコール依存症者に関してはじめに相談に来るのは、多くが家族である。まずアルコール依存症者に関する話から始まるが、家族の健康へと話は移っていき、そして本人がどのようにして医療に登場してくるかが話し合われる。ここではまず、家族が

変わることを求めるが，家族が簡単に変われるかというと，そう容易ではない。しかし，家族のほうが本人よりも健康度は高いので，家族会などに参加していく中で少しずつ変わっていく。そして，アルコール依存症者に対し何もできない自分を受け入れ，行動に移すようになった時，大体本人が医療に登場してくる。だからこの時期は，「家族は何もしなくていいのです。今の時期は自分のことだけ考えてください」と筆者は言うようにしているが，何もしないことが家族にとっては一番大変なのである。

また，子どもの問題を考えると，子どもたちこそ自分の健康を最優先に考えていくべきである。家族によく「病気のことを子どもに話していいですか」と聞かれることがある。筆者はそのような時，「物心がついて，理解できる年齢になれば，子どもに病気の正しい知識を伝えるべきです」と答えるようにしている。

実際問題として，1回きりの相談で家族が大きく変わるものではない。知識を得たり，確認作業をしたりと，長い時間が必要になってくる。そのためにグループを中心に個別面接を併用し，かかわることが必要である。

筆者と家族のかかわりは，1975年に成増厚生病院のアルコール専門病棟へ勤務異動してからであるが，当初は家族会に呼ばれて参加していた程度で，直接かかわってはいなかった。その時の家族会は，今ほど明確に家族の問題を考えるのではなく，家族が本人の回復にどのような援助ができるのかを試行錯誤していたように思う。

ところが，家族システム論の登場などから家族の対応は大きく変わり，現在の家族会は，本人のことよりも家族の健康を最優先するようになっている。本人のために何をなすべきか，というところと，家族自身のために何をなすべきか，というところで視点が異なっているといえる。

「家族の健康って何？」「家族は病んでいるの？」と，かかわりの当初は家族から問われることが多くある。家族は精神的に苦しみ，悩んでいることは事実で，本人よりもつらい状況にあるかもしれない。本人が酒にとらわれているのと同じく，家族は本人にとらわれ，家族が自分らしい行動をとれなくなっている。つまり，アルコール依存症者がアルコールにとらわれる病ならば，家族は人であるアルコール依存症者にとらわれた病といえる。このように，本人も家族も物と人との違いがあるが，とらわれた状況の中で家庭を形成している。アルコール依存症では家族も本人も含め，「とらわれの病」に罹患しているのである。そこで，家族も病んでいるように見えた場合には，相談や治療に訪れた家族の健康を考え，本人とは別に家族の健康を一緒に考える

ことになる。

　日本の平均的な4人家族を考えた時，病気を認めていない本人の回復を急いで押し進めるよりも，まず本人を除いた家族3人の健康を押し進め，共倒れを防ぐことが大切である。またそれは，結果的に本人がアルコール問題に直面化することになる。家族が健康に向かっていくと本人は困り，一緒に病んでいた状況に家族を引き戻そうとする。なぜなら，健康に向かう家族と自分との距離が離れていくことを感じ，孤独感が高まるからである。それでも家族が自分たちの健康を求めた時，本人は困り，家族の生活に合わせざるを得なくなる。

　つまり，家族が長年のアルコール依存症者中心の生活から家族中心の生活に変えることで，本人は今までの飲酒生活では家族に受け入れられないことになる。しかし，家族の多くが理屈では理解するが，行動するとなると簡単にはいかない。個別の面接や家族会，自助グループを利用して，家族が行動化できるように援助することが重要である。

アルコール依存症者と子どもたち

　ACの概念は，1970年代から80年代にかけてアメリカで提唱され始めた。ACというのは「アダルト・チルドレン・オブ・アルコホーリクス（Adult Children of Alcoholics：ACOA）」の略で，「アルコール依存症の問題を抱えた家族の中で成長した大人」という意味である。また，ACOAから始まった子どもの問題も，機能不全の家庭で育った人たちに当てはまることから，「アダルト・チルドレン・オブ・ディスファンクショナル・ファミリーズ（Adult Children of Dysfunctional Families：ACOD，機能不全の家族の中で成長した大人」という概念もできた。「ACOD」と「ACOA」を分けて用いることもあるが，ACOAもACODの範疇にあるといえる。

　日本では1979年にアラティーン（Alateen，アルコール依存症者を親にもつ未成年の子どもの自助グループ）が東京で発足したが，ACの問題が本格的に広がっていったのは，1989年に，クラウディア・ブラック（Claudia Black）による『私は親のようにならない』の日本語訳が出版され，多くの専門家の関心を集めてからである。1990年代に入ると日本でもACグループがやっと産声をあげ，現在でも多くはないが各地に広まっている。また，ACに関する様々な出版物が書店に並べられるようになり，専門的な精神科領域だけでなく，広く一般的な関心がみられるようになった。

アルコール依存症者の家庭で育つ者にとっては，幼少期から家庭での最大の関心事は，まず依存症者本人がアルコールを飲んでいるかいないかである。子どもたちはその他のことは二の次になる毎日を過ごし，アルコールを常に意識しなければならない状況にいることになる。ある非行に走った少年は，「親父は酒を飲んで，毎日お袋と喧嘩ですよ。家にいて何がおもしろいですか？　学校で友達と遊んでも，家のことは何も話せないんですよ」と，毎日の家庭の状況を話してくれた。彼が非行に走った気持ちが，この言葉に集約されているように思える。つまり，家庭が子どもの癒しの場となっていないのである。

子どもが安心できる場であるはずの家庭が，逆に子どもの緊張を高める場となっている。しかし子どもは逃げることもできず，緊張に耐えるしかない。そのような子どもたちの中に，喘息，不登校，摂食障害，家庭内暴力，非行等の問題が起こっているという事実もある。もっとも，アルコール依存症者の家庭にはこういう子どもたちばかりでなく，実は，むしろこのような症状や問題行動も起こさずに，親を慰めたり，希望を持たせたり，心配かけないようにしたりなど，「いい子」として振る舞う子どもたちが多くいる。しかし，その子どもたちの多くが成人すると，「生きづらさ」や「対人関係の問題」に悩み苦しむのである。

職場とアルコール

アルコールの問題が職場で起こった時，家庭ではすでに少なからず問題が表面化しているものと思われる。例えば，職場での問題である欠勤においても，当初は本人が休むことになると，家族（多くは妻）が本人に代わって職場に電話を入れ，二日酔いでの欠勤とは言えず，「風邪をひいたので休ませてください」など，虚偽の理由を伝えることが多くある。そしてそのような繰り返しは，家族の中で飲酒問題として浮上し，家族は本人に対し，飲酒量を減らすことや断酒を求めて，一喜一憂するようになっていく。この時は家庭内で問題が起こっていても，職場では欠勤が時々ある程度でまだ特に問題となっていない。だから，職場でアルコールが問題となった時は，家族はもうすでに何ともし難い状況に追い込まれており，アルコール問題に巻き込まれている。

このような状況で職場でのアルコール問題を家族に返すことは，より家族の混乱を生むことになる。適切な職場の介入（初期介入）により，アルコールへの問題に直面

してもらい，本人に断酒継続の必要性を求めることは，本人だけでなく家族も救われる。

事実，クリニックでアルコール依存症の人たちにかかわっていると，職場からの受診指導によりアルコール依存症の治療を受けざるを得なくなったという人がいる。生活の基盤である職場の指導に抵抗するということは，退職をも覚悟しなければならないのである。そのような職場の指導による受診は当初，「職場の人に治療を勧められたので」「受診をしなければ働きづらいので」というように，多くが受動的なものである。しかし，来院回数を重ねる中で自分にとってアルコールが問題であることに気づき，断酒を決意し，断酒の継続に努力するようになる。

職場の中にアルコール依存症治療の知識がある人がいると，受診指導も早い時期に起きるが，職場の管理者がアルコールを意志の問題とか身体的な問題としてのみとらえていると，延々とアルコールの問題は続き，解雇ということも少なくない。アルコールの問題は，多くが家庭から職場へと広がっていくものである。先にも述べたように，職場でアルコールの問題が生じた時は，家庭ではすでに家族の危機が起こっていることも少なくない。特に子どもの問題ははかり知れないものがある。断酒会に次のような標語がある。

「地獄を見たければ酒害者の家庭を見よ，天国を見たければ断酒者の家庭を見よ」

具体的な職場の対応

では，アルコールの問題が起こったと思われた時，職場の対応となると，企業によりその方法は異なる。管理者，上司，産業医，保健管理者，嘱託医，保健室の保健師，看護師の対応など様々である。企業としての対応の違いとともに，職場の同僚や友人の対応の違いもある。

アルコールの問題が指摘され始めた時，職場の多くの人が本人の意志の問題ととらえ説教したり，叱咤激励したりして飲酒問題の解決を求める。そんな職場の協力も，数週間，数か月は効果があるが，再度同じことを繰り返すとなると，当然，職場の人たちの信頼を失うことになっていく。職場の人たちは約束を遂行しないことが病気によるものとは考えられず，その人の人格の問題と考えるようになる。説教したり，励ましたり，誓約書を取ったりすることは，一度は効果があるかも知れないが，何度も同じことをした時は，以後，無意味なこととなる。

出勤しないと電話を入れたり，訪問したり，というような職場の対応も少なくない。面倒見のよい職場ではまれではないことである。しかし，それでも続く飲酒は本人を職場の片隅へと追いやっていくことになり，責任性のなくなった本人はさらに飲酒を続けることになる。ここまでくると職場では面倒をみることも困難となっていき，入院治療につながればよいほうで，休職，退職を暗に求めるようになる。

　職場の対応を考えると，とくに変わったことをする必要はない。つまり，家族の対応と同じように，本人の飲酒問題への直面化，つまり飲酒によって起こっている事実を告げ，その処理を本人に求めることである。それは飲酒で起こった事実に対し尻拭いをしないことであり，イネイブリングをしないことである。しかし，この対応は日本人には冷たく映るらしく，問題を本人に返していく時，本人よりも同僚などの反発を買うことになりかねないこともある。職場での対応の変化は一人で行うのではなく，職場のコンセンサスを得ていることが大切になる。そうしないと，アルコール問題への直面化を本人にうながした人が，周囲から"冷たい対応"をした人，とみられ孤立しかねない。

　職場の上司，同僚など本人に関係の深い人が直面化を迫った時，本人は追いつめられる。その時には，治療をすることで回復すれば，職場に復帰できることを確約することが大切である。方法として，職場の上司，同僚，健康管理室，産業医などの人たちと，本人・家族を含めた中で，アルコールで起こった事実を告げ，治療の必要性を説得し，納得の上での治療が行われることが望ましい。

（世良守行）

引用文献
1) 岩倉信之，米沢宏，世良守行，野口義春：アルコール依存症者の飲酒による記憶喪失（ブラックアウト）に関する調査，病院・地域精神医学，54（3），245-246，2011．

参考文献
・世良守行編著：アルコール・ケア―アルコール専門病棟の実践から，バオバブ社，1988．
・世良守行，米沢宏編著：アルコール依存症はクリニックで回復する―高田馬場クリニックの実践，東峰書房，1999．
・外口玉子，小松博子，世良守行他：系統看護学講座　専門26　精神看護学2　精神保健看護の展開，医学書院，2001．

第1部　アルコール依存症看護の基本

・新貝憲利監,世良守行,米沢宏編著：アルコール依存症の治療と回復―慈友クリニックの実践,東峰書房,2002.
・長谷川行雄,世良守行編：アルコール依存症回復へのアプローチ―地域相談からはじまる道づくり,万葉舎,2003.
・世良守行：通院でケアする！　アルコール依存症の早期発見とケアの仕方,日東書院,2010.

第 2 部

実践事例

離脱症状があり、認知症が疑われた高齢者

「やりがい」「楽しみ」をみつけてもらうためのかかわり

　ここ数年、アルコール病棟への高齢者の入院が少なくない。数十年にわたり仕事一筋で、幾多もの困難を乗り越えてきた人たちが、退職後の環境の変化に生きがいを消失してしまうことがある。そして、その喪失感を補うために飲酒が始まり、アルコール依存症に発展して、心身ともに苦しむケースが後を絶たない。原因の一つとして、長年続けてきた仕事中心の生活から、時間の有り余る家庭生活という変化についていくことができず、その暇な時間帯をどのようにして使ってよいのかわからないということがあげられる。一般的に女性の高齢者は、地域とのつながりなどを通じて人とのかかわりをもてることが多いが、男性の場合はどうだろうか。これといった趣味もなく、社会とのかかわりがない人も多く、孤立してしまう傾向があり、その寂しさから多量飲酒に至るケースが多い。

　全日本断酒連盟（東京）の会員調査によると、入会時に60歳以上だった会員比率が、2001年度の14.5％から、2017年度には21％に増えたというデータもある。

事例

妻・娘・孫に付き添われて来院

　Aさんが、妻・娘・孫に付き添われて来院しました。定年まで勤め、現在は80代で年金生活を送っています。子どもは独立して生計を営んでおり、現在は妻と二人暮らし。妻は最近、歩行中に転倒してしまい、鎖骨を骨折して治療中です。

　家族の話によると、Aさんの両親はともに酒飲みで、その影響から、Aさんも小学生の時から日常的に飲酒していたとのことでした。そして、Aさんは定年後もだらだらと飲酒することが多くあり、公園で寝ているところを保護されることもしばしばあったそうです。最近は、寝ては飲み、起きては飲むなどの連続飲酒による不規則な生活がみられるようになり、加えて下痢、嘔吐が始まり、身体的に介護が必要な状態

となりました。また，物忘れがあり認知機能レベルも低下して，ADLの自立が困難となり始めました。失禁することも多くなり，自分一人では面倒をみることが困難になったと思った妻が娘に連絡しました。相談を受けた娘は困り果てたあげく，どこか治療してくれる施設はないかとインターネットを検索したところ，当院で断酒治療を行っているとの情報を得て，受診にまでたどりつきました。

診察で医師から入院を勧められると，Aさんは最初渋っていた様子でしたが，妻と娘，孫に説得され，入院を決意しました。この時のAさんは，赤ら顔で娘と孫に抱えられながら足をひきずり，やっとの思いで歩いている状態でした。声をかけても反応に乏しく，無表情で，目も合わせてくれませんでした。

入院当日，Aさんは家族とともに来院しました。そして，家族の心配をよそに，本人は早々とベッドに横になるなり，寝てしまいました。それを見た妻が，「どうぞよろしくお願いします」と何度も深く頭を下げていたのが印象的でした。

アセスメント

Aさんは80代で，妻と二人暮らし。これといった趣味もなく，楽しみもない。子どもも巣立ち，何も心配することがない。毎日をただ，漠然とした状態で生活をしているようで，他人との関係性もあまりとるようなことはない。このような生活状況での飲酒は，空虚感や孤立感などを紛らわせてくれる「生きがいの宝水」になっていると考えられる。Aさんにとっての断酒は，「生きがい」を喪う，最大の敵かもしれない。そこで，入院中にしらふでの生活を体験することにより，生きがいや楽しみを見出すような支援が求められる。断酒教育というよりも，日々のコミュニケーションやふれあいを大切にすることが肝要ではないか。

看護のポイント

① 「楽しみ」を見つけてもらうようかかわる
- 高齢であり，仕事もないことから他人に迷惑をかけることもないと考え，断酒の必要性を感じていないのであれば，断酒教育を受けるとと

> もに，酒のないしらふの生活の中で楽しみを見つけてもらいたい。
> ② 昼夜のメリハリをつけてもらう
> ・人生の方向づけが見出せないのであれば，毎日にメリハリをつけ，日常生活の中で自分なりの役割をみつけてほしい。
> ③ 家族に，家族教室・家族向けのミーティングを紹介する
> ・家族がどのようなことで困っているかに着目する。

離脱症状の出現から隔離へ

　Aさんは入院当日，目立った離脱症状はなく落ち着いて経過していました。受け持ち看護師となった私は，まずはメリハリのある生活をAさんに送ってもらおうと考えましたが，入院2日目の日中から手が震えるなどの離脱症状が見られ，深夜になると意味もなく病棟を徘徊し始めました。ちょっとした看護師の声かけなどの外的刺激に敏感に反応するようになり，興奮（反抗）などの行動が出現しました。そしてAさんは私に対して唐突に，「夜中に石油ストーブを焚いていたら危ないよ」と流しの下を指さして，落ち着きのない表情を見せました。「ここがどこかわかりますか？」との私の声かけに，「自分の家だよ。自分のいる場所がわからなくなったらおしまいだよ」と，真剣に話していました。Aさんは，病院に入院していることはまったく認識していない様子でした。その後も夜間帯は不眠で経過し，布団をベッド上で広げてみたり，折ったりと落ち着かない様子で，意識も混濁しており，あきらかにせん妄状態を呈していました。

　入院3日目にも同様のせん妄状態が続いていました。Aさんは荷物をまとめ始めて「墓参りに行く」と言って，院外に出ようとする行動が見られました。私がその行動を制止しようとすると，「お前は悪い奴だ。俺のことを監視しているな」と険しい表情で私を睨みつけました。危険を予測した私は，Aさんの現在の状態について主治医に報告しました。主治医の診察の結果，Aさんはアルコール離脱せん妄と確定診断され，同日午後より，安全と保護を目的に保護室への入室が開始となりました。

　Aさんは保護室内でもドアをドンドンと叩き，「もう10時だよ。家に帰るんだよ。なんで出してくれないんだ！」と興奮気味でした。話をするために看護師2名が保護室に入り，この状態では自宅に帰れないことなどを話し退出しようとすると，Aさん

も一緒に出ようとしました。改めて今は出られないことを説明して鍵をかけると「ぶっ壊すからな！」との攻撃的な言動が見られました。

入院5日目にはAさんの症状も落ち着いて，医師の診察の結果，保護室の利用は一時的に解除になりました。しかし，翌日の深夜帯に再び徘徊，感情失禁などの症状が出現し，入院7日目の朝には，荷物をまとめるなどの行動も再び出始めました。話の内容に脈絡がなく，意思の疎通も見られず，これでは無断離院などの危険性が生じると予測されたために，再び医師に報告して保護室に再入室となりました。また，このような不安定な精神状態であり，入院が長期化すること，認知症も考えられるために，再度家族に来院してもらい，治療計画の再確認をすることにしました。面談した家族からは，「今家に帰られても面倒をみることができず，今までの生活に戻ってしまうと困るのでもう少し病院でみてほしい」「退院したらまた飲んでしまうのではないかと不安」，しかし「このまま鍵のかかっている部屋に閉じ込めておくのは可哀相だ」との思いも聞かれました。

アセスメント

家族はAさんの飲酒問題には困っていて，断酒治療を希望しているが，せん妄状態が長く続くことに不安をもっている。また，安全に治療をしなければという病院の方向性は理解しているが，このまま鍵のかかる部屋に閉じ込めておく治療について妻は，長年連れ添った夫に対する裏切り行為なのではないかという悲痛な思いもある。数十年にわたり飲酒していたわけだから，その習慣を変えることは簡単なことではない。家族の思い，本人の思いを照らし合わせて考えてみると，断酒していく意味の深さを痛感させられる。

看護のポイント

① 家族と本人との気持ちを理解していく
　・本人にとって，また家族にとって，安心して生活できる環境はどこにあるのかを確認していく。
② 家族に家族教室の導入とミーティング参加を促す

カンファレンスによる検討

　家族との話し合いの結果，せん妄がアルコール性のものなのか，高齢による意識障害などの認知症状なのかについて明確な診断を得るために，1週間にわたってAさんの行動や意識の状態などを観察していくことになりました。また家族には，家族ミーティング，家族教室に参加するようお願いし，了解を得ました。一方で，この頃より私は，Aさんの行動や年齢的な問題も考慮して，Aさんにとって，病棟で行っている断酒教育プログラム（アルコール・リハビリテーション・プログラム，ARP）の妥当性がどこにあるのだろうか，というような疑問を感じ始めました。そこでAさんに対してどのような看護が一番効果的であるのかをスタッフ間で考えるため，Aさんについてカンファレンスで話し合うことにしました。カンファレンスでは，看護師や医師，コメディカルスタッフなどから，多角的に様々な意見が提案されました。

　カンファレンスの内容を集約すると，事故防止の意味では保護室の利用は効果的であるが，人との関係が遮断されるという刺激のない生活は，Aさんにとって果たして治療的であるのか。あるいは，保護室という狭い空間での治療ではなく，病棟出入り口に鍵がかかっているだけの閉鎖病棟に転棟したほうが好ましいのではないかという意見が出されました。

アセスメント

Aさんにとって最適な治療環境には，様々な形が考えられる。

看護のポイント

① カンファレンスの意見を踏まえ，今しばらくAさんとのかかわりをもつため，コミュニケーションを積極的にとるようにする
② コミュニケーションの状況によって，今後の方向性を検討する

園芸をきっかけに…

　私は，Aさんのせん妄が少し落ち着いた頃を見計らって，コミュニケーションをとるようにしました。趣味について尋ねるとAさんは，「趣味といってもねぇ。これといってないね。昔はおかあちゃん（妻）と野菜やなんやって育てていたけど」と語りまし

CASE 1　離脱症状があり，認知症が疑われた高齢者

た。そこで私が「病棟のテラスで野菜やハーブを育てているので，見に行ってみませんか？」と誘ってみると，「そうだなぁ，行ってみようか」と，一瞬表情が穏やかになり，私はAさんの笑顔を初めて見ることができました。園芸ならば入院中のAさんのやりがいとなるかもしれないと考えた私は，このことを医師に伝え，指示により時間指定で個別プログラムの実践を行うことにしました。

決められた時間にAさんをテラスへ誘うと，Aさんは野菜の葉を見るなり，「こんなんじゃ駄目だよ。スコップと何か袋をもってきてくれ」と，床に膝をつき黙々と土いじりを始めました。入院してから1週間あまり，何をするにもやる気を持てず，食事と排泄以外はほとんど臥床傾向だったAさんでしたが，ほぼ離脱症状が改善したと思われました。そして，園芸という作業を通して，活動量が劇的に増えました。結果として，夜間よく寝るようになり，徘徊も少なくなってきました。また，昼夜逆転も改善されて，生活リズムが整ってきました。

アセスメント

コミュニケーションをきっかけに，良好な関係を築けつつある。生活リズムが整ってきた今ならば，他のプログラムにも参加してもらえるかもしれない。

看護のポイント

① 病棟で行っている断酒教育プログラムへの参加を勧める

断酒教育プログラムに参加するも…

断酒教育プログラムへの参加を勧めると，Aさんは「試しに」といって了承しました。

初めて参加したプログラムのテーマは「お酒での失敗談」でした。約1時間のプログラムに果たしてAさんがじっとしていられるのか私は少し心配していましたが，Aさんはほかの人の話を静かに聴き，自分の番になると「長い間毎日お酒を飲んできたから，周りの人にはさんざん迷惑をかけてきたなぁ。なかでもおかあちゃんには数え切れないぐらい。それでも一緒にいてくれている。おかあちゃんには頭があがらないよ。本人を前にしたらこんなこと言えないけどね」と，少し照れくさそうな顔をしな

がら話してくれました。こんなに長く自分のことを話すAさんを見たのは初めてでした。

しかし，一見落ち着いたように見えたAさんでしたが，数日後，夜間になると再びせん妄が現われるようになり，身体拘束をしていないと安全が確保できない状況となりました。そのためしばらくは，日中落ち着いている時には，同伴で園芸作業や保護室の外でコミュニケーションを図ることにしました。そして，前回の家族との面談の中で，離脱症状なのか認知症状なのかの鑑別のために様子を見るとしていた約束の1週間が経過し，その評価のために再度家族との話し合いをすることになりました。

アセスメント

一進一退ではあるが，Aさんの症状はよくはなってきている。家族の現在の思いを確認する必要があるのではないか。

看護のポイント

① 家族の現在の率直な思いを確認する
・家族教室やミーティングに参加した後の家族の変化をとらえる。

妻からの思いがけない言葉

話し合いに参加した妻は，「もう先が限られているし，お酒を飲んでしまっても本人がそれでいいのであれば，構わないのかなって思うようになったんです。今は退院させてあげたい気持ちが強いです」とのことでした。相談に来た際に困っていたはずの妻から，このような言葉が聞かれるとは思ってもいませんでした。Aさんの病院での生活は，妻にとっても理不尽なものであったのかもしれません。しかし，離れてわかった夫の存在の大切さが入院による収穫であったかもしれません。退院させても構わないという気持ちを伝えた後の妻の顔は晴れ晴れしていて，当初とは別人のようでした。同席していた娘は「一番困っていたのはお母さんだから，お母さんがそう言うのなら」と，退院に同意しました。そして，退院当日，Aさんは妻，娘，孫に付き添われ，スタッフに見送られながら退院していきました。

退院して1か月後，Aさんの様子が気になり，私はAさん宅に連絡してみることに

しました。飲んでしまっているのではないかという気持ち半分，断酒継続できているという期待半分でした。電話に出た妻からは，「主人は退院してからお酒を飲んでいません。今では家事を手伝ってくれるし，体力も回復して一緒に買い物に行ったりするようになりました。今回入院してくれた主人にも病院にも感謝しています」との言葉が聞かれました。

まとめ

今回の事例を通して，Ａさんのような高齢のアルコール依存症の人への治療アプローチは大変難しいことがわかる。なぜならば，依存の問題，家族の問題だけでなく，加齢に伴う脳機能の低下に加え，アルコールによる脳萎縮などの問題があるからである。そういった人への治療は，一般的に行っている断酒教育プログラムだけでは，問題解決への道のりは大変難しいものだと理解することができる。

Ａさんの場合，夜間せん妄により徘徊してしまうことで，行動制限をせざるをえない状況であった。その中で，飲酒の振り返りや入院生活をどう治療に結びつけるかというところで，担当看護師は苦戦した。また，本来アルコール依存症の人は，退院後は関連施設の外来やデイケア，自助グループなどに通い断酒を継続してもらうが，高齢者の場合，そこにつながることも難しいのが現状ではないだろうか（次頁コラム参照）。高齢のアルコール依存症者が増えているといわれる現在，そういった人への治療的アプローチの方法を充実させていくことが，アルコール依存症の人とかかわっていく者の今後の課題でもある。

（内藤碧）

column

高齢アルコール依存症者にかかわるには…

　高齢のアルコール依存症者の治療成績はあまりよくないといわれる。単身者であれば周囲のサポートが得られにくく，また認知症などの合併症も多く，断酒の必要性が理解されにくいこともあるからである。あるいは，自助グループなどには，世代の相違や身体的に障害を多くもつために，つながりにくい傾向にある。そしてなによりも考えなければならないのは，「人生の目標を見失ってしまっている」ことが多いということである。本人は，どうせ老い先短い人生だから断酒しても仕方がないと考え，また家族も，困っているけれど，将来のことを考えると我慢しようという気持ちになってしまいがちである。しかし，気持ちはわかるが，アルコール依存症は病気である。そのような安易な気持ちで接していると，「断酒」という本質を見失ってしまうことになるので，注意が必要となる。

　高齢のアルコール依存症者で入院してくる患者の多くは，本人の入院希望ではなく，家族によるSOSがほとんどである。そういった家族と本人の隙間を埋めていくことも，医療者の役目だといえる。

（内藤碧）

ひきこもりから連続飲酒となった20代男性

無気力な若者の心の闇にはたらきかける看護師

　ここ数年，たびたび耳にする言葉として，「最近のアルコール依存症者は昔と性質が違う」というものがある。さて，これはどういうことだろうと思いを巡らせ，手がかりを探してみると，若年者に共通した背景の一つとして「ひきこもり」が考えられた。

　アルコール依存症者にうつはつきものだが，「ひきこもり」も通じるものがあるといえるのではないだろうか。ここでは，アルコール医療に従事して約7年の経験をもつ看護師が副担当として受け持った，一人の若年男性について振り返りたい。

事例

過保護な母親とおとなしい息子

　「この子はすごく真面目な子なんですよ。成績もそれなりによくて…」と，勢いよく，まるで学校の教室で保護者面談でもしているかのような口調で話す中年の女性の隣に，Bさんは座っていました。その女性は，Bさんの母親でした。

　Bさんは長期の飲酒からくる倦怠感もあるのか，土気色をした顔に，感情に乏しい表情を浮かべて座っていました。Bさんは，20代後半の男性です。しかし，母親に連れられて座っている姿は，まるで高校生のようでした。Bさん本人に話を聞こうにも，「ええ」「はい」「別に」など，単語だけが返ってきてしまい，それを補うように長々と母親が横から割り入って話をしていました。その話を整理すると，次のようなものでした。

　Bさんは中流家庭に生まれた一人っ子で，父親は海外赴任などもある企業に勤めており，母親は専業主婦。本人は中高一貫の学校を卒業して，大学に入学しました。しかし，入学後間もなくして不登校となり，家にひきこもるようになりました。心配した母親がカウンセリングを受けたりもしましたが，その中で，本人が閉じこもって飲酒をしていることを打ち明けたところ，飲酒問題を指摘され，インターネットで当院

を知り来院したとのことでした。

　私は言葉には出しませんでしたが，母親が意気揚々とBさんのことを語る口ぶりが，「困ったわが子に精一杯の愛情をかける私を褒めてほしい」というようにも見えました。入院の導入は非常にスムーズでした。他の患者さんの多くは，大なり小なり入院に対する葛藤や諦めが表情から見えるのですが，Bさんの表情からはそれが一切読み取れませんでした。"言われたからここに入る"とだけ思っているように見え，それはまるで外界からの刺激や関係性の構築を拒んでいるようにも見えました。

　Bさんには，私が看護で副担当となり，主担当は臨床心理士となりました。

アセスメント

　母親の過保護，過干渉，共依存がある。母親は息子の世話をすることで喜びを見出しているように見える。母親の過度とも思える世話焼きに対する介入も必要と思われる。また，本人の対人スキルの低さも考えられるが，本来の問題を洞察するために，母親のいないところで本人から，詳しい生活歴の情報収集を図ることが大切になってくる。

看護のポイント

① 関係性の構築
　・互いが安心して信頼を深められるような関係を築く。
② 身体症状の管理（離脱管理）
③ 過干渉な母親から離れ，休息する
　・母子関係から分離してみて，自分の生き方を考えてみる。
④ 母親への介入
　・受容的な態度でかかわり，息子の問題を解決していくための具体策を考察する。

どのようにかかわればよいかわからない…

　入院してすぐの頃，Bさんは決められた時間に起きて食事を摂り，病棟のタイムスケジュール通りの1日を過ごしていました。しかし，挨拶をしても，ぼうっとした表

情で「どうも」と返ってくるだけで，なかなか話が続きません。主担当の臨床心理士も，話をしに行っても二言三言で会話が終わってしまうと悩んでいました。他の患者さんとも話している姿をあまり見かけませんでした。

しばらくして，Bさんは腹痛や体調不良を理由に断酒教育プログラム（アルコール・リハビリテーション・プログラム，ARP）を休み始めるようになり，大部屋の自分のベッドにひきこもるようになりました。毎日，朝礼前やプログラム開始時には，看護師や他スタッフが巡回をして参加を促すために声をかけるのですが，「しんどいから出ない」と布団の中に潜り込んでしまうのでした。その布団は，まるで外界との交渉や関係を隔てるための殻のようであり，自己を守る檻のようにも見えました。飲酒の振り返りなどを行いたくても，その前に行うべき"関係性の構築"ができないのです。声をかけても私の顔も見てくれず，短い言葉で返事があるだけです。どのようにかかわればよいのか，わかりませんでした。

そんな日々が続き，私にはだんだん，本来の自分の担当ではないのだから…という気持ちが強くなってきてしまいました。Bさんの問題はアルコール依存症ではなく，ひきこもりやうつであり，この病棟には合わないのではないかと思うようになりました。しかし，主担当と話し合いをもち，ひきこもりながらもそこに共存していた連続飲酒という飲酒問題に目を向けようということになりました。そしてBさんが自らを語ることが少ないので，まずはインテークと生育歴を見直すことにしました。

それによると，Bさんの父親は海外赴任などで家を空けることが多く，母親と過ごす時間が長かったようです。幼い頃からおとなしく，小中高といじめられたことはないが友人がいる様子もなく，家にいることが多かったとのことでした。高校までの成績はよかったので大学も特に苦労せず入学。しかし，大学1年の夏過ぎ頃から授業に出なくなり，ひきこもりが始まりました。趣味はインターネット，ゲームなどですが，長続きはしません。家では酒を飲んで寝る生活。飲酒の理由は「ひたすら寝たいから」とありました。

アセスメント

入院当日に感じた，対人スキルの低さは問題に思えた。その対人スキル

の低さによって何が問題になるのか考える必要がある。あまりこちらからコミュニケーションを積極的にとらず，日々のかかわりの中から，見離されている感じを与えないよう，距離を少しずつ縮めることが重要になってくるのではないか。また，「ひたすら寝たい」ことの理由は何かを確認する必要がある。主担当の臨床心理士からの専門的な介入としては，心理テストでIQや適応能力を調べ，理解力がどこまであるかを観察することが必要となる。

看護のポイント

① 見守りながらコミュニケーションを図り，その人そのものの性格を見つける
- Bさんの今までの生き方の特質を知る。

② チームでかかわり情報を幅広く集め，多方面からのアプローチ方法を考える

③ 両親からの情報を細かく知る
- 虐待・養育放棄などの体験をしてこなかったかを知る。

世界は勝手に回る…

　熱心に家族教室に参加する母親とは対照的に，Bさんは入院中でも"ひきこもり"を通していました。面接を繰り返し，その場では担当の臨床心理士に「プログラムに出ます」と言っても，実際には布団の中に閉じこもっていました。私は苛立ちを感じてしまい，話しかけるのも嫌になってしまいました。

　なぜ，Bさんは恵まれた環境に育ち，十分な物を与えられているというのに，人間関係だけは拒むのか，私には不思議でした。そして私は，人間関係をもとうとしないBさんへの怒りと虚しさばかりが先立ち，主担当ではないということを理由に，目を背けるようにもなっていきました。

　その後も，主担当の丁寧な面接などが行われましたが，3か月が過ぎ，虚しさが私の中に存在したまま，Bさんは退院していきました。

　しかし数か月後，Bさんは再入院してきました。身体状態は悪化し，前回の入院時

からある肝硬変のせいで，腹部はぽってりと膨れ上がっていました。私の正直な気持ちを表現するならば，もううんざりといった気持ちでした。

またもや，あの虚しさを体感するのかと，私は自分のことばかりを考えていました。諦めの気持ちが強かったのです。しかし，それではいけないと考えるようにしました。前回の入院時にあった「繊細そうな人なので，いきなり深く追求した話をしたら嫌がられてしまい，余計に殻に閉じこもるかもしれない」という偏見と恐怖を拭い，「嫌われたなら嫌われなりの，Ｂさんに負の感情を与えた人間という位置になれるのではないか。嫌な奴・悪者になってもいいから，手探りしながらの会話ではなく，率直に話をしてみよう」と思いました。また，家の中だけを世界として見ているように思われたＢさんが，第二の世界として当院を選んだのかもしれないという，自分勝手な希望も同時に感じました。

入院生活を見守りながら，私は声かけを心がけました。

「Ｂさんは，なぜひきこもるのですか？」とはさすがに聞けず，「お酒を飲むと楽しいですか？」と聞いてみました。「別に…」と，今までと同じような返事が返ってきます。これまでは強く感じる拒否のオーラに押されていましたが，2回目の入院であり，初対面ではないので，私はもう一歩踏み出す必要があると思いました。「別に楽しいわけで飲んでいたのではないの？　それでは，何が理由でした？　美味しかった？　酔うと気持ちいいから？　時間つぶし？」と，威圧感を与えないよう，日常会話のような気楽さでの問いかけを心がけました。

そうするとＢさんは，「ひたすら寝ていたかったから」と呟きました。飲酒は寝るための薬のようなものかしらと思いながらも，私は会話を続けました。

「寝ていたら時間は過ぎるだけですよね。やりたいこととかないのですか？　私は食べることが好きなので，現地で美味しい物が食べたいという理由で旅行に出かけたりもします。旅行はお好きですか？」と，立て続けの質問はうんざりさせてしまうだけかなと心配しつつも，話を進めました。できるかぎり，Ｂさんの口から情報を得たいという一心からでした。すぐに喋ってくれたわけではありませんでしたが，少しずつ，Ｂさんに笑顔が見られるようになりました。

「酒は好きで飲んでいたわけではなく，ぼうっとしたり眠ったりできるから。量が増えたのは，効かなくなってきたから。酔って粗相をしたことはない。でも，酒を手離すことは考えつかない。時間つぶしがなくなる。母親が心配しているのは体面的な

ところがあるのではないか。昔から，自分が考えるより先に色々なことをした。父親とはあまり話をしたことはない。成績さえよければいいんだと思う。ひきこもってからも，子育ては女に任せるものとでも思っているんじゃない？　何かをしたいとも思わないし，できるとも思わない。毎日食って飲んで寝てしまう」と，そんな話を何回かに分けて聞きました。

　衝撃的だったのは，「俺一人ぐらい何もしなくても，世界は勝手に回る」という言葉でした。すぐには理解ができず，彼の中にある不思議な闇に頭を捻るばかりでした。生きているのに死んだような生活の中，"Bさんという人間"の存在はどこにあるのでしょうか。Bさんがはっきり言葉にしたわけではありませんが，私には「自分には何の価値もない」と言っているように感じられました。

　Bさんがこのように語った理由がどこにあるのかを考えた時に，私に浮かんできたのは，Bさんの両親のことでした。子育てに無関心とも思える父親は，寂しさを子どもに与えるばかりか，「自分は振り向いてもらえる価値のない人間だ」という劣等感も与えたのではないでしょうか。さらに海外赴任などをして第一線で働いているということも，現在無職のBさんの劣等感を助長させたのでしょう。また，母親の過干渉も気になりました。夫が家を空ける時間が長いぶん，その愛情の矛先は息子に向かったのではないでしょうか。息子のためにとあれこれ手を焼き，快適な空間を作る。しかし，それは決して子どものためではない。外に出ると人間関係の様々な荒波に揉まれます。その社会の中に巣立たせるのも親の役目でしょう。しかし，母親の言動から，「家の中はあなたの安心できる空間よ。だからお母さんのいる家の中にいてちょうだい。いくらでも快適な空間を作ってあげるわ」と，子離れできていない親が子どもを縛り付けている印象を受けたのでした。母親は無自覚だったのかもしれませんが。

　また，そこからうまく親離れできないというBさん自身の問題も気になりました。学校には通えていたので，家以外にも自分以外の人間と交流する機会はいくつもあったのに，母親が作る環境に適応してしまったのはなぜか。私はそこには，対人恐怖があるのではないかと思いました。

　私は，対人スキルの高さ低さばかりに目をむけていた自分自身を恥じました。"恐怖"であれば，人とのかかわりに足を踏み出すことに竦んでしまうのは当たり前です。しかし同時に，恐怖は克服できるものだと思いました。

アセスメント

　Bさんの中にある"自分には価値がない"という概念は，父親から感じる劣等感と母親から受けた過剰な愛情とともに，自分で何かを成し遂げたという充実感を今まで感じることがなかったからではないか。飲酒の理由は眠りたい，ぼうっとしたい，現実世界から目を背けるための逃避の薬であると思われる。ひきこもり・対人恐怖が主な問題ではあるが，Bさんと外の世界との交流を遮断する道具として酒が用いられていることも重要な問題である。また，そのせいで身体状態も非常に悪い。対人恐怖の克服は容易ではないが，まずは人と同じ空間にいる時間を長くすることを目標とすべきではないか。

看護のポイント

① Bさんの持つ負の概念の由来を一緒に考える
② 飲酒問題以外の問題についてのケアプランを立案する

感情を出すようになる

　Bさんは病院という環境にも慣れてきたのか，前回の入院時よりもリラックスして他の患者さんと話をしている姿が少しずつ見られるようになりました。時々，いつものように話しかけても不機嫌に単語を返すだけのこともありましたが，毎回しつこく話しかけても，また殻に閉じこもってしまいそうな気がしたので，そういう時は「何かあったら声をかけてくださいね」とだけ残して去るようにしました。また，私もプログラムチームに入っているSST（社会生活技能訓練）を勧めました。内容はアサーショントレーニング（相手の立場などを侵すことなく，自らの意見や感情などを適切に表現するトレーニング）なのですが，Bさんは自分の感情に気づくことや表現することが不器用でした。しかし，スタッフから話を向けると，他の患者さんへのアドバイスなどの発言をすることができていました。

　退院日が近づくと，Bさんはまたもやプログラムを休み，布団の殻に閉じこもることが多くなってしまいました。しかし，これは他の患者さんでもよく見かける心因反

応です。退院後の不安は様々な形になって現れます。うつ傾向になる人，怒りっぽくなる人等，あって当たり前の反応なので，あまり気にしすぎないようにしました。

ただ私には，Bさんがこのまま退院しても，またもや母親の作った巣箱に戻るだけではないかとの危惧があったため，退院後のケアプランについて，主治医・主担当と話し合うことにしました。

> **アセスメント**
>
> 1回目の入院よりも2回目の入院のほうがリラックスしている。環境に慣れたことと，スタッフをはじめとした自分以外の人間との関係性の獲得の足掛かりになったからではないか。イネイブリングの強い母親だけでなく，父親も治療の場に参加することが望ましいのではないか。

> **看護のポイント**
>
> ① 母親からの過干渉をできるだけ避けるため，通所施設などの利用をすすめる
> ・主治医・主担当と話し合い，家から外へ出る提案をする。
> ② 母親だけでなく父親にも，家族教室への参加を促す

親離れ

主治医・主担当との話し合いの結果，Bさんにはデイケアなどの通所施設を勧めることにしました。Bさんは不安そうでしたが，「そうしてみます」と了承し，しばらくして退院しました。

Bさんは現在，デイケアや通院を経て，就職支援の学校に通っています。
「生きている実感とか大げさなことはわからないけど，身体を動かしているのは楽しい」と語っています。Bさんの話では，母親は今でもカウンセリングや家族会などに参加しているようですが，あまり詳しいことはわからないとのことです。私はそれを聞いて，親への無関心というよりは，Bさんが親離れし始めたように思いました。

飲酒について聞いてみると，「ストレスが溜まると飲んでしまう」とのことでした。私はどう言うべきか迷っていましたが，続けて「ひきこもって飲酒して，連続飲酒に

なって，また前みたいになるのは嫌だ」とBさんが話したので，「少し安心しました」と返事をすることができました。

　社会への適応能力の取得と断酒。Bさんの歩む道はまだまだ険しく厳しいものです。しかし，入院し，家以外の場所にも生活できる場所を見つけたことで，内にこもっていたBさんの世界は広がっているように思います。

> **まとめ**
>
> 　Bさんの事例は，世界（他人）から自分を遠ざけるための方法としてひきこもりが始まり，その中の道具として酒が使われた。
>
> 　対人恐怖の緩和か断酒か，一度にすべての問題を解決しようとするのは容易ではなく，何を優先して治療に取り組むかは，その人によって変えていかなければならない。
>
> 　まずは，患者自身にとっては，酒という毒物で傷んだ身体の調子を整え，麻痺した脳をクリアに戻すことが先決である。入院後しばらくは離脱管理が必要であろう。しかし，看護師をはじめとする支援者はその先にある，その患者に必要なケアについて考えなければならない。そのためには，患者の背景や抱えている悩み，問題に対して目を向ける必要があり，また，それには多職種でかかわることが必要不可欠である。
>
> 　飲酒問題に隠された，本当の心の闇を紐解き，その改善に寄り添うのが，アルコール医療従事者の役割ともいえる。

（山崎美智）

心理的虐待を
受けて育った30代女性
看護師の自己開示をきっかけに結ばれた信頼関係

　「女は生まれた時から母性を持っている」などといわれるが，近年，その母性を揺るがす事件が多々ある。子どもを守るのが女性としての本能—母性—なのであれば，なぜ虐待というものが起こるのだろうか。

　子どもにとって母親が十分に必要な時期がある。母からの愛と温もりを受けることにより，子どもは"己の身における安心感"を獲得する。それは何も乳飲み子など幼い頃だけではない。必要な時期に，必要な愛情を，必要な量だけ受けなければならない。受けられなかった子どもは，母親から得られなかった安心感を，他のもので埋めようとする。それは，ぽっかりと空いた空虚な心にパズルのように，別のピースをはめ込もうとするのと同じである。しかし，そのピースが見つからなかったら？　また，当てはまったと思っていたものが，実はそのパズルを内部から腐らせていく"負のピース"であったとしたら？

　ここでは，欠けたパズルのピースに"酒"を選んでしまった一人の女性にかかわった看護師の事例をまとめる。

事例

母娘で入院相談

　Cさんは，30代半ばのおどおどした感じの女性でした。長い髪をきっちりと結い上げ，服装も清楚でした。本当にアルコール依存症かと思うほどに，一見，健康的な女性に見えました。しかし，対面し表情を見ると，何かしらの恐怖や不安を抱えているように感じました。離脱症状なのか，あるいは緊張のせいなのか，手指の振戦が明らかでした。その隣には母親が座っていて，その全身から放たれる不機嫌そうなオーラが私を圧倒しました。

　Cさんは，他院からの紹介で当院に相談に訪れました。他院におけるインテークを

確認すると，飲酒のはじまりは10代後半。20代で就職して働き出してからは飲酒量はそれほどではなかったが，30代より連続飲酒・病的飲酒が始まったと記されていました。

　面接の際，まず私が挨拶をすると，「よろしくお願いします」とCさんは母親に続いて頭を下げました。

　面接には看護師長も同席しましたが，母娘の固い表情に，瞬間的に"一筋縄ではいかなそうだな"と私は思いました。そこで看護師長が「ようこそおいでくださいました。さて，お母さん，Cさん。アルコール依存症とはどんな病気かご存知ですか？」と問いかけました。Cさんは「はい」と恐縮しきった返事であり，母親は「ええ，まあ，この子がこんなんですから」と答えました。それに看護師長は微笑むと，柔らかい口調で，アルコール依存症の説明をはじめました。

　私の目は2人の母娘に釘付けでした。質問に対する母娘の返事の差が印象的でした。母親は手をきっちりと膝の上に置いて相槌をうっていましたが，Cさんはまるで授業でも受けるかのようにノートを取り出して看護師長の一言一句を書き出していたことが，私は気になりました。そして看護師長は本人に向かって問いかけました。

　「さて，どうですか，Cさん」

　「はい…。私はうつ病だと思っていたのですが，アルコール問題を指摘されまして，その通りだと思います」

と，答えました。そして母親を横目でちらりと見ていました。しかし，母親の目は本人ではなく，私たち医療者に向いていました。母親の「意志の問題ではないと先生は仰いましたけどね，やはりこの子の意志が弱いからだと思うんですよ。私はね，この子を女手一つで育ててきました。なんでこうなったんだか。私はお酒を飲みませんから。まあ，この子の父親もね，酒を飲んでいましたから。飲めるのはそちらの血ですかね」とまくしたてる言葉に，私は軽く眩暈を覚えました。母親も腹に据えかねたものがあったのだとは思いますが，何とも言い難い言葉の鞭が目の前でCさんを酷く打ちつけている気がしました。その言葉に案の定，Cさんは背中を丸め，俯き黙ってしまいました。病気の説明を受けた後，Cさんはしぶしぶでしたが入院を決意しました。

> **アセスメント**
>
> Cさんと母親の"アルコール依存症"に対する知識不足が考えられる。また，親から一方的に浴びせられる罵倒が，"子をしかる親"という構図から逸脱しているような違和感を覚えた。Cさんの人生にとってなぜ"酒"が必要であったのか，"酒"はどのような効果を彼女にもたらしていたのか，また，彼女は母親とどのような関係なのか，母親は断酒に対してどの程度協力してくれるか，様々な疑問が生じた。まずは，Cさんの人生を振り返り，彼女の中の"飲酒"の理由やそれに対する対応策など，アルコール依存症に対しての知識を本人と母親に深めてもらい，そのうえで母娘のズレを修正する支援が求められる。

> **看護のポイント**
>
> ① 関係性の構築
> ② 母親と本人との思いのズレを把握する
> ③ 身体的，精神的な休息を促す

断酒教育プログラムに欠かさず参加するが…

Cさんの入院当日，私は夜勤であったため，他の看護師が入院にかかわりました。その情報によると，母親は事務的に入院手続きをこなすと「午後から仕事なので」と帰ってしまったとのことでした。その母親の行動に「しまった」と私は思いました。かかわりが難しそうな母親ですから，次回，病院にはいつ来るだろう，そんな考えが頭をよぎりました。夜勤に入った私は，さっそくCさんへ挨拶に向かいました。

Cさんは以前と同様に，きっちりと髪を結い上げて問題がないかのように見えましたが，ほのかに酒の香りがしました。本人にそのことを伝えると，「緊張して…昨日，飲んじゃったんです。母親も呆れていました」と話しました。私は「緊張ね，しますよね。はじめての場所ですもんね」と答え，まずは，できるだけ酒というワードは出さないようにしました。なぜならば，きっと今日は診察で散々聞かれているだろうと思ったからです。それよりはこの場に慣れてほしいと私は思いました。

医師から指示が出ている離脱症状のチェックでは，心身の症状を聞きながら，実際に身体にも触れさせてもらうことがあります。身体を確認して，「手が震えていますね。汗も少し」と語りかけると，Ｃさんは「緊張症で手が震えちゃうんです。あ，でも，離脱症状ですかね？」と答えました。そこで私は，「それもあると思いますし，どちらでしょうね？　もし今以上に身体や心がつらくなったら教えてくださいね。私も観察していますので，そのうえでしんどそうでしたら声をかけさせていただきますね」と声かけをしました。

その後，Ｃさんは時間通りに就寝時の睡眠薬を服薬し，眠れたようでした。

入院後のＣさんは他の女性患者さんとも仲良く会話し，断酒教育プログラム（アルコール・リハビリテーション・プログラム，ARP）にも欠かすことなく出ていました。しかし一方で，その優等生的な態度は，こちらからの支援のきっかけを作りにくくする防御壁のように感じてしまいました。

「Ｃさん，入院生活はどうですか？」

「ええ，とても楽しいです。みなさんもよくしてくださって」

「困ったことは？」

「うーん。ないですね。お酒を飲んでないせいで身体も楽ですし。問題ないです」と，笑顔での返事が返ってきます。問題がないとＣさんは言いますが，私にはどの問題についてなのか明確ではないので，もやもや感がありました。

様々な身体的なデータの結果から，内科医と主治医より入院約２週目に外出の許可が出ました。この外出というのは，院外の自助グループに参加することが約束事になっています。私が外出と自助グループについてのオリエンテーションを行うと，Ｃさんはすでに目当ての自助グループの資料を持っていました。

「自宅はちょっと遠いから，まずはこの辺で行けそうなところにします」と，私が説明しようとしていたことを先回りするかのように，Ｃさんの口から言葉が出ました。私は，「色々とご自分で調べて，すごいですね！　そのことも今，私が説明しようと思ったんですよ」と言うと，「自分のことですし，こうなったのも自分の責任ですから。きっちりやらないと」と答えました。思わず，「たまには甘えてください」と言ってしまうと，「若い看護婦さんに甘えられないですよ」と，冗談とも本気とも受け取れる，そんな返事がありました。なぜだか，"年下の者には頼れない"と言われた気がして，私は躊躇してしまいました。

> ### アセスメント
>
> 病棟の断酒教育プログラムには乗れているが，Cさん自身の感情が読み取れないことに苦慮している。アルコール問題以外にも内面に潜んでいる問題を表面化していくかかわりを実践する必要がある。互いのコミュニケーションが不足していると考えられるが，本人の態度は，私との関係性を拒否しているようにも思えてしまう。その感情を整理するために，個人ではなく，スタッフ間の情報を共有して，チームでかかわっていくことが大切ではないか。

> ### 看護のポイント
>
> ① 本人，家族との関係性を見直し，信頼関係の構築を図る
> ② 改めてアルコール問題の把握と整理を行う
> ③ 安心して入院生活が送れるような人と場の設定を行う
> ・チームでかかわるようにする。

外泊中に飲酒し退院

入院してから1か月が過ぎると外泊が可能になり，Cさんは自宅に戻りました。しかし，Cさんは自宅に帰った途端，再飲酒してしまいました。そこで，治療計画を確認するために，支援者とCさん，母親により合同面接を実施しました。

「ああ，本当にこの子はどうしようもない子です」と，母親の怒り声が診察室内に響きました。主治医は「まあ，お母さん。落ち着いてください」と静かな口調で母親を諭し，Cさんに「さて，なぜ飲んでしまったか教えてくれますか？」と尋ねました。Cさんは，「あの…なんだか…不安になって…」と答えていました。

すると，母親はそんなCさんの発言に，「不安になったら飲むの!? この世の中，不安だらけよ？ あんたはそのたびに飲むの!? そしてこうやってお母さんに迷惑をかけるのね！」と，Cさんの言葉を遮り，母親からの厳しい発言が聞かれました。

Cさんは「ごめんなさい」と繰り返していましたが，母親は「何がごめんなさいよ」と取り合いませんでした。そこで主治医が「お母さんも大変なんですね。怒る気持ち

CASE 3 心理的虐待を受けて育った30代女性

はわかりますが，今は本人のお話をまずお伺いしたいのですが，よろしいですか？」と穏やかな口調で介入すると，母親はＣさんへの怒りを抑えきれない表情でしたが「わかりました」と答えました。

その後，Ｃさんは始終，恐縮しながら飲んでしまった理由を語りましたが，母親の睨みつける視線に怯えたように，何度も言葉を詰まらせていました。

「ところで，お母さんは家族教室に来られていますか？」との主治医の質問に，私はハッとしました。面接時，"母親のアルコール依存症への理解"が必要であるとＣさんには伝えたのに，私は母親へ働きかけていなかったのです。一方，主治医はＣさんの診察の際，いつも母親に金曜日に当院で行われる家族教室に来るよう勧めていました。そんな時に決まってＣさんは，「母は仕事で忙しいので，金曜日は来られません」と言っていたようでした。そして，主治医からの問いかけに母親の口から出た言葉もＣさんと同じでした。そしてさらに「この子の問題なのに，私は忙しくてそんな時間は取れません」と，辛辣な言葉を母親は続けました。ぎゅっと握りしめられたＣさんの拳に，私はこの先どう支援していくべきか，どんよりとした気持ちになりました。

そして数日後，Ｃさんは「自力で断酒をしてみます」と頑なに言い張り，説得も受け入れずに早期退院してしまいました。

アセスメント

母親のアルコール依存症への理解は困難を極めている。介入の入り口はどこにあるのか？　Ｃさんが飲酒してしまった本当の理由は"不安"からだったのか？　また，私はなぜ，母親に家族教室を勧めることができなかったのか？　仕事をしているということは聞いていたが，他の家族でも仕事を抱えながらも病気の理解を深めようと家族教室に来る人は多くいて，そして必ず声をかけている。しかし，今回はそれができなかった。まるでこの問題から逃げているようだ。

看護のポイント

① 母親と私（担当）との関係性を構築する

② なぜ退院後ではなく，入院中に再飲酒したのかの理由，Cさんの想いを傾聴する
③ 不安を取り除き，安心して治療に専念できるよう環境を整える

再入院と看護師の自己開示

退院後，Cさんは定期的に通院していましたが，約1年後，体調の悪さがデータを見なくても一目瞭然のCさんが，診察に訪れました。隣に母親の姿は見えません。私を見るなり小さな声で「やっぱり駄目でした」と言うCさんの震える手を見つめながら，私の手も緊張のために震えていました。

Cさんは再入院することになりましたが，主治医の見解は，Cさんの多量飲酒やストレスの原因は母親と思われるため，まずは世帯分離を進めたほうがよいというものでした。しかし，母親の理解を得るのが容易ではないことは明らかなので，まずはCさん自身が自分だけのことを考えられる空間が必要ではないかとのことでした。

そして，入院当日から退院後に向けての具体的な対応が練られました。他職種の協力も得ながら，入所施設の存在や生活保護などについても説明をしました。また，主治医からの「Cさん，何か本は読まれましたか？」との問いかけに，Cさんは「あ，はい」と言ってアダルトチルドレンに関する本を取り出しました。前回入院中から主治医は勧めていたそうですが，Cさんはなかなか手を出さなかったとのことでした。

私はその日，買っていたが読んでいなかった同じ本を家に帰って読みました。アダルトチルドレンに関してはアルコール依存症を考えるうえで欠かせない知識であり，同じ本を読むことで，共通の話題が一つでも増えるのではないかと思いました。また，私自身も父親のいない機能不全家族で育ったので，自分なりに学習していました。そして，Cさんとよりよい信頼関係を構築するには，私自身のことを自己開示するとよいのではないかと考えました。表に出せないでいる思いや悩みを共有できるのではないかと思ったのです。

そして翌日，Cさんに，同じ本を読んだこと，また，私も父親がいない家庭で育ったことを告げました。

「ええ？　山崎さんも母子家庭ですか？」

「そうです。私も父がいません。早く一人前にならなきゃと思って，手に職をつけ

ようと今の仕事を選んだんですよ」
「そうなんですか…。山崎さんも苦労しているんですね…」
「早く大人になって，母親を楽にさせてあげたいと思っていました」
「偉いですね。私はだめ。山崎さんは若いのに職をもって，母親の手助けもして，本当に偉い」

　ここでも"若い"というキーワードが出ました。私のひるむ言葉です。しかし，そこは気にしないことにしました。支援者が年下だろうがなんだろうが，治療に大きく関係することではないと考えることにしました。
　Ｃさんは"仕事をしている同性の年下"に対して，コンプレックスを感じているのかもしれないとも思いましたが，"年下なので頼りなく思われているかもしれない"という，私自身のコンプレックスかもしれないとも思いました。
　そして私は，Ｃさんから母親のことを聞いてみようと思いました。母親のことを知らなければ，Ｃさんの病気につながる本当の問題に気づけないと思ったからです。
　「私から聞いていいですか。お母さんは，どのような方ですか？」と尋ねると，Ｃさんは「えっと」と，話しづらそうに視線を宙に泳がせました。その沈黙に耐え切れず，私が先に母親のことを話すことにしました。
　「私自身の話でなんですが。私も母子家庭と言いましたよね。中学生の時，両親は別居して，母は専業主婦だったのに，私たちを食べさせるために働きだしました。一生懸命働いてくれている母を見て，私も早く大人にならなきゃと思いました。母に，自分の悩みなんて言えませんでした。学校で起きた，取るに足らない悩みなんて言えないし…。でも，働いてくれている母の仕事の愚痴は聞きました。たまには父についての愚痴も聞きました。何よりもこれがつらかった。自分の半分を否定されている気がしたので」
　その時，「半分？」と呟きながらＣさんが身を乗り出したのです。
　「ええ，母にとっては，父は別れたらただの男かもしれないですけど，私にとっては私を形作った半分ですからね。でも，母を悲しませた存在でもあるし，その半分でもある私を，母は実は憎んでいるのではないだろうかとか，纏まりのつかないことを考えていました」
　それを聞くと，「わかります！　それわかります！」とＣさんは強く頷きました。このことがきっかけになったのでしょうか。Ｃさんは自分のことを私に語ってくれる

ようになりました。

> **アセスメント**
>
> 　同じ本を読み，同じものを感じようとすることで話のきっかけになればよいと考えた。Cさんの固く閉ざした心の扉を開くにはどうすればよいのか思案を巡らせたが，最終的にはこちらから思いや考えを開示することで，Cさんは心を開いてくれるきっかけになったように思われる。互いが信頼を寄せあい，生き方の共通認識を持つことで，徐々にわだかまりや課題が浮き彫りとなり，問題解決への糸口が見出せる。

> **看護のポイント**
>
> ① 相手の立場にたって考えてみる
> ② 関係性の構築のために，まず先に支援者から心を開いていく
> ③ 何かをしてあげる支援よりも互いの生き方を話し合っていく
> ④ 気持ちのよい，安心した関係作りを図る
> ⑤ 個別でかかわることの限界を知る
> ⑥ チームで問題を共有しながら個別にマネジメントしていく

患者さんの語り

　Cさんは次のように自分のことを語ってくれました。

　私は一人っ子で生まれました。両親が別れた原因は，父の飲酒問題。酔って暴力があったらしいです。あったらしいというのは，私が5歳の時に母が家を出たから。母はそれから女手一つで私を育ててくれました。

　母に幼い頃から聞かされていたのは，父の愚痴でした。

　「とんでもない人間だった。仕事はするけど，酒浸りで，暴力をふるって。あんたにも手をあげたこともあった。あんたのためにも別れた」

　その言葉の繰り返しでした。そして，たまに私が悪いことをするとこう言いました。

　「あんたのそういうところ，父親そっくり！」

それは呪いの言葉のようでした。母は，私を通して父を見ているのだろうか？　ということは，私は母にとって嫌悪の対象であるということ？　それを思うとつらい日々でした。よい子でいなければいけない。そうでなければ，愛されない。私には母しかいない。母は支配的で，独裁者だ。でも，母しかいないのだ。私の家族は母一人なのだ。だけど母はすごい人です。だって，女手一つで私を育ててくれていたのですから。

母に迷惑をかけてはいけない。それ以上に，母を楽にさせてあげなくてはいけない。学校で感じたストレスも，仕事で感じたストレスも，打ち明けられませんでした。

友だちはそれなりにいました。でも，本音は言えません。愚痴なんて言ったら，面倒くさい人と思われて嫌われるかもしれないと思ったからです。

仲良くしてもらうためには，明るくしていなければ。でも，明るくいるのは疲れる。だからもう，友だちもいらない。自分自身で抑え込めばいいから。

酒を飲んだきっかけは，高校生の時に友だち数人で集まって，パーティーみたいな感じで飲みました。その時に父もこんなものを飲んでいたのかと思いました。罪悪感とかは特に感じませんでした。社会人になって，酒を飲む機会が増えました。それなりに強かったみたいで，社内の人と盛り上がって飲むようになりました。

飲んだら，言えないことがスルスル言えて，楽しかった。職場の愚痴も言えちゃうし，友だちも増えました。でも，飲んで帰った時は母親の機嫌が悪かったのです。でも，飲んじゃうとそんなこともどうでもよくなりました。そして醜態もさらすようになってしまいました。そうしたら，母に罵られるようになりました。「あんたのそういうところ，父親にそっくり！」と。

どうにでもなれと，酒の量はますます増えていきました。酔ってしまえば，呪いの言葉も耳に入りません。むしろ，酔って吐いた私を介抱する母親に，なぜか不思議と"母が私に目を向けてくれる心地よさ"を感じました。

母に，前回入院した時の外泊時のことや家族教室への思いを言ってみました。でも母は「ここまであんたに尽くしてきたのに，これ以上お母さんに何をさせるつもりなの？」と言いました。

心にぽっかり穴が開いて，どこまでも落ちていく気がしました。そして，飲酒欲求が押し寄せてきて，気づいたらコンビニに走って酒を買っていました。

そして最後に,

「ああ,ここまで言っておいてなんですけど,誤解しないでくださいね。母はとても偉い人なんですよ。私を育ててくれて,学校も出させてくれましたし。ただもう,母に理解してもらうのは諦めました。理解してもらおうと思ったら,思った分だけ酒が必要になりそうだもん」

そう締めくくり,Cさんの話は終わりました。

> ### アセスメント
>
> Cさんが依存症になるほど飲酒したのは,母親との関係が大きく影響している。飲酒問題があることを差し引いても,異様なまでの母親への寛容さが窺える。まるで,母が子に見せる寛容さのようである。どこまでも許し,愛し,慈しむ。自分が母親にされたいことをしているようだ。「母は子どもを愛するもの」というのは,全世界の共通認識とされている。私自身もそう思っている。母親にすら愛されないことは,自分の存在を否定されている気持ちになる。しかし,「諦める」と言ったCさんの表情からは,どこか強さが見えた。心の底から諦めるということは,おおよそ難しいだろうが,「諦める」という道を思いついたことから,Cさんは人生の別の一歩を歩くきっかけになったのかもしれない。

> ### 看護のポイント
>
> ① 母子分離,それに伴う不安や想いを傾聴する
> ② 他者からではなく,自分が自分を愛する大事さについて一緒に話し合ってみる

単身生活へ

Cさんは現在,母親から離れて小さなアパートで暮らしています。母親と離れることに関して不安もあったそうですが,思い切って単身生活に行動を移したとのことでした。仕事にも復帰したため,自助グループにはあまり行けていないが,近くのクリ

ニックへの通院だけは欠かさずに行っているそうです。また，当院の主治医から勧められたアダルトチルドレンのカウンセリングにも行っているとのことでした。

自助グループに行ける回数が少ないという話を聞いて，私は再飲酒への危惧を感じましたが，Cさんも危惧しているようでした。

「いつ飲んでしまうかという恐怖はありますけど，まずは自分の心の穴を埋める余裕が欲しくて」と語るCさんに，「ええ，ゆっくりなさってください。ただし，飲みたくなったら飲んじゃう前に教えてください。飲んじゃっても教えてくださいね」と私は言いました。今は，「ええ，もちろん，そうします」と言ったCさんの言葉を信じるしかありません。

Cさんの心のケアは，まだ始まったばかりなのです。

> **まとめ**
>
> 今回の事例では，飲酒の"原因"は，母親に対する子どもの想い・寂しさからであることが推測された。母親への想いを手放した時に，Cさんの酒への想いも手放された。母と酒，それは直接に結ばれなくても，母と父，父と酒，酒と私，私と母，それらが結び合い絡まり合い，Cさんの中に"母と酒の方程式"が作り上げられたのだろうと考えられる。
>
> アルコール依存症の治療の初期段階では，身体からアルコールを除くためにも"ただひたすら断酒すること"が必要不可欠である。しかし，なぜ酒が必要だったのか？ そこを紐解かないと，真の問題の解決には至らず，破滅への道を辿ってしまう。
>
> この事例も理想通りにいけば，母娘2人が納得し合って互いを理解し，母親が家族教室に参加し，母親自身も自分の中の心の闇を癒し，母娘で健康的で幸せな人生を歩んでいくのではないか。しかし，母親の心は頑ななままだ。一方で，Cさんは自分自身の力で変わりつつある。母親という存在に囚われず，これから先の自分の人生を見つめている。
>
> 今はただ，Cさんの欠けた心のパズルに，柔らかで穏やかな，新しい"ピー

ス"が見つかることを望み，支援者としては，その先をともに見つめていこうとする姿勢が必要となる。

(山崎美智)

CASE 4
精神遅滞のある30代の女性
飲めない環境を作るためのかかわり

　アルコール依存症の専門治療は，飲めない場所で飲まない人たちとともに断酒教育を中心としたプログラムに参加し，自助グループへの導入を図りながら，従来の酒中心の生き方から，飲まない健康的な生き方を体験することが主となる。アルコール依存症者は，これらを通じて今後の人生に酒が必要か否かを考えていくことになる。

　ここでは，精神遅滞が根底にあるため他人とのコミュニケーションがうまくとれない女性の事例を紹介する。これまでの通常の方法では断酒の道が閉ざされたために，様々な資源を活用しながら断酒への意味づけや，生き方の工夫を試みた。すっきりした解決法は見出せなかったが，今後も同様な事例に出会う可能性は否定できない。このようなケースでは画一的な支援ではなく，その人にとっての「自分らしい回復」とは何か，個別性を大切にしたはたらきかけが重要と考えられる。

事例

二度目の入院

　Dさんが入院してきました。今回が2度目の入院です。30代半ばの目がくりくりっとした色白の可愛い女性です。生活保護を受けており，福祉事務所の担当者と一緒に来院しました。Dさんは初回の入院で軽度精神遅滞の診断を受けていますが，現在アパートに一人で暮らしています。両親は数年前に他界し，一人っ子で，結婚はしておらず，天涯孤独ということでした。生活保護を受ける前は，清掃などのパートを転々としていました。仕事で知り合った男性と何度か同居したことはあったようですが，結婚には至らずに男性が離れていくという結末になっていました。

　Dさんはいつしか，寂しさや様々なストレスを酒で紛らわすことを覚えたと言います。徐々に酒量が増え，ある日，自宅のアパート前で泥酔して倒れていたところを近所の人に発見され，救急搬送されました。搬送先の病院でアルコール問題を指摘され，

1回目の当院入院につながったのです。前担当看護師が入院中に生活保護の申請を指導し，退院とほぼ同時に生活保護の受給が開始されました。2回目の入院はその退院から約3か月後のことです。

私はまず，面接室に案内し，本人と福祉事務所の担当者から話を聞くことにしました。

「Dさん，初めまして。金井と申します。前に担当した看護師は先月退職しまして，今回は私が担当させていただきます。体調はいかがですか？」と語りかけると，Dさんは「ごめんなさい。本当にごめんなさい。看護師さんとの約束を破って，また飲んでしまいました。とってもよくしてもらったのに，生活保護も受けさせてもらったし，なのに本当にごめんなさい」と，まだ酔っているのか，呂律が回らない口調で，泣きながら話しました。

「寂しくて，寂しくて，どうにもならなくてまた飲んでしまいました」と話すDさんに「また一緒に頑張りましょう」と声をかけると，コクリと頷きました。

前回の入院では当院関連のクリニックのデイケアにつながりましたが，デイケアには1か月ほど通っただけで次第に足が遠のいてしまったということでした。デイケアに通所しなくなったのを心配したクリニックのスタッフが福祉事務所に連絡し，自宅アパートで泥酔しているDさんを発見した担当者が，入院の相談のために連れて来たのでした。

アセスメント

Dさんには精神遅滞があり，社会生活において生きづらさを感じている。これに他者との関係性を築くことが不得手であることも加わり，孤独感の中で生きてきた。この寂しさを麻痺させてくれるのが酒であったのだと思われる。彼女はしらふの人生をどうイメージしているのだろうか。酒に代わる何かを提供すれば，彼女の人生は変わっていくのだろうか。また，他者との関係性を築くのが不得意な彼女にとって，断酒の方法としてはどんなことが必要なのかなど，生活全体の見直しを図る必要がある。

> 看護の**ポイント**
>
> ① 関係性の構築
>   ・二者関係を大切にする。
>   ・共感・理解を示しながら信頼を築く。
> ② 入院ですべきことの確認と治療プランの作成をする
> ③ 生活域の拡大は行わず，できる範囲で問題解決を行っていく

自分を表現するのが苦手

　Dさんが入院すると，可愛らしい彼女の周りには男女問わず人が集まりました。その様子を見ると，「寂しい」という言葉がピンときませんでした。私には，こんなに周りに人が集まるのになぜ寂しいのかがよくわからなかったのです。

　しかし，2週間もするとDさんの周りから一人，また一人と人がいなくなりました。なぜなのかが少しわかったのは，院内で行っている女性グループに参加した時のことでした。女性グループとは，毎週月曜日の午後，入院している女性だけを対象に行うミーティングのことです。女性だけのミーティングであるため，通常のミーティングとは違い，女性特有の問題などが話されることもあります。Dさんの話は迂遠でした。ミーティングは「よかった探し」から始まります。まずは前の週にあった自分にとってよかったと思えることについてそれぞれが話します。

　そして，Dさんの語るよかったことはなぜか悪かったことへと移り，最後には自分がどんなに不幸であったかに話が及びました。話を切ろうと司会者が何度か試みましたがなかなか話は終わりません。話が終わる頃には私も大きな疲労を感じました。周りの患者さんたちは「またか」と隣同士で顔を見合わせていました。彼女の周りから人がいなくなっていく理由の一つを見た気がしました。

　また，自分に気に入らないことがあるとハンガーストライキや癇癪を起こすこともありました。「食べない！　誰が何と言っても食べない！」と頑として食事に手を付けないことがありました。またある時は，ナースステーションの受付カウンターを両手でバンバンと叩き，病棟中に響き渡るような大きな声で「売店が休みだなんて聞いてない！」と叫んだこともありました。

　私は，語彙が少なく，自分の気持ちを言葉で表現することが不得意であるため，D

さんはハンガーストライキや癇癪を起こすなどの方法をとることしかできないのだと思いました。そんな時はDさんに「私たちスタッフは悲しい」「困ってしまう」と，私自身の感情を言葉で率直に伝えることを繰り返しました。すると彼女は徐々にではありましたが，自分のしたことを反省し「さっきはご飯食べなくてごめんなさい」と謝ることができるようになりました。私は反省した彼女には思いっきり褒めることを積極的に行いました。

患者さんとのトラブルも多かったDさんでしたが，それも少しずつ目立たなくなっていきました。しかし，やはり仲間は作れずにいました。

前回の入院時に行った知能検査では67という軽度精神遅滞の結果が出ていましたが，2回目の入院ということもあり，前回の入院以上に彼女に何かを伝えなくては，彼女の何かを変えなければと私は考えていました。そのため，デイケアの体験通所や自助グループなどに一緒に行ったり，日々の振り返りを行ったりと，毎日のように彼女とともにいました。

アセスメント

IQ67であり，自分の気持ちを言語化できないで苦しんでいるDさんがいる。型にはめるかかわりは彼女の生き方を狭めてしまい，建設的な治療に歯止めがかかってしまう。彼女は彼女なりに自分を一生懸命に表現していることを受け止めて，忍耐強くかかわっていくことが求められる。

看護のポイント

① 欲求を受け止めていく
　・指図することは極力避けて，まずは受け止めていく。
② 重複した課題や提案などは混乱しやすいので一つに絞り込む
　・「まずはこれ…」という形で解決していく。
③ 自己評価を上げていくかかわりをする
　・できたことは徹底的に褒めて評価していく。

CASE 4 精神遅滞のある30代の女性

退院後の方針

　Dさんが入院して1か月が経った頃，私は先輩看護師に「Dさんは院内のプログラムについていけてない。退院後に自助グループにつなげることよりも他に何かあると思う」と言われ，ハッとしました。Dさんは院内の断酒教育プログラム（アルコール・リハビリテーション・プログラム，ARP）に積極的に参加していますが，やはり話が迂遠で，話すことはいつも自分がいかに不幸であったかに限られています。酒は絶対に飲んではいけないことはわかっているようでしたが，ミーティングや勉強会などでもその思いを深めることや共有することはできないでいました。

　私はこの先，自助グループにつながったとしても，自助グループに通い続けることだけに彼女の回復を委ねてよいのだろうかという疑問が湧いてきました。院内プログラムや自助グループにつなげることばかりに一生懸命になっている自分自身が見えてきました。彼女を自分一人で抱え込んでいることにも気づきました。それ以来，「Dさんのような精神遅滞の人にはどのようにアプローチを行えばよいのだろう」と，彼女の目線で考える努力をしました。カンファレンスでも彼女の話題を出し，他のスタッフの意見も積極的に聞くようになりました。

　ちょうど，退院後の方針について考える時期にきていました。Dさんは入院中，対人関係での多少のトラブルはありましたが，断酒することはできていました。カンファレンスの中では，退院後も「断酒できる環境を整えることで断酒期間を伸ばしていく」ことを目標とするのがよいのではないかという結論となりました。そして，一人住まいのアパートに戻るのではなく，グループホームや生活訓練センターへの入所を彼女に提案しました。どちらも精神や知的に障害のある人たちの施設です。

　まずはDさんと生活訓練センターに見学に行き，一緒にプログラムの体験を受けましたが，「あそこのプログラムは，私にできることばかりの練習でおもしろくない」というのが彼女の感想でした。他の施設見学でも同じような感想でした。

> **アセスメント**
>
> 　軽度精神遅滞のあるDさんには，これまでの通常の方法を取り続けても効果はあまり期待できないのではないか。Dさんに適した退院後の生活を検討していく必要がある。

> **看護のポイント**
> ① Dさんの望む生活について確認する
> ② 断酒できる環境を整えるため,多職種でかかわる

地域生活を支えるスタッフが一堂に会す

入院して2か月が経つ頃,Dさんの退院後の方針を決めるための合同面接を実施しました。Dさん,福祉事務所担当者,主治医,私の4人で行いました。

Dさんは,どうしても施設入所は嫌だと言って聞きませんでした。その後も話し合いを重ねましたが,「私,自由がいいの。今度は絶対に大丈夫だから!」と,アパートに戻る意志を頑として曲げませんでした。

しかし,このまま以前と同じアパートでの一人暮らしに戻り,クリニックのデイケアに通うのであれば,前回と同じ結果になることは一目瞭然でした。そこで,カンファレンスで他のスタッフの意見も聞くことにしました。病棟スタッフで検討を重ねた結果,アパートでの一人暮らしにいくつかのサービスをプラスすることがよいのではないかという結論に達しました。前回と同じ月曜日から土曜日の9時から16時までのデイケア通所に加え,週に1~2回のヘルパー,週に1回の訪問看護の派遣を加えようという案です。できる限り,本人の希望する一人暮らしのサポート体制を作ることを第一に考えました。しかしこれは,「最後の一人暮らしの機会」とするという結論でもありました。

退院前の合同面接は大人数となりました。Dさん,福祉事務所担当者,ヘルパーの派遣担当者,訪問看護ステーションのスタッフ,クリニックのデイケア担当看護師,主治医,担当看護師の私の総勢7名での大合同面接です。合同面接の調整は非常に大変でしたが,彼女にかかわる担当者がすべて集まることで,これだけ多くの人が回復を願って支援をするのだということを知ってほしいという思いがありました。何とか全員のスケジュールを調整し当日を迎えました。

私が「Dさんのためにこれだけたくさんの人が集まりました」と言うと,「本当にありがとうございます。お酒をやめて今度こそ頑張ります。絶対にお酒は飲みません」と彼女は決意を述べました。そして私は次のように語りかけました。

「私たちはDさんが施設に入所することが,断酒するには一番よいと思っています。

でも，どうしても一人暮らしをしたいというDさんのためにこれだけの人が集まりました。お酒のない一人暮らしを応援するためのスタッフです。一人暮らしを安心して送れるように，私たちでできる限りの環境を整えます。でも，一つだけ約束してもらえますか？　退院して，もし万が一お酒を飲んでまたどうにもならないような状態になってしまったら，次回は施設に入ることを約束していただけないでしょうか？」

するとDさんは，「今度は絶対に大丈夫。でも，もし，次に飲んだら施設に入ってもいいです」と言いました。そして彼女は，この合同面接の1か月後に自宅アパートに退院して行きました。

アセスメント

Dさんは施設入所を拒否し，アパートでの一人暮らしを継続することを選んだ。Dさんの地域生活を支えるプランは立てたが，必要とされる支援をタイムリーに届けるようにしなければならない。

看護のポイント

① 多職種で必要な支援体制を整える

3回目の入院からグループホームへ

Dさんが退院して3週間後，デイケアスタッフから，Dさんの様子がおかしいという電話が入りました。風邪気味だと言ってちょくちょくデイケアを休んでいたということですが，ここ1週間まったく顔を見せていないとの内容でした。また，デイケアに通所している女性患者さんには「寂しいよぉ」と呂律の回らない声で電話があるとのことでした。さらに，自宅を訪問しているヘルパーからは酒臭いとの報告も入っていたそうです。

結局，Dさんは3回目の入院となりました。今回は再入院まで3週間という期間でした。アルコール依存症者が断酒を続けることは本当に難しいことですが，前回3か月間断酒できたDさんが，今回はたった3週間，それも，「寂しくないように，困らないように」と，多くのスタッフで整えた環境の中での「たった3週間だった」ということが本当に残念でした。そして私は，断酒継続の難しさとともに，彼女に「何か」

を期待していた自分に気づきました。

入院時にDさんに会うと、「ごめんなさい。もう施設に入ります」と言いました。

そして入院中、いくつかの施設見学や体験入所を行い、彼女はその中から自然の中にあるグループホームへの入所を希望しました。知的障害者のグループホームですが、アルコール依存症であっても受け入れ可能とのことで、入所が決まりました。酒を買いに行くには何本もバスを乗り継がなくてはならないような人里離れた場所です。そのような場所を選んだ彼女は、「自然の中で皆と一緒に畑仕事などをして、お酒を忘れられるような毎日を送る」と話し、退院していきました。

> **まとめ**
>
> 2回目の入院の時に、先輩看護師からかけられた言葉をきっかけに、Dさんにとっての回復への道とは何なのだろうかと考えるようになった。彼女は病棟でもデイケアでもプログラムについていけず、いつも孤立していた。語彙が少ないせいか自分の気持ちを人に伝えることも不得意であった。そのため、自助グループに通い、仲間とともに断酒を目指すという通常の方法をとることは難しいと考えざるを得なかった。そして最終的には、酒を飲めないような環境を作ることを目標とすることとなったのである。それは、初回の退院時はデイケアと生活保護受給、2回目の退院ではデイケアに加えヘルパーと訪問看護の派遣、3回目の退院でグループホームへの入所と、結果的には段階を追っての断酒の環境作りになったといえる。
>
> 彼女は3回の入院により、自分で納得してグループホームにつながることができた。彼女のこだわり続けた「一人暮らし」と決別するには、3回の入院とそれに伴う様々な環境整備が必要であったのだろう。Dさんには一人でできないこともあったが、一人でできることもたくさんあったのだから。彼女が心から納得したうえで施設に入るためには、3回の入院は決して遠回りではなかったのである。
>
> もちろん、どんなに酒から遠い場所に行ったとしても、今後彼女が再飲酒しないとは言いきれない。それでもDさんのテーマは、単なる「断酒」

ではなく，「少しでも酒から安全な場所で，少しでも長く酒のない時間を過ごすこと」なのではないかと思うようになった。

　看護師は，目の前の患者の回復を思わんがばかりに，ついつい患者を何とかしなくてはという思いに駆られ，知らず知らずのうちに自分一人でその人の「回復」を抱え込んでしまうことがある。しかし，その人にとっての回復の道について考えるようになれた時に初めて，一人でも多くの人と一緒に考えることの大切さ，一人でも多くの人と一緒にかかわることの重要性について改めて気づけるのではないだろうか。支援にあたっては，「その人にとっての回復の道について考えているのか」と自問自答することが常に求められる。

（金井ゆき江）

親・妻の敷いたレールを歩み続けた40代男性
回復する家族と回復しない本人

　アルコール依存症の回復には，家族の協力は不可欠なものである。病気自体や共依存関係についてなど，家族が理解しなければならないことは多くある。そして，その理解が本人の回復にもつながると考えられるが，家族が回復への道を歩み出したからといって，本人の回復にすぐに結びつくわけでもないのが，この病気の難しいところでもある。

事例

入院か離婚かをつきつけられて…

　Eさんは妻に連れられて来院しました。まるで母親に怒られたあとの小学生のようにしゅんとした態度が，とても40代半ばとは思えない幼い印象を受けました。身なりは整えられていましたが，酒ばかりの生活で食事を摂れていなかったせいか，頬は少しこけていました。

　Eさんの父親は隣県で中小企業を経営しており，彼は2人兄弟の長男。父親の経営する会社に勤めています。弟は他県にいるとのことでした。今回，Eさんは泥酔して駅の階段から転落し，救急搬送されたことをきっかけに，妻がインターネットで探し出した当院に相談のため来院しました。

　妻の顔には長年に及ぶ疲れが見えましたが，その疲れを感じさせない凛とした様子が私にはかえって切なく思えました。自己紹介の後，妻の顔を見ながら「奥さん，大変でしたね」とまず妻に言葉をかけると，妻は大粒の涙を流し始めました。その姿から，言葉にならない思いが伝わってくるようでした。妻が落ち着くのを待ってから，「ご主人も病院に足を運ばれるにはかなりの勇気が必要だったと思います。よく来てくださいました」とEさんにも声をかけました。彼はびっくりしたように私を見ました。その姿から，酒のことでいつも責められているのだろうと想像しました。

私はそのような状況から，まず妻に話を聞くことにしました。「奥様から相談に来た経過をお聞きしたいと思いますが」と言うと，妻は入院相談に至るまでの経過を話し始めました。

　結婚したのは10年前で，ほどなくして子どももできました。酒の飲み方がおかしいと思い始めたのはEさんの実母が亡くなった5～6年ほど前からだったとのことでした。その頃から役職も付き，仕事も忙しくなり，ストレスで眠れないと酒の量も増え始めました。泥酔して帰って来る，家の玄関で寝ているなどが徐々に増えていきました。飲みすぎた翌日は会社に遅刻したり，酒の匂いをさせての出勤なので，社長である父親に「社員に示しがつかないから酒に飲まれるようなら会社を辞めなさい」とたびたび言われていました。

　そんなEさんを何とかしようと，妻は酒をやめさせるためにありとあらゆることをしてきました。しかし，最近は仕事に行かない日が増え，失禁，転倒でのケガなどもするようになり，そんな矢先の転落事故でした。泥酔した夫は情けなく，そんな姿を子どもに見せるのがつらいと，声を詰まらせ話す妻の話を聞きながら，Eさんは背中を丸めてずっとうつむいていました。さらに妻は，夫の父親である社長に今回の事故をきっかけに，「酒がやめられないなら会社を辞めてもらう。そんなに意志が弱い人間に社員全員の生活が守れるわけがない。酒がやめられないなら会社は他の者に継がせることにする。これが父親としての自分が息子に与えられる最後のチャンスになる」と最後通牒を受けていました。

　結果，妻も限界に来て，病院に相談に行くか離婚をするかどちらかを選んでほしいと夫に迫りました。Eさんもさすがに病院に行くことを決意せざるをえなかったようでした。

　話を聞いていた私は，妻が「自分が至らないせいで」と何かにつけて言っていたのが気にかかりました。そこでEさんと妻に病気の説明を少しすることにしました。

　「Eさん，奥さん，泥酔するまで飲むことがやめられないのはEさんの意志が弱いのではないと思います。アルコール依存症という病気だからです。ましてや，奥さんが至らないからご主人が泥酔するなんてありえません」と言うと，突然，Eさんが顔を上げて「妻には自分のことで今まで本当に迷惑をかけてきた。周りからは意志が弱いと責められていました。もし自分がアルコール依存症という病気であるならば，この病院に入院してしっかりと病気を治したい」と初めて口を開きました。妻は，「『私

が至らないから夫がこうなる』と周囲から言われ続けていたので，ここに相談に来て責められずに話を聞いてもらえただけでも気持ちが落ち着きました」と，ほっとした表情を浮かべました。そして入院をしたいとの本人からの希望で翌週に入院となりました。

> ### アセスメント
>
> 　恵まれた環境の中で育ち，特に不満もないと思われるような生活の中で，なぜＥさんは酒に溺れるようになってしまったのだろうか。年齢に不相応な態度や生活感のなさ，甘えともみられるような様子はどこからきているか。今後，どのような人生を送っていきたいのかなどを含め，現在の生活のバックグラウンドを考察していくことが大切だと思われる。特に家族，父親との確執の問題，妻との関係性を視野に入れた情報収集をもとに彼の問題解決への糸口を辿っていくことが必要である。彼は彼なりに必死に考え，一生懸命に努力して頑張ってきた。しかし，実を結ぶこともなく生きづらさばかりが生じてしまったのではないか。飲酒は責任やつらさから逃避できる格好の薬であったのかもしれない。まずは彼と基盤となる関係を築き，生きづらさや飲酒のもとになっている要因を考察していく必要がある。

> ### 看護のポイント
>
> ① 関係性を大切にした支援をする
>   - 本人と家族の尊厳を大切にしたかかわりをする。
>   - 本人の言い分，家族の言い分を公平に受け止める（常に中立的な立場をとる）。
> ② 本人の気持ちに配慮した断酒支援をする
>   - 支援者も家族も本人の回復を願う味方であることを伝える。
>   - 断酒の方法には何が必要であるのか，断酒をしないと今後，周囲との関係性や自身の健康面がどうなっていくのかを一緒に考える。
> ③ 家族の今までの心労を真摯に受け止め，受容と共感につとめる

CASE **5** 親・妻の敷いたレールを歩み続けた40代男性

- ・病気と本人の問題を振り分ける必要性を伝える。
- ・回復には家族の共同作業が必要であることを伝える。
- ・生育歴を含む細かな情報の収集と支援計画を立てる。
- ・飲酒が家族関係にどのような影響を与えているのか情報を収集する。

手のかからない患者だったが…

　Eさんはとてもスムーズに入院までつながりました。社長である父親も「しっかり病気を治してきなさい。それまで会社の席はそのままにしておくから」と入院に協力的でした。妻には「本人がアルコール依存症について学ぶことはとても大切ですが、家族の対応も大切です。ぜひ、家族教室に参加してください」と相談の時に伝えていました。妻は「自分が家族教室に参加することで夫がお酒をやめられるなら」と入院前から毎週参加していました。本人も家族も、こんなにもすんなりと病気を認め、入院や家族教室につながるとは、担当である私自身も驚いていました。

　Eさんは離脱症状もほとんどなく、入院当初から院内の断酒教育プログラム（アルコール・リハビリテーション・プログラム，ARP）にも真面目に参加していました。入院から2週間ほど経った頃，「入院生活は慣れましたか？　困っていることはないですか？」と声をかけると，「大丈夫です。苦労をかけた妻とつらい思いをさせた子どものためにも頑張らないと」と笑顔で答えていました。

　入院生活にも特に問題がなく，外出ができるようになると自助グループにも通うようになり，日曜日には自助グループに参加しながら，妻と子どもとの時間を過ごすという入院生活でした。担当している私には，手のかからない感じのいい患者さんに映っていました。

　しかし，1か月が経ち外泊が始まろうという頃，「父親も歳だし，他の社員にも負担をかけてしまっていることが申し訳ない。今まで周りに迷惑をかけた分もあるから早く退院して仕事に復帰したい」と，急な退院希望を出しました。驚いた私は，「まだ自助グループにもつながっているとはいえません。退院はもう少し先のほうがいいと思います。そろそろ外泊訓練も始まります。せめて自宅近くの自助グループにつながってからにしませんか？」と言いましたが，Eさんは「大丈夫です。退院してからぼちぼち自助グループを探します。ここでこうしているのがもったいないです」と，

意志を変えませんでした。

　主治医との診察でも退院希望が強く，初回の入院なので，今回は中途退院もやむを得ない，との結論に達しました。私は妻に電話でＥさんの退院希望を伝え，妻の意向を聞くことにしました。

　妻は「夫はもう二度とお酒を飲まないと言っています。でも，私も何回か家族教室に出て勉強して，夫がそんなに簡単にお酒をやめられるとは思えません。今まで何回も信じて裏切られてきました。正直疲れています。きちんと３か月満期まで入院していてほしいですが，どうしても退院するというのなら，これを本当に最後にしようと思います。次に飲んだら離婚をするつもりです」と話していました。このようにして，Ｅさんは１か月という短い入院生活を終えました。

　退院時に夫を迎えに来た妻に私は，「奥さん。Ｅさんは退院しますが，奥さんは家族教室に参加し続けてください。ご主人のお酒をやめさせるためではなく，ご自分が少しでも楽になるために」と話すと，妻は「はい。初めは夫のために来ていた家族教室ですが，これからは自分のために家族教室に参加し続けることにします」と言って，肩を落として夫について帰って行きました。

アセスメント

　一般的に，それなりに飲酒の問題を感じていないと，入院はしないものである。しかし，Ｅさんは比較的スムーズに入院を決意した。何を根拠としての入院だったのだろうか。離婚から逃れるためなのか，あるいは，現実からの一時的な逃避なのかもしれない。それとも身体的な問題を解決するためのものなのだろうか。幅広い視点で洞察していかなければならない。入院の真の目的を把握することは，今後の治療計画を立案する上で非常に大切なポイントとなる。

看護のポイント

① 入院に至るまでの経緯と入院の目的を正確に把握する
② 断酒に対する動機づけの確認をする

・他者との関係性やプログラムを通しての動機づけ
③ 入院した事実を肯定的に評価する
④ 家族に対して家族教室とミーティングへの参加を促し続ける
⑤ 定期的に家族と本人の合同による面接を実施する

再飲酒と別居

　その後，退院して1か月も経たないうちにEさんが再飲酒してしまったと，家族教室に来ていた妻から聞くこととなりました。仕事上の付き合いもあり，会食などで少しずつ飲んでいたようでしたが，「今度はうまく飲む。付き合いでは口をつける程度。あとは週末しか飲まないから大丈夫だ」と飲酒が始まり，すぐに元の状態に戻ってしまったとのことでした。妻は離婚を前提とした別居を決意しました。家族教室で自分の人生について考えるようになり，夫の飲酒で始まり夫の飲酒で終わる自分の毎日に気がついたそうです。一時実家に子どもを連れて戻り，得意の英語を生かして自立を目指すと話していました。

　「夫を信じるよりも自分を信じるほうがずっと安全です。考えてみれば，私はずっと夫の母親役を望まれてやってきたのだと思います。至らないはずです。私がどんなに頑張っても夫の母親にはなれませんから。それも大人の夫ではなく子どものような夫の母親役です。私には彼を育てることはできません。そろそろ母親役を降りたいと思います」と，初めて会った時の疲れきった顔ではなく，清々しい顔がそこにありました。

アセスメント

　妻は自営の長男の嫁として必死に夫を支えてきた。飲酒で失敗する夫を自分が至らないせいだとずっと自分を責めながら頑張ってきた。しかし，妻も限界に来ていたのだろう。自分の限界に気づき夫の限界にも気づいた妻は，夫を「どうにかしなくては」と夫の母親代わりの人生を生きていくのではなく，自分の人生を自分らしく生きていきたいという結論に達したのではないだろうか。

> **看護のポイント**
> ① 家族が必要とする場合，家族教室とミーティングへの参加が可能であることを伝える
> ② 家族教室参加後には，家族との面接を実施する
> ③ 妻だけではなく，本人を囲む複数の関係者について検討する

再入院

　それから3年が経った頃，Eさんの父親から電話で相談が入りました。「息子はあれから数か月で離婚となってしまった。離婚してからの息子はうつ病患者のようになってしまいました」とのことでした。

　再飲酒をきっかけにEさんは元のように酒臭をさせて出勤するようになったため，妻は別居・離婚に踏み切りました。父親もかばい切れず，会社は別の人が社長となって継ぎました。長男であるEさんは「やってられない」と自分から会社を辞めたそうです。

　Eさんは離婚当初，仕事を探したりしていたようですが，アパートの賃貸経営をしており，その収入で働かなくても食べていけるEさんは，次第に自宅マンションで酒を飲み続けるだけの毎日になってしまいました。最近は電話にも出ないのでさすがに心配になって，父親が他県から帰省していた弟と様子を見に行くと，部屋はゴミだらけで本人は何日も風呂に入っていないような臭いがしたといいます。髪も髭も伸び放題。何を食べているのかもわからない。このままでは死んでしまうかもしれないと自宅に連れ帰りました。そして父親は私に電話をくれたのです。

　「ご本人は入院をすると言っていますか？」と尋ねると，父親は「私が首に縄を付けてでも連れて行きます」と答えました。私は「今回は2回目の入院なので，前回のように中途で退院することがないように3か月の入院の意志を伺いたいのですが」と伝え，とりあえず酒を抜いて再入院の相談に来てもらうことになりました。

　父親と弟に連れられて来院したEさんは，びっくりするほど風貌が変わっていました。顔は青白く，身体は半分くらいになってしまったと思うほど痩せ，髪の毛は短く刈られていました。身体は振戦で小刻みにふるえ，焦点が定まっていないような目をしていました。清潔な身なりこそしていましたが，それまでの生活が窺われました。

3年という月日は人をここまで悲しい風貌にしてしまうのかと胸が痛くなりました。反対に父親は80代とは思えないほど若々しく，優しい表情の奥の目の鋭さが意志の強さを語っているようでした。

　父親と弟に支えられるようにして相談室の椅子に座ったEさんに，私は「よくおいでくださいました。Eさん，お久しぶりです。想像していたよりお元気そうで安心しました」と挨拶代わりに声をかけました。父親の隣では，やはり小学生のような印象は同じでしたが，か細い声で「お久しぶりです。金井さんも相変わらず元気溌剌ですね。またお世話になります」と，以前とは違ったとても軽い感じで答えた彼に私は少し戸惑いました。横から父親が口を挟みました。

　「父親として本当に情けないです。嫁にも捨てられて，息子は廃人のようになってしまいました。今度こそちゃんと3か月の入院をしてしっかりと根性を叩き直してもらいたい」

　「お父さん。お酒は根性でやめられるものではありません。息子さんはアルコール依存症という病気です。この病気は回復できますが，完治はしない病気です。どうやってお酒のない人生を歩んでいったらよいのかをここで学びます。病院は根性を叩き直すところではありません」

　「私も元気にはしていますが80歳を超えました。会社も息子の下で取締役をしていた甥に譲りました。彼は社長としてしっかりとやってくれています。会長の役にはまだ就いていますが，そろそろ旅行でもして楽しい余生にしたいと思っています。今まで会社のために生きてきました。ようやく会社のことも甥に任せられるようになったと思ったら，息子がこれです。これではいくつになっても老いることができません」

　この会話を聞いていたEさんは，うつむいたまま口を開きませんでした。

　「Eさん，どうですか？　もう一度ここで一緒に頑張ってみますか？　ここは開放病棟です。ご本人のお酒をやめたいという意志が確認できないと入院はできません。Eさんも知っているように，近くのコンビニでいつでもお酒が買える環境ですから」と尋ねると，Eさんは，「さすがにこのままではいけないと思いました。体力もなくなって弟の運転で散髪に行くのがやっとでした。今日も駐車場からここまで歩いてくるのに息切れがしました。実は子どもが中学校に入学しました。入学をまだ祝ってあげていません。3か月入院して，断酒に自信ができたら子どもに会いたい。そのためにも，もう1回入院させてもらえますか？」と，目に涙をうっすらと浮かべていました。

父親にも家族教室への参加を提案しました。妻が毎週欠かさず参加していたことも伝えました。「息子の酒のことは全部嫁に任せっきりでした。亭主がだらしないのは女房が悪いと嫁に言ったこともありました。あの子にも苦労をかけました。この3年，息子を見ていて思いました。私も家族教室に参加します」と語った父親は，Eさんの入院はベッドが空く10日後でしたが，その週から家族教室に参加しました。

アセスメント

　Eさんは妻との別居，そして離婚というプロセスを経て孤立してしまった。家族も仕事も生活の目標もすべて失い，再び孤独な飲酒生活に戻る結果となった。さすがに心配になった父親が訪問してみると，生活状況は凄まじいものであった。風貌もまるっきり変わってしまっていたという。何が彼をそこまで追い込んでしまったのだろうか。なぜ誰かに助けを求めなかったのか，本人を取り巻く環境も合わせて考えていく必要があると思われる。

看護のポイント

① 積極的に断酒に取り組む姿勢を培う
- 自助グループ導入，徹底した断酒教育プログラムへの参加の促し。

② 定期的に父親との面接を行う
- 互いに自立していく方法を考える。
- 家族にできることは何なのか，家族の関係をどう考えていくのか。

③ 二者関係から集団の関係へ
- 医療の限界について考える。
- 集団での生活を重視する。

再入院での入院生活と家族の想い

　再入院すると，Eさんは前回の入院とは違いました。やはり何となく軽い感じが見られます。脳の萎縮によるものなのか，前回の入院とはまったく違う印象でした。
　まず驚いたのは，入院3日目にスポーツジムのスケジュール表を持ってきて，「コ

ピーをしてほしい」と頼んできたことです．体力が気になって仕方がない，とにかく身体を鍛えたい，プログラムの合間にジムに行きたい，今からそのスケジュールを立てるということでした．まだ離脱症状も治まっていませんでした．振戦，発汗，ふらつきのある中で外出許可どころか喫煙所にも付き添いがいないと危なっかしい状態なのに，ジムに通うという突拍子もない発想に，私は違和感を覚えました．あの家族思いだったEさんはどこに行ってしまったのだろうと思いました．

10日が経っても離脱症状はなかなか治まりませんでした．そろそろ顔がすっきりしてくる頃だというのにぼうっとした表情でした．足元の頼りなさも変わりません．外出許可も検討する頃でしたが，カンファレンスでもたびたびEさんの名が上がり，院内飲酒を警戒しながら経過観察をしていこうということになりました．院内プログラムには参加していましたが，まったく覇気がなく，私の声かけにはいつも軽い冗談を返してきました．

「いつもよくしてもらっているので，退院したらおいしいご飯をご馳走します」などと言うEさんを見て，一体この人は何を考えているのだろうと思わずにはいられませんでした．脳の萎縮に加え，まだまだ離脱症状の中にあり，この状況判断もその離脱症状なのだろうと思いながらも納得できない私がいました．

一方で，父親は毎週家族教室に参加していました．家族教室だけでなく，アルコール依存症についての本を見つけては買って読んでいるとのことでした．帰り際には必ずナースステーションに声をかけ，毎回たくさんの話をしました．

「アルコール依存症はやっかいな病気ですね．本当に難しい．お酒をやめることは非常に難しいが，それ以上にお酒のない人生をどうやって歩んでいくかはもっと難しいと聞きます．息子にはこの先，お酒のない人生があるんでしょうか？　私が今まで息子のためを思ってやってきたことは息子のためではなかったんでしょうか？　自分が子どもの頃，食べることすらままならない貧しい生活をしていたので，息子たちにはそんな思いをさせないようにと今までやってきました．贅沢もさせましたし，自分に何かあっても困らないようにしてあります．長男にも仕事をしなくても最低限の生活ができるようにはしてあります．でも考えれば，息子たちはもう大人ですよね」

父親はアルコール依存症について熱心に勉強していました．80歳を過ぎたそんな父親を見ていると，Eさんに「しっかりしなさい！」と言いたくなりました．しかし，Eさんは外出も許可となり自助グループにも参加するようになりましたが，相変わら

ずすっきりしませんでした。

　入院から1か月が過ぎる頃，ベッドのシーツ交換時に，Eさんの引き出しの隙間から酒の缶が見えました。本人の許可をとり，スタッフ数名で荷物の検査を行いました。酒の缶が数本出てきました。あの違和感は，酒が切れていないせいでした。

　当院では院内飲酒は原則として即日退院となります。私としてもつらい気持ちで父親に電話を入れました。父親はすぐに病院に駆けつけました。父親を相談室に迎え入れ面談を行いましたが，「退院ですよね？　できることなら息子と一緒に死にたいです」と言いながら，父親の目から涙がこぼれるのを初めて見ました。私は，「何が断酒のきっかけとなるかわかりません。当院で回復はできなかったかもしれませんが，今回の入院生活が次への回復につながる可能性もあると思います。生きている限り，回復の希望はあると思います」と，それだけ言うのが精一杯でした。

　主治医の診察後，即日退院となったため荷物整理をしているEさんと父親のもとに，部屋から見つけた数本の酒を持って行きました。父親と片づけをしているEさんは，また怒られたあとの小学生のように見えました。「お酒，こちらで処分してもいいですか？」と言うと，「いいえ，持って帰ります。飲むなり捨てるなり息子の好きにさせます。それはここで勉強させてもらいましたから」と，強い口調で自分自身に言い聞かせるような父親の言葉に頭が下がる思いがしました。

> **まとめ**
>
> 　断酒するということは，現実の社会にしらふで向き合っていくことである。Eさんは親や妻の庇護のもとで敷かれたレールを自分なりに一生懸命に生きてきた。しかし，頑張ることの限界に達したのではないだろうか。酒なしで苦しい現実に向き合って何になるのかというあきらめの気持ちになったのではないだろうか。
>
> 　離婚後に自暴自棄になっていたと思われるEさんを，父親はなおも庇護し続けようとした。これにより彼は，何をやっても家族が解決してくれる，飲んでいれば誰かが何とかしてくれるのだという思いを強めてしまったのではないだろうか。このような強烈な甘えが存在している限りは，「断酒」

していくことは難しい。

　Ｅさんの家族はそれぞれの回復に向けて歩み始めた。しかし，本人はなかなか回復に向かえない。毎回，患者の退院の際に，自分にできることは他にはなかったかと考える。今回のように，院内飲酒による中途退院ではなおさらである。しかし毎回，できることは本当に少ないのだという思いに到達する。私たち支援者にできることは，「回復を祈ること」だけなのかもしれない。また，家族にも同じ思いを抱く。もっと何かできることはなかったかと自問自答する。しかしここでも，できることはやはり少ないという思いに到達する。「思いを聞くこと」だけなのかもしれない。

　この事例を通して，家族がアルコール依存症について学んで自分の人生を考えたり，当事者の人生を考えたりしながら家族の回復に向けて歩きだしても，アルコール依存症者本人の回復にすぐに結びつくものではないことを学んだ。家族の回復は本人の回復と密接に結びついているが，別々のものでもあるとも考えられる。家族自身の回復と本人の回復とを別々に考えられるようになった時が，家族の本当の意味での回復の始まりなのかもしれない。それでもやはり，今日も患者や家族に何かできることを探してしまう。

（金井ゆき江）

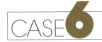

家族から自宅への退院を拒否された70代男性
自助グループにつながらなかった人へのかかわり

　断酒治療のために本人が入院をすると，家族の生活の変化も同時に始まる。そして，本人がいないことの安心感，安堵感も手伝って，退院を受け入れ難くなってくることもある。もう本人の酒の問題で苦しむのは嫌だからである。

　退院日が近づいてくると，酒の問題から解放されている現実の生活が打ち砕かれるのではないかと，退院を拒否する家族がいる。結果として，やむなく自宅ではなく，グループホームや，高齢者であれば高齢者施設などへの退院を余儀なくされることがある。

事例

頑固でこだわりのある性格

　Fさんは70代で，当院に3回目の入院となりました。Fさんは中小企業の社長職を長年勤めましたが，60代からは隠居生活をしていました。現在は3年前に患った病気で入退院を繰り返す妻と二人暮らし。もともと，酒は仕事の関係上，付き合い程度だったそうですが，隠居生活を始めた頃から，妻が入退院を繰り返す環境であったので一人で過ごすことが多くなり，また，息子の意向で仕事にかかわれなくなってしまったことから，飲酒量が増加しました。

　朝から酒を飲み，食事もせず，ひきこもる生活を送るようになりました。60代後半の時にはうつ病で精神科に通院しましたが，抗うつ薬や睡眠薬を酒と一緒に服薬してしまうことがありました。医師からは断酒を指示されましたが，実行することができませんでした。困り果てた医師は断酒が必要であると，当院を紹介しました。その後，当院へ数回の入院をしています。

　今回は，妻が病気のため長期入院をすることになり，再び酒量が増加してしまい，転倒することも多くなったことから，心配した妻と息子が本人を説得し，入院をする

ことになりました。息子は近くに住んでいますが，Fさんが中学生の孫に無理やり酒を買ってこさせようとしたため，息子夫婦との関係性は悪くなり，息子は病院側に対して「何とかしてほしい。面倒が見切れない。何度か入院したんだから治るかと思っていたのに」と苛立ちを隠せない様子でした。

入院当日，Fさんは一人で来院しました。ここ1週間は食事もほとんど食べられなかったようで痩せが著明でした。その影響で筋力が低下し，足元はふらふらで，長い白髪が肩にかかるような伸びっぱなしの状態で，明らかに栄養状態の悪化が見受けられました。ブランド物のジャケットを着ていましたが，よれよれで清潔感がない状態でした。私は，入院が決まり，ベッドに横になっているFさんに，担当になった挨拶をしました。

「今回は私が担当になりましたので，よろしくお願いします」と挨拶すると，「こちらこそよろしくお願いします。頑張って断酒していこうと思いますので，何かあったら助けてくださいね」と，Fさんはふらふらな状態にもかかわらずベッドから降りて，わざわざ立ち上がり握手をしてくれました。以前の入院時には，幻視やせん妄が出現していたので，入院から3日間は，そのような異常行動に注意して，離脱の観察をすることにしました。

今回は幸い，離脱症状は出現しなかったものの，下肢の筋力低下によりふらつきが著しく，入院後3日目に，スリッパが合わないことで転倒してしまいました。Fさんが持参したスリッパは，履き心地のよさそうな上質なものでしたが，あまりにもふかふかとしているために，歩行が安定しない危ないものでした。そのため転倒の危険性を説明して，病棟にある歩きやすいスリッパを履くようにお願いをしました。しかしFさんは「僕が持ってきたスリッパで大丈夫ですよ。病院のスリッパは硬いし，なんだかちょっと見た目もよくないし」と渋って，なかなか使用しませんでした。それからも自分が持ってきたスリッパを使用し続け，何度か転倒しかけたのですが，周囲の協力により転倒は免れました。しかし，やはり転倒の危険性があるので，家族に転倒して事故が起きるかもしれない危険性を電話で説明することにしました。

「本人が気に入っているスリッパでは，また転倒してしまう可能性があります。もし本人が気に入っている靴とかスリッパで転びにくそうな物があれば持ってきてもらえないでしょうか」と話すと，妻は「家でもそうなんです。頑固で周りの意見はほとんど聞いてくれないんですよ。私も身体が悪いし，息子も忙しいのでそちらに伺うの

は無理です。もし主人がその状態で転んでしまったとしても仕方ありません」とため息をつきながら話しました。

Fさんには,「ふらつきが改善するまでスリッパを預からせてほしい」とも提案しましたが,頑に拒否しました。そこで主治医から再度,危険性を説明すると,なぜか「わかりました」と笑顔ですぐに了承し,病院のスリッパを使用することになりました。

アセスメント

Fさんは頑固であり,一つの物事に対してこだわってしまう傾向にあるようだ。断酒しても,長年の物の見方や考え方,行動のパターンは変えられない。まずは,自分自身が安心して生活できる場と人との環境を整えて,日常生活が自立できるような支援から始め,徐々に飲酒問題の核心に触れるかかわりが展開できればよいのではないか。

看護のポイント

① 本人の安全を守る
  ・ベッド周辺の環境調整(危険物の確認と除去)。
  ・問題点を一緒に考えることで本人が危険性に気づくことができる。
  ・転倒のリスク・その他の問題点をスタッフ全員で共有する。
② 尊厳をもってかかわる
③ 家族に起こり得るリスクの説明を詳細に行う
  ・治療方針に同意を得る。

プログラムや自助グループにつながらない

入院後,Fさんは徐々に身体の調子は改善しつつも,まだ気分が優れない・気が重くて動く気がしないと断酒教育プログラム(アルコール・リハビリテーション・プログラム,ARP)への出席を拒否していました。そこで私は,業務前に必ず訪室して,眠れているか,食事が摂れているか,今の気持ちや困りごとなどを聞きながら,信頼関係を築くようにかかわることにしました。Fさんは「なんだか気分が落ち込むんですよ。妻が退院して自宅に戻ってきているので心配なのです。しかし,こんな状態で

CASE 6 家族から自宅への退院を拒否された70代男性

帰ることはできないので心痛です。妻は生活にすごく不便をしていると思います。電話をしても足が悪いからなかなか出られない」と，妻のことを涙ながらに語りました。

連日妻のことを心配するので，私は妻の様子確認を兼ねて，連絡を入れました。すると妻は「毎日電話がかかってきて困っています。今は入院してくれているからやっと自分のことができるし，彼がいないほうが普通に過ごせていますので」と，本人の心配に対して困惑している様子でした。妻の了解をとり，本人に妻と電話で連絡をとった結果を説明しました。

私が「奥さんは何不自由することなく生活できているそうですよ。まずは自分の治療に専念することが大切ではないですか？」と言うと，「そうですよね。断酒を続けるためにここにきましたからね。これからはプログラムに出るようにします」と，Fさんは素直に答えました。しかし，プログラムに参加するのは，1日のうち午前か午後の1回のみでした。抑うつ状態もみられているので，私は無理強いはしないで，しばらく経過をみていくことにしました。

数日後，歩行状態も安定し，外出もできるようになったので，それを機に自助グループへの参加の声かけを行いましたが，断られてしまいました。

一方で，どうしても買わなければならないものがあると，週末になると電車を乗り継いで遠方まで出かけました。私は，外出から戻ったFさんと面接し，「あんまり疲れることもなかったですし，結構歩けましたね」と笑顔で話すのをみて，それでは自助グループも大丈夫だろうと思い，再度自助グループへの参加を勧めましたが，また断られてしまいました。そこで「自分の都合では外出の希望をするので，外出するのであれば，自助グループにも参加をしてください」と伝えました。すると，Fさんは少し顔色を変えて「以前の入院の時の担当者は一緒に自助グループに行ってくれたのに，あなたは夜勤ばかりで一緒に行ってくれないではないですか。知らない場所に行くのは一人では無理ですよ」と言いました。ならばと，一緒に行ける日を計画したのですが，実際にその日になると「今日は気分が乗らないのでやめておきます」と，簡単にはぐらかされてしまいました。

私は約束を守らないFさんにだんだん徒労感や腹立たしさを感じるようになってしまいました。そして，自分の言動を振り返ってみて，本人の気持ちも考慮せずに無理にすすめすぎているのだろうか，回復のためだからと無理強いをするのは，自分が思うとおりに本人に動いてほしいという，エゴなのではないかと思うようになりました。

> **アセスメント**
>
> Fさんは家族から距離をとられていることに直面化したことで傷つき，自分の治療に前向きになれなかったのではないか。さらに，スタッフがかかわりにくさを感じていることが伝わり，治療意欲の減退に拍車がかかってしまったのではないか。

> **看護のポイント**
>
> ① 相手が置かれている状況を相手の立場に立って理解しようと心がける
>   - 直面化が治療の中で必要な時もある。しかし，直面化するタイミングやその後のフォローを相手に合わせて行っていくことが大切である。
>
> ② 陰性感情を長引かせない
>   - 相手のバックボーンを知ることで相手がなぜそういった行動をとるのかが理解できる。援助者が自身のコミュニケーションの癖を知り，訓練して変えていく努力も必要となる。

アサーティブなコミュニケーションを心がける

　Fさんとの会話は出勤ごとに継続していきました。そのたびにFさんは「自分は頑張ってきたのに息子が今までの仕事への功績を認めてくれない」「面会に来ない」ことなどを勢いよく，涙ながらに話しました。私はその気持ちを受け止めるために，できる限り聞くようにしていきました。しかし，自助グループやプログラムへの参加は少なく，スタッフ間でも，なぜ自助グループに参加しないのかという問題があがるようになりました。

　次第に私はFさんとのかかわりをつらく感じるようになってきました。私はそのつらさをカンファレンスで話し，Fさんに対する陰性感情やかかわりの悩みを聞いてもらいました。そして，自分がアサーティブ（自分の気持ちについて相手を尊重しながら誠実に率直に伝えること）なコミュニケーションが苦手であることに気がつきました。

　その後，私は勇気を振り絞って率直にFさんに尋ねました。

「今回の入院ではプログラムにも出ていないですし，私がどんなに誘っても自助グループにも行っていないですけど，今回の入院の目的って何ですか？　プログラムにも参加しないようであれば，入院している意味がないと思うのですが？」

「僕はこれから先も飲むつもりはないですし，断酒を継続するために入院しているんです。断酒のことは理解できているのですよ。一通りプログラムにも出ましたし，でも同じ話を聞いたりしないといけないと思うとイライラしちゃうんですよね」

「そうですか。もちろんどのように断酒していくかを決めるのはFさんなので私もあまり無理強いはできませんけど，断酒を続けていくために有効な手段として自助グループがあるんですよね。断酒を続けていくためには具体的にどんな行動をとると今までと変われると思いますか？」

「自助グループは前回退院した後に少し行っていたところがあって，そこには行こうと思います。でも，自助グループは正直同じ話ばっかりでつまらないです。生活保護をもらっている人とか，僕とは生活がまったく違いますから話を聞いても参考にならないんですよ。僕は話下手だから話すことにも困りますしね」

「わかりました。自助グループへの参加は，通いなれたところに参加するというのでかまいません。しかし，プログラムには必ず参加してください。内容がわかっているといっても，もうだいぶ前の話ですので。イライラに対しては気持ちが穏やかになる薬を使うという対処法もありますから。でも，Fさんが色々とつらい気持ちを抱えながらも入院を続けられているのはすごいことだと思っています。せっかく入院を続けて断酒を頑張られているのですから，あと少しプログラムを頑張ってみませんか？」

アセスメント

　頑にプログラムや自助グループを拒否する人に対しては，入院の意味，プログラム，自助グループの必要性を根気よく伝えていかなければならない。また，今回の入院の動機は何であったのかを振り返ってみることが必要になってくる。ややもすると，医療者の枠組みだけで相手をコントロールしがちであるが，相手の思いを真剣に受け止め，その人なりの支援の方法を確立していくことが求められる。まずは，飲まない場にいることを評

価していき，次のステップとして，人とつながるための場の提供をしていくことが大切になってくる。

> **看護のポイント**
>
> ① 信頼関係の構築を図る
>   ・相手の気持ちを受け止める。決して否定したりしない。
> ② 飲酒が原因で起きた問題を整理してみる
>   ・飲まないでいる時と，飲んでいる時の問題を比較してみる。
> ③ 家族と本人・支援者合同で治療計画を練り直す
>   ・入院の目的の再確認。病院でできることと，できないことを説明する。

老人ホームへの退院

その後，Ｆさんが外泊も可能な時期となったので妻と連絡をとると，妻は「それは無理です。あの人が帰ってきたら全然休めなくなってしまうじゃないですか！ 私も身体が悪くて面倒をみられません。外泊は本当に無理です。あの人が家にいると孫も来てくれなくなってしまいます。それから，孫にお酒を買いに行かせようとしたあの人のことがやっぱり許せないんですよ」と，怒りを顕わにしました。

私は「そうですか。でも退院したら自宅に戻っていくのですから，退院前にはご家族とご本人が退院後の生活のことをどうするかシミュレーションするために，外泊を受け入れてあげたほうがよいと思うのですが」と話しましたが，妻は「退院後は老人ホームに入ってもらおうと思っているんです。あの人にも伝えます」と言って電話を切ってしまいました。妻は怒りの感情が表面化しており，かなり疲れているというような印象を受けました。主治医にもそのことを報告した結果，家族の意向を尊重するということになり，外泊はなしということになりました。

Ｆさんにこのことを伝えると，「僕が自分で話してみます。僕は家に帰りたいですし，妻の本音を聞いてみたいから」と週末に自宅に帰りました。そして，自宅から戻ったＦさんは「妻はね，僕が家に帰るとあれ持ってけ，これ持ってけってすごく面倒みてくれるんですよ。だからね。うん。まぁ，ホームに行ってとは言われたんですけどね，それは彼女の本音じゃないように思います」と一抹の期待をしているようでした。

その後も，休日を利用し自宅へ荷物を取りに行くことが何度かありました。すると珍しく息子から病院に電話がかかってきました。

「入院しているのに，週末になると親父が帰ってくる。親父にはもう子どもに会わせたくないし，母に対しても連日電話がかかってきたりすることがあって困っているんですよ。もう自宅へ帰ってこないようにしてもらえませんか」との内容でした。そのつらい気持ちを傾聴しながらも，「本人に伝えることはできますが，自宅に帰ってしまうのは制限できません」と言うと，「そうですか。でも退院後は，もう自宅に戻ってくるのは，本当に無理です。老人ホームに入ってもらいたいので，その場所は僕が探すことにします。そのことは親父にも言っておいてくださいね」と言って電話は切れてしまいました。

その後，Fさんはプログラムもまた休みがちになり，面会に来ていた人の家族に「うるさい」と，大きな声で怒鳴り出すこともありました。老人ホームへの退院を家族は決めているものの，本人は納得していないので，その寂しさやイライラが募っているのがわかりました。

スタッフ間では，退院後の方向性を話し合うために，カンファレンスを開きました。その結果，本人が老人ホームに行くことがどうしても嫌な場合は自宅への退院もやむを得ないという結論に達しました。そして，そのことを伝えるために家族との合同面接を実施しました。その日は，妻は体調不良を理由に欠席，息子は険しい表情で来院しました。

そこで，本人は入院生活も順調で断酒継続に向けて頑張っていること，しかし退院の際は自宅に戻れないことから，将来の希望や断酒継続の意義が見出せない状況になっていることを伝えました。

息子は怖い表情のまま黙って話を聞いていましたが，「それでもやはり老人ホームを探したいと思います。家族としてはひと時も目が離せない，安心できない，もう限界なんですよ」と話しました。

私は，入院治療をしながらも，飲んでしまう父親の言動によほど振り回されたのではないかと思いました。そして，「今は許せない気持ちでいっぱいなんですね。ただ，今の怒りの感情のおもむくままホームに入れてしまうことを，後悔されないですか。息子さんがお忙しいのはわかるのですが，怒りが強くて，ご本人とかかわることにお疲れでしたら，家族のための自助グループもご紹介させていただきますので，ぜひ参

加してみてくださいませんか？」と誘ってみると，「そうですか。僕は無理かもしれないけど，妻なら参加できるかもしれません。でも少し考えさせてください」とのことでした。

　息子との話し合いのあとで，Ｆさん本人にも面接に入ってもらいました。本人は怒った表情の息子をちらちらと見ながら，「僕はもう老人ホームに入ろうと思います。妻が時々面会に来てくれるというし，ホーム近くの自助グループに行って断酒を続けている姿も見てもらいたいですから。その後しばらくして妻の身体の状態がよくなったら自宅に戻ろうと思っています」と語りました。何の抵抗もしない父親に息子は少し驚いた表情で，「せめて家の近くで探すから」と答えていました。

　面接が終了し，Ｆさんに自分の気持ちを伝えなかった理由を聞いてみると，「少し距離を置いたほうがよい関係が作れるのかもしれないので，そのほうがよかったかもしれません。息子はやっぱり僕のことを怒っているんだね。顔を見たらよくわかったよ。飲酒している時はまともに家族の顔が見られなかったけど，今は息子の顔をしっかり見ることができるよ」と寂しそうでしたが，どこかすっきりした表情で話しました。

　しばらくして，自宅近くの老人ホームが見つかりました。早速，自助グループ，通院のスケジュールなどを相談しながら話を進め，主治医に報告し退院日が決まりました。そして，息子の妻は，時々，家族教室に参加するようになり，本人も明るい表情で過ごす日が増えて笑顔が見られるようになりました。そしてＦさんは，とても優しい表情で，「僕ね，妻に電話する回数も減らしたんだよね。ちょっと間を空けると，普通に話してくれるし，最近は孫も電話に出してくれるようになったんだよ」と話し，とても素敵なおじいさんに見えました。

　退院日には，「本当にわがままばっかり言っちゃってごめんね。今回入院できてよかったよ。これから家族とのいい関係を，もう一度作れるようにしていくからね」と笑顔で握手をしてくれ，老人ホームへと退院していきました。

まとめ

　私は，Fさんに対して時折，陰性感情を持つことがあり，それに罪悪感を覚えたが，その感情を他のスタッフに相談して，適切な情報を本人に返していくことで，陰性感情が少しずつ治まり，冷静に支援ができたような感じがしている。陰性感情を持ちながらも，よりよい信頼関係を築いていくことが，問題解決の早道であるという基本的なことを学んだ。

　また自助グループへの参加は断酒に対し有効な手段であるが，患者が酒なしでも過ごせる環境が整えば，自助グループへの参加なしでも断酒を継続することが可能な人がいることを知ることができた。私は自助グループへの参加が絶対だと思っていたので，ともすれば操作的に自助グループに参加させることに執着してかかわってきた。しかし，患者の年齢や家族環境，あるいは生活環境など，その人が飲酒を続けてしまった要因を多面的にアセスメントし，飲酒問題に対して，自己決定できるような環境作りを設定していくことが，アルコール依存症の看護において必要なのだと実感させられた。

（阿部貴子）

第2部 実践事例

攻撃・怒りで他者をコントロールしようとする40代男性
肩書を利用するプライドの高い人へのかかわり

　入院中に看護師や他の患者に対して，さまざまな否定的感情をぶつけた結果，逆に自分自身が追い込まれ，相手に対して開き直りの態度をとり続け，それに加えて攻撃・怒りなどで相手をコントロールし，しかも精神的な健康を奪い，相互の健全な関係性を困難にしてしまったケースを紹介する。

　「医師」という肩書で他者をコントロールして，自身の肯定感（存在感）を高めようとする人に対してどのようにかかわったか，またどんな援助が望まれるのかを考察する。

事例

主体的に決められない人

　Gさんは，40代前半の男性。父親は医師でしたが，本人が中学生の頃に他界しています。父親が存命の頃は，自分の進むべき道筋を示してくれていたので，言うことに従っていれば間違いない生活を送れると思っていたそうです。

　Gさんは何か計画していたことにとりかかろうとする時，いつも原因不明の強い不安に襲われました。小学校の高学年の頃は不安が極度に強くなり，学校に行くことが恐怖になり，その影響を受けて頻繁に腹痛を起こしました。そんな時でも，両親は心配してくれるわけでもなく，何があっても真剣に向き合ってくれなかったとのことです。高校生の時には，消化器系疾患のため，入院して手術を受けましたが，自分の病気について疑心暗鬼となり，退院後は自宅でその不安を振り払う目的で，昼間から飲酒することもありました。

　また，父親の他界後には，母親も他界してしまうのではないかという不安や恐れを抱きました。それから日常的に母親に迷惑をかけてはいけないという思いが強まり，自己主張することなく母親の意向に沿う生き方となりました。母親からは男は地位と

お金があるのが一番と言われて育てられました。

高校時代には，人混みに行くと胸がどきどきして目がまわる，それに付随して不眠，気力の欠如，決断力がないなどの抑うつ的症状があり，近くの病院の精神科に通院を開始しました。そこで薬物療法と精神療法を受けながら，大学の医学部に合格し，医師の国家資格を取得しました。

患者さんからはGさんの仕事ぶりは有能と上々の評判でしたが，同僚の医師からは常に怒りっぽく興奮しやすい人として知られていたそうです。そんな問題を残したまま，20代後半で結婚をしましたが，家庭では，日常生活における問題解決の判断や決断のほとんどを妻に頼り，しがみついている状況でした。その理由についてGさんは，「自分は幼少時から，自分で決める前から次の一手が決まっている人生だったので，自分で考えるのをやめてしまった。今までの進路はその象徴である」と話しました。

30代半ばの頃には，酒に酔った勢いで妻に暴力を振るってしまったことがきっかけで妻から離婚を突きつけられ，離婚を余儀なくされました。そしてしばらくすると，自ら手首を切って，救急車を呼び救急病院を受診しました。その時は泥酔状態で救急病院の看護師を怒鳴ったりして，治療になりませんでした。当直医から「酔っているのでは診察できない」と言われたことに腹を立て，大声で暴言を吐いたりしたため，警備員に取り押さえられることもありました。その後も怒りは収まらずに，帰宅してから再度飲酒し，呂律が回らない口調で「あの看護師はなんてやつだ。医者もとんでもない。ふざけんな。具合が悪い」と，電話で救急病院のスタッフを怒鳴りつけました。相手が途中で電話を中断しても，執拗に繰り返し電話をかけ続けました。

Gさんの飲酒問題は日を追うごとにさらに激しくなり，つらくなったGさんは近くの大学病院の精神科外来を受診し，「苦しいので入院させてください」と，入院を哀願しました。医師は断酒の治療が必要と判断して，一通り治療の説明やルールを説明して入院となりました。しかし，入院して数日後には「つまらない。面白くないから退院します」と言い出し，医師の制止を振り切って退院をしていきました。退院後は数年，飲酒しながらも仕事に就いて頑張っていたとのことです。

しかし，Gさんは心身的に極限状態となり，インターネットで当院のアルコール専門治療を知り，相談面接の結果，断酒したいと希望し，断酒教育プログラム（アルコール・リハビリテーション・プログラム，ARP）をしっかり受けることを条件に，入院となりました。入院当日に，最低限の約束事として，①医師という職業や肩書は入

院中に公言しないこと，②医師としての役割をとらないこと，③当院の治療の妨げとなる行為はしないこと，④他の患者さんに対して医療行為は行わないことなどを約束しました。

> **アセスメント**
>
> 　Gさんの情報を整理すると，幼少時より，両親との関係をはじめとして，不安の連続の中で生きづらさのある生活を強いられてきた。アルコール依存症という病気だけの問題で片づけられない，生きざまの問題が浮き彫りとなった。よって，断酒治療は関係性を重点に置いた計画が必要になってくる。彼の生きづらさは何であったのか，それがどのように飲酒と関連があったのかを巨視的視点で考えていくことが必要となる。

> **看護のポイント**
>
> ① 受容・共感しながら信頼を深めていく
> ② 共感を中心に今までの人生の苦しみを受容していく
> ③ 正確な情報を周囲や家族から聴取する

身勝手な行動と医療スタッフへの批判

　Gさんは入院生活に慣れてくると，他の患者さんや看護師の行動一つひとつに対して，自分なりの持論を展開して病棟のルールを守ろうとしない姿を出し始めました。結果，彼の周囲からは人が離れ，集団生活から逸脱してしまいました。孤立した彼はますます自分勝手（自己中心的）な行動をとることが多く見られました。

　入院して一か月が経過する頃には，完全に集団から逸脱したように見え，病院や医療スタッフに対しての治療内容の不満，あるいは不信感，疑念，強い批判などを繰り返すようになりました。他の患者さんに処方された薬について，「副作用が強いからやめたほうがいい」と言うなど，医師としての役割をとっていました。また，「依存症には決定的な治療法はないのだから，入院費をとるなんて最低」などと言いふらすようになりました。さらに，自らに処方された薬を拒否し，電話で母親から勧められた漢方薬を内服したいと申し出る始末でした。現在，唯一の家族である母親は高齢と

のことで面会には訪れず，たまに電話で話をしているようでした。母親との面接もできないままでいました。

　逸脱した言動を黙認すると，ますます暴走して歯止めが効かなくなることが予想されたため，Gさんの担当であった私は面接を行い，病院でできること，できないこと，生活のルールなどを改めて伝え，最後に当院での治療概要を再度本人に毅然と伝えました。

　しかし，Gさんの身勝手な言動は相変わらずであり，問題が改善するようなことはありませんでした。ともすると本人は，問題をどこまで表面化したら，スタッフが反応して怒り出すのか意識的に試しているのではないかとも思いました。

　同じような言動を毎日のように繰り返すので，医療スタッフはかかわることに疲れ果て，膠着状態に陥ってしまいました。担当の私も，もうどうでもいい，本人の好きにすればいい，治療を積極的に続ける気がないのなら，もうこれ以上かかわりはできないと，投げ出したい気持ちになりました。

　しかしGさんは，患者集団の中で孤立しているように見えていましたが，よくよく見ると，そうでもありませんでした。一部の患者さんだけには面倒見がよく，相談相手にもなっているような状況だったのです。その対応を見る限りでは，自分とウマが合う特定の人に対しては，互いに影響し合う関係が築ける人だと感じました。

　このような二面性のある行動を観察した私は，問題行動は相手を選んでやっているのではないかと思ったと同時に，Gさんはやればできる人ではないかと感じました。そこで再度，入院時の約束とその行動が違うことを説明し，約束は守るようにと念を押しました。

　しかし，Gさんは目を細め，どこか遠くを見るような視線で，私を無視するようにポツリと「自分の落度もあるかもしれないが，問題の大半は自分ではなくて，相手が悪い」と強調していました。その態度は他人事のようでもあり，また相手を馬鹿にしたようでもあり，時に卑屈な微笑みを浮かべている姿に，なんとも表現し難い違和感を覚えました。

　結局，Gさんの二面性の行動も長くは続かず，多少でも関係のあった患者さんも彼の行動や態度に辟易したのか，自然と距離をとるようになり，Gさんは完全に孤立してしまいました。

アセスメント

　他の患者の行動や看護師のなすことすべてが気になって仕方がないらしく，その不満を飲み込んでしまうと，イライラしたり，焦燥感に駆られたりしてしまう。看護師も彼のどうすることもできない感情に，思いやりを寄せ受容的にかかわるように努力するのであるが，変化のない彼の言動に，受容するどころか，逆に怒りや無力を感じて，本人を病院から排斥したいという感情に駆られてしまう。また，他の患者からも，彼に対する否定的な感情が日ごとに噴出して，次第に彼から距離をとっている。本人もそれを自覚しているが，自分の感情をコントロールすることができずに，同じ問題行為を繰り返す結果となった。病棟内で孤立すると，不満のはけ口は看護師だけでなく，他の患者にまで広がっていくことが考えられる。

看護のポイント

① 受容的かつ看護師の率直な気持ちを表現する
② 再度，入院の目的を担当者・医師・家族を含めて明確にする
③ 個人で悩まず，常にチームアプローチに心がける
④ 対応に困った時はその時点で結論を出さずに，先送りしてチームで検討していく
⑤ 否定的な振り回す言動は飲酒している時はどうなのか，職場での人間関係はどうであったのかを再度，関係者から情報を収集する

他の患者とのトラブル

　孤立してしまったGさんは，足が痛い，全身がだるいという身体症状を同室患者に訴え，湿布をもらってくるように指示したり，自分の世話を焼くよう仕向けたりするという行動が顕著になりました。

　最初は同室者もいやいやながら，彼の世話を焼いていましたが，あまりにも執拗であったためか，「もういい加減にしてほしい，あなたの奴隷ではない」と，Gさんは厳しく叱責されました。同室の人をコントロールしようとする態度が強いために，同

室の人から完全に拒否されるようになりました。

　看護師だけに苦情の矛先が向かっているうちはまだよかったものの，他の患者さんに侵食していったのは最悪の治療環境です。

　「Gさんが入院してきてから，病棟の雰囲気が著しく悪くなった」「どんな行動に出るか予想がつかず怖い。服装や持ち物・発言内容から生活保護受給者と勝手に人を決めつけたあげく，『ゴミ』『寄生虫』と言いふらし，人間扱いしない」などと他の患者さんは訴えるようになりました。このような現状に私たちは，Gさんだけでなく，他の患者さんの怒りの感情の火消しにも翻弄されるようになりました。

　困り果てた同室の人からは「部屋を替えてほしい」と苦情があり，最終的に彼は同室者の人に部屋から追い出され，やむなく個室に入ることになりました。

　個室に入室後は，看護師に対する攻撃がますます強くなりました。

　「個室の料金は支払わない。自分は皆と同じ部屋にいたいけれど，個室に移動しなければいけない羽目になってしまった原因は看護師のかかわりが悪いから」と，自分が正しいという持論をくどくどと展開していました。

　そんな折，病棟内で盗難騒ぎがありました。Gさんは単独行動が多かったため，最初に犯人の疑いをかけられました。彼に対する苦情が投書されるようなこともあり，彼の問題行動が病棟全体を巻き込んでいるようでした。

アセスメント

　アルコール依存症の治療や回復は直線的でスムーズな道のりではなく，不快感や怒りが常に存在し，思い通りに進めることが難しいが，医師である自分は助けを求めてはいけない，と思っていたのかもしれない。そのような中でGさんは，自分で決断していることがある時には他患者や病棟スタッフを巻き込んで持論を主張し続けて曲げず，結果として現実感に乏しくなっていった。感情転移が起こっていたと考えられる。

　このような，他患者や病棟スタッフにしがみつき，自他の境界が不鮮明で，他者に強い怒りも向けるGさんには，安心で安定した関係性，他者との境界線を認識して一定の距離感を取り戻すことが必要になると思われ

る。これは，自我が不安定で見捨てられ不安が強く，他者とほどよいかかわりがもてていなかったためである。現在のGさんの心は安定せず虚しさでいっぱいの可能性があるが，集団生活やグループミーティングに参加することによって新しい関係が築かれ，苦しいのは自分だけではないことを知ることなどが期待される。また，他者とかかわることで，将来や希望が見出され自己評価を獲得し，他者への配慮や思いやりを学習できたり，対人関係の中で感情転移に気づけるようになれるのではないか，という期待もできる。

看護のポイント

① 病棟の構造化・組織化を図る
- 日々，集団力動に触れながら看護介入している病棟を，より治療的環境にするよう看護師が改めて意識してアプローチすることで，アルコール依存症治療病棟のさらなる構造化・組織化を図ることができる。

② 他者と切り離された一人の責任ある成人男性として自分自身が存在していることに気づけるよう，入院継続にあたり，目標や病棟スタッフ側との約束，ルールを確認する

看護師の無力感

　Gさんの問題行動はまったく改善することなく，2か月が経過しました。一方で，退院日を間近に控えて不安になったのか，医療スタッフの言動に対して過剰に反応するようになりました。また，何を考えているのか，Gさんは事あるごとに看護師の個人的な情報を執拗に聞いてくるようになりました。

　この時には，病棟内は五十数名の患者さんが入院しているのに，時間の大半が彼の苦情に費やされてしまっていました。そのため私も，「あなただけにつきあっていられない」という否定的な感情が日ごとにこみ上げてきて，彼に対する怒りが頂点に達し，自分の無力を強く感じてしまいました。仕事を続けられなくなるのではないかという危機感も大きくなっていきました。

他の看護師からは，何を言ってもどうにも改善しようとしない彼の態度やプライドの高さに，入院生活は限界ではないか，院内飲酒しているのではないか，退院したほうがいいのではないのか，治療の場を変えたほうがいいのではないか，などの意見が多くなり，チーム全体のエネルギーが著しく低下する状況となりました。看護師の大半は，かかわればかかわるほど，Gさんのペースに巻き込まれてしまうので，かかわりたくないという陰性感情がピークに達しました。

結局，彼は変わることなく，病棟の雰囲気も医療スタッフの陰性感情も変化することなく，Gさんの3か月間の入院は終わり，退院していきました。

まとめ

　Gさんは，問題行動を起こして，他の人たちをコントロールする能力が長けているように感じる。また，非常にプライドが高く自己愛的である。Gさんは，巨大なプライドを傷つけられると，「自分」という存在感がなくなってしまう人なのではないか。自分の弱さをひたすら隠し，社会の中でプライドを誇示して，自信を持って生きていくには，「医師」という職業を盾にするしかなかったのではないだろうか。

　アルコール専門病棟という治療の場は，同じ飲酒の問題を抱える人たちと，様々なしらふの体験をしながら，健康的な生き方を培うことが本質であるが，Gさんはそれに反して，苦しい入院生活を選んだように思える。

　自分の弱さを自覚している彼は，対人関係や現実に起きている自らの問題を直視するのを避け，他人に問題を転嫁することで，別の問題を引き起こしているのではないか。彼の否定的言動の背景にある本質はどこにあるのか，人を困らせてでも自分を守ろうとしているものは一体何であるのかを，医療スタッフは理解することが求められた。

　幼少時から不遇なエピソードもたくさんある中で，Gさんはその時々で自分なりのメッセージを発し，生きていくために自分なりの生活術を獲得してきた。それでも満たされなかった生活の充足感を満たしていくには，医師や看護師たちのように受容的で積極的に自分とのかかわりを持と

うとする人たちは，彼にとっては好都合であったかもしれない。しかし，現実に彼の膨大な否定的感情を受け止めていくのは，医療スタッフとしてもつらいものがある。

　今回，Gさんへのかかわりをうまくできず，彼と治療関係を結ぶことはできなかったが，この事例を通して改めて学んだのは，自分の否定的感情を他人に転嫁して巻き込む人には，単独ではかかわらないということである。彼のもつ否定的なエネルギーを分散させていくことが大切になる。チームの中で，抑え込まれている感情が屈託なく発散できる安心感は，精神の健康にとって欠かせないものとなる。それに加えて，適切なスーパービジョン，あるいは事例検討という場も必要不可欠となってくると考える。

（中本真理）

CASE 8
人間関係に悩み感情を上手に出せない50代男性
アサーティブ・トレーニングを用いたかかわり

　人はこの世に生まれ，生きている以上は何かしらのストレスや不安をいつも抱えながら生活していかなければならない。そのストレスや不安を酒で発散する人は大勢いる。その中でアルコール依存症になる人と，そうでない人とは何が違うのか。

　もともとの素因や性格など，様々なことが考えられるが，いずれにせよ，アルコールにより，一瞬は自分にとって嫌なことや不安から解消されても根本的な問題は解決せず，それどころか，どんどん現実と向き合うことができなくなり，酒量の増加とともに身体も蝕んでいくことは確かである。

　そうならないために，飲酒に頼らず，しらふで生きていくためのスキルを身につけることが大切であるが，そのスキルの一つとして，アサーティブという方法がある。アサーティブとは，自分の要求や意見を，相手の権利を侵害することなく，誠実に，率直に，対等に表現することで，"さわやかな自己表現"と言われたりしている。最近では企業などでもアサーティブ・トレーニングが行われている。アルコール依存症の人にも，このようなストレスや不安から自分を守る方法を伝える必要性があると感じている。

事例

休職中に入院

　Hさんは，心身ともに衰弱した状態で，妻に寄りかかるようにして入院してきました。50代後半で不動産関係の営業をしていますが，飲酒問題のため現在は休職中です。上司がHさんの飲酒による問題を心配して病院をインターネットで調べ，妻に勧めて入院となりました。結婚は3年ほど前で，妻の連れ子2人と生活しています。

　Hさんはもともと酒好きで，独身時代からよく会社の仲間と飲みに出かけていたそうです。結婚後もほぼ毎日，仕事が終わると朝まで飲んで帰宅したり，また二日酔い

のために仕事を休んだりもしていました。時には，家族には仕事へ行くと言って家を出て，朝から公園や自宅付近の団地の非常階段で酒を飲んでいたそうです。記憶を失くすこともしょっちゅうで，財布や携帯電話も酔いが覚めた時に手元にないことは日常茶飯事でした。そんな生活を続けていたため，肝臓，すい臓，心臓と，あらゆる身体の臓器が悲鳴をあげていました。

　ある日，いつものように酒を飲んでいる時に意識を失くし救急車で救急病院に搬送されました。心臓停止状態でしたが，病院スタッフと家族の懸命な支えで，運よく一命を取り留めることができました。その後，徐々に身体は回復しましたが，今までの多量飲酒の結果，糖尿病，アルコール性肝硬変を患っており，退院後しばらく自宅療養してから職場復帰する予定でした。しかし，その療養中にまた少しくらいなら大丈夫だろうと飲んだ一杯が止まらなくなり，連続飲酒へつながり，自分の足で立って歩けなくなっていました。妻はＨさんの今までの飲酒の問題に困惑していました。それだけではなく，自分の親の介護の問題，家庭内不和，経済的な不安などから，Ｈさんが当院に入院する時には妻は疲れ果てており，「できれば，もうかかわりたくない」と話していました。

　入院初日，担当となった私が挨拶をすると，Ｈさんは下を向いたまま一瞬目を合わせ「はい」とだけ答え，入院に納得しているのかはわかりませんでした。ただ，Ｈさんはとても疲れている様子で，また，自分にかまわないでほしいというメッセージと，助けてほしいという悲痛な心の声が聞こえた気がしました。

　それから数日間，私はＨさんに「昨日は眠れましたか？　体調はいかがですか？」などと声をかけて，自分が勤務の時には必ず１日１回は会話をするようにしました。幸いにも，Ｈさんに大きな離脱症状などはなく，経過していました。しかしＨさんは，目線を合わせて話そうとせず，いつも眉間にしわを寄せて背中を丸め，うつむき加減で廊下を歩いていました。そんなＨさんにどのようにかかわっていけばよいのか，私は悩みました。

アセスメント

Ｈさんはもともと酒好きとのことであったが，身体が悲鳴をあげ，仕事

にも影響が出るほど，なぜ多量に飲酒するようになったのであろうか。自分のことを話してくれないHさんであるが，その背景を知る必要がある。また，家庭も様々な問題を抱えているため，状況を確認していくことが求められるだろう。

看護のポイント

① 関係性の構築
- じっくりとかかわりながら，Hさんが自ら話してくれるよううながしていく。
- 家族関係について確認する。

感情を表に出さない

　その後，Hさんは，院内の断酒教育プログラム（アルコール・リハビリテーション・プログラム，ARP）には参加できていましたが，自分の感情を表に出し，今考えていることや困っていることなどを言葉にすることはありませんでした。こちらから「今困っていることや悩んでいることはありませんか？」と尋ねても，「大丈夫です。皆さんいい方たちでスタッフの方も優しくて入院してよかったと思っています」と言うばかりでした。

　やっと入院して2週間ほど経過した頃から，Hさんも少しずつ慣れてきたのか，笑顔が見られるようになり，目線も合わせるようになりました。そこで私はあせらずゆっくりと，過去のこと，アルコールを飲むようになったきっかけ，飲んでいた場所・人・どのような時に酒量が増えるのか，また飲みたくなる状況，家族関係などを聞いていくようにしました。

　Hさんは幼い頃から内向的で大人しく，自分の気持ちより相手の気持ちを優先し，自分の本当の感情を殺して周りに合わせていたそうです。本人は「嫌われたくなかっただけです。自分が合わせればうまくいくと思っていました。でも，それで結局ストレスを溜め込んで酒で発散していたのですね」と今までの自分を振り返っていました。

　酒を飲むようになったのは大学生からで，サークルの仲間とカラオケなどに行って飲むようになり，仕事を始めるようになってからも，最初は職場の仲間と飲むことが

多かったようですが，次第に一人で飲みに行くようになったそうです。一人で飲みに行くようになったのは5～6年ほど前からで，職場に苦手な人がいて，その人の言動に悩まされ酒量が増えたそうです。Hさんは他人からどのように見られているか気にしてしまう性格で，物事を悪い方向にとらえてしまう傾向にありました。誰にも相談することもできず，また自分の中で消化するための手段が酒しかなかったのです。家庭でも妻の連れ子とのコミュニケーションがうまくとれず，自分の居場所がなく，Hさんは孤独な日々を送っていたようでした。

アセスメント

対人関係のストレス，家庭での孤立，漠然とした不安から逃れるため，Hさんは飲酒行為を繰り返していた。アルコール依存症と診断され入院したが，妻と上司の勧めであり，本人は受容しておらず否認と怒りの状態であったと考えられる。そのため，常にイライラし眉間にしわを寄せていたり，頭の中から同僚の言動が離れず悶々としていた。周りの人たちに対して自分の本当の気持ちを伝えたかったが，うまく伝える方法を知らなかったのではないか。

看護のポイント

① 院内のプログラムに引き続き参加できるよう，見守りながらかかわる
② 自分の気持ちや考えを率直に表現できる方法を一緒に考える

アサーティブ・トレーニング

やがてHさんは，内科的な問題が改善し外出ができるようになり，自助グループに参加し始めました。真面目に毎日参加し「楽しいです。週末は3か所くらい回ろうと思っています」と，自助グループへ行くことで外出できる喜びと，今まで知らなかった世界へ行くことでの気分転換を味わっていたようでした。入院当初よりは随分と表情は穏やかになりましたが，眉間にしわを寄せて歩いている姿は相変わらずでした。そのことに対してHさんは「会社のあの人のことを思い出すとイライラするし，頭から離れない。あの人のせいで酒を飲んでいてこうなった」と話していました。

そこで，主治医と相談し面接を行いました。まずHさんの考え方がネガティブ思考で，子どもに対しても「いつも馬鹿にされている気がする。だからあまり話もしないです。頭にくることがあっても呑み込んで我慢しています」と話していたことから，自分の気持ちや考えを相手に伝えるが，相手のことも配慮する方法，自分も相手も大切にしたやり方である「アサーティブ」な思考になるよう，物事のとらえ方，またその時の対応の仕方などの説明を行いました。また院内のプログラムで行っているコミュニケーション道場（コラム参照）へ参加し，アサーティブ・トレーニングをしました。Hさんは，「退院したら，そういう考えになるよう頑張ります」と話していましたが，あまり自信がなさそうな印象を受けました。

アセスメント

Hさんはとても優しく真面目な性格な人で，今まで仕事を頑張り，結婚をして血のつながりのない子ども2人を育ててきた。今後ストレスと上手に付き合っていくために，物事のとらえ方を，今までのようなネガティブな思考ではなく，ポジティブな思考へ変わるよう癖をつけることで，やがて他人の言動に振り回されなくなれば，苦痛も緩和され，生きやすくなるのではないか。

看護のポイント

① 会話の機会を増やし考えていることや悩みを聞く
② 面接の際は話しやすいように多目的室やデイルームなど周りに人が居ない場所を選ぶ
③ 同僚や子どもに対する怒りの原因と場面を知る
④ コミュニケーション道場へ引き続き参加しアサーションの方法を知る

変化

その後，Hさんは外泊ができるようになり，自宅近くの自助グループには参加していましたが，家に帰ってもゆっくりと家族と過ごすことはできませんでした。また妻の面会はなく，子どもも入院中一度も会いに来ることはありませんでした。

初めの頃は楽しんで通っていた自助グループへも慣れてくると消極的になり，毎日参加はしていましたが，退院後に通う自助グループの話になると煮え切らない様子でした。それでも一緒にアサーティブ・トレーニングは続け，自助グループへ参加したりして，退院後へつながるように話をすすめていきました。

退院前の主治医面接で妻にも来院してもらいました。妻としては，経済的に苦しいためすぐに復職してほしい，自分の体調もあまりよくないため断酒を続けて自分を含め家族に迷惑をかけないでほしいということでした。

そしてHさんは退院し復職して，紹介先のクリニックの外来へ通院することになりました。2か月くらい経つと，時々飲酒し外来へ来ないこともあったといいます。それでも何とか連続飲酒にならず，節酒し仕事もして，生活は続けられているようです。

ある日，職場の同僚に対してアサーションをしたと外来で主治医に話したそうです。仕事が終わり退社する時にHさんが同僚に「お疲れさまでした」と声をかけると，その同僚は小声で何か文句を言っているように見えました。そこでHさんは思い切って，「今何て言いました？ 今僕はお疲れさまでしたと声をかけたのですが，聞こえていましたよね？ 僕の勘違いかもしれませんが，無視しているようにみえます。今までのことでお互いにわだかまりとかもあるかもしれませんが，僕としてはこれからも仲良くやっていきたいと思っています」と自分の正直な気持ちを相手に伝えたとのことです。その日，家に帰り妻にそのことを話すと，妻も驚いたそうです。妻は，「入院してよかった。あなたも何かを得て変わったのではないですか」と話したそうです。

> **まとめ**
>
> Hさんは非常に真面目で，治療にも熱心に取り組む患者と思われたが，それは自分の感情をうまく表に出せず，我慢してしまうことから見える姿であった。しかし，入院中にアサーティブ・トレーニングを重ね，自己主張の方法を得たことで，変わりつつあるHさんが現在いると考えられる。退院後の，同僚とのやり取りの場面では，自分の気持ちを素直に伝えることで今までの同僚との関係の改善を図ろうとしており，また自分を変えることでストレスの緩和を図っている。ストレスに対する対処方法を身につ

けようとした思考が働いているといえる。

　「入院してよかった」という妻の言葉は，病気をすべて肯定できたというものではないだろうが，病気のあるHさんとともに歩んでいこうとする第一歩を示すものだと考える。なお，アルコール依存症の回復には家族の協力が重要であり，協力を得るには病気に対する理解が必要であるため，当初，妻に家族教室に参加するよう勧めたが，妻は母親の介護や今までHさんに対して面倒をみてきたという思いから，もうかかわりたくないと話していた。その時の妻の表情から，入院前にどれほど家族が大変な思いをしていたかを知り，それ以上家族教室への参加を勧めることができなかった。しかし，大変な思いをしてきた家族でも，本人の変化により少なからず変わるということを体験することができた。

（亀井和泉）

column

コミュニケーション道場

　コミュニケーション道場とは，成増厚生病院で行っているプログラムの一つであり，参加したい患者を募って少人数制で行っている。患者自身の過去に起こった出来事の中で悲しかったことや怒りの場面，その時に実際に自分のとった行動と気持ち，相手にしてほしかった言動を各々発表する。それに対して，スタッフと参加している患者が意見を出し合い論議する。最後にスタッフから，アサーションの方法について具体的なアドバイスを行う。

目的
・自分の本当の気持ちに気づく
・より自分と相手を大切にするコミュニケーションの方法を学ぶ
・よりよいコミュニケーションの練習をする

内容
・テーマ：アサーティブ・トレーニング
・第1回：アサーティブとは
・第2～3回：感情の振り返り（コミュニケーションで困った場面から）
・第4回：ロールプレイ

対象者
・日頃からコミュニケーションに苦手意識のある人
・しらふでのコミュニケーションに不安がある人
・人間関係がきっかけでストレスがたまり飲酒に向かった人

（亀井和泉）

軽度精神遅滞を伴う50代女性

重複障害が与える生きづらさにも焦点をあてたかかわり

　現在のアルコール病棟には，アルコール依存症という病気だけでなく，軽度精神遅滞や発達障害など重複障害の人が入院することが多くある。ここでは，軽度精神遅滞のある人へのかかわりの一例を紹介する。

事例

人間関係がうまくいかず…

　Ｉさんは50代の女性。父親は10年前に70代で，母親は１年前に80代で死去しました。２人姉妹の次女で，姉は結婚し独立しています。そのためＩさんは，単身で生活していました。Ｉさんの知能検査の指数値（IQ）は60で，軽度の精神遅滞があるため，中学校では特殊学級に通っていました。

　中学卒業後，Ｉさんは清掃業などの職に就きましたが，人間関係がうまくいかず，職を転々としました。そして，40代の半ば頃からはスーパーマーケットの品出しの仕事に就きましたが，この職場でも人間関係がうまくいかず，そのストレスから情緒不安定になりました。Ｉさんは以前から事あるごとに飲酒していましたが，この頃より特に飲酒量が増加し，酒臭をさせて出勤したり，徐々に欠勤が目立つようになり，結局，解雇されました。

　Ｉさんはそれから定職にも就かず，飲酒を繰り返しながら，だらだらと生活をしていました。そして，母親の死去後は単身生活となったために飲酒量がさらに増え，昼夜構わず連続して飲酒するようになりました。今回，心配した姉がインターネットで当院を知り，本人同伴での来所相談という運びとなりました。

　Ｉさんは「一度，飲み始めてしまうと止まらなくなっちゃうの。でも，ひとりでどうにか断酒できるので大丈夫です」と，当初は入院を拒みましたが，肝機能も悪化していたために入院の必要性を丁寧に説明されたところ，姉の強い勧めもあり，本人も

同意をし入院となりました。

> ### アセスメント
>
> 軽度精神遅滞があり，物事の関連性を推理したり，統合したりする能力に限界がある。また，言葉の意味はある程度理解することができるが，年齢相応の理解力はない。情報が多くなると，混乱してしまう。それに伴い，物事に対する良否の判断や注意力の持続は，特に困難となりやすい傾向にあるようである。Ｉさんが入院でどこまで病気の理解を深めることができて，自身の飲酒について振り返られるかは未知数である。また，トラブルなく集団生活を送ることができるか，あるいは自助グループに交通機関を利用し参加できるかどうかも不安が残る。

> ### 看護のポイント
>
> ① 専門用語は使わない
>   ・わかりやすい言葉で信頼関係を築く。
> ② 二者関係の構築を優先する
> ③ 姉の協力を得る
>   ・精神遅滞の理解を促し，治療への協力を得る。
> ④ 生活の中で何がどのように困っているのかなどの情報の把握を行う

ハンガーストライキ

入院して約1か月後，「今日はご飯食べないよ！ なぜかは言いたくない，何も言わない」とＩさんがすごい剣幕で怒鳴りました。看護師がどうなだめようとも状況は改善せず，Ｉさんは「食事を摂らない」という行動でハンガーストライキを起こしました。

Ｉさんは入院当初，「Ｚさんの言い方が怖い」「Ｙさんと合わない」など，人との関係に馴染めずに退院を要求することもありました。一度感情が高ぶってしまうと，自己抑制できなくなるようです。こうなってしまうとなかなか看護師の話も耳に入らなくなってしまいます。根気よく傾聴していくと，「Ｚさんとやりあったの。昨日，あ

CASE 9 軽度精神遅滞を伴う50代女性

まりに腹が立ってコンビニに行って飲もうかと思った。でもそんなことしたら前と同じ生活に戻っちゃうでしょ？　姉にも心配かけちゃう。看護師さんも忙しいのに，迷惑かけちゃうかもしれないと思って」と涙を流しながら話しました。

私は「人や場所に慣れるまで時間がかかると思いますが，私たち看護師はIさんがしらふで頑張っていることをよくわかっています。でも，このように感情的になって，何事に対しても拒否するというストライキを起こしてしまうと，Iさんの印象が悪く見られてしまうので，非常に残念な気持ちです。怒りやストレスを感じたらストライキをするのではなく，感じていることを看護師に話してほしいと思います。そして，入院期間が終了するまで病棟の約束ごとを守って頑張ってほしい」と諭すように伝えました。

その後Iさんは，約束もある程度守れるようになり，困りごとの相談や人間関係の怒り，あるいはストレスが生じた時には看護師に話ができるようになりました。それにプラスして精神安定薬を内服することや，近隣の公園へ行き人混みから離れて自分の時間を作るなど，具体的な行動をとることで本人も落ち着いてきました。時折，きっかけなく気分の波がみられ，落ち込むこともありましたが，徐々に人や環境にも慣れ，精神的に安定しトラブルなく入院生活に適応していました。

Iさんは時々，「よくわからないこともあるけど」と話すものの，断酒教育プログラム（アルコール・リハビリテーション・プログラム，ARP）には積極的に参加していました。また，自助グループに関しては，資料を用いてわかりやすく説明し，最初の数回は看護師が付き添いました。その後は，入院中の他の患者さんたちに同伴してもらうことで徒歩圏内の会場へは迷わず安心して参加することができるようになりました。

アセスメント

唐突な気分の浮き沈みが多く，集団生活に馴染めずに中途退院となる可能性が高かった。しかし，困りごとやイライラ，怒りなどを傾聴し，その解決策を本人にわかりやすく説明することにより，徐々に落ち着きを取り戻していった。病気や治療については，どこまで深く理解できたか定かで

はないが，学習の中でアルコール依存症が病気であることを知り，その怖さについてはある程度理解できたのではないか。今回の入院では，本人の意向も尊重したうえで，納得できるような治療の方向性を考えていく調整が必要である。また，姉に対しては医療側の見解を十分に説明し，理解を得たうえで，今後のかかわりや退院後に起こり得るであろう再飲酒などのリスクについても話し合っておく必要がある。

看護のポイント

① 飲酒問題にどこまで向き合っていくことができるかを確認する
  - プログラムの導入・病気に対して根気よくわかりやすく説明する。
② 個別的なかかわりから集団の場の導入を図っていく
  - 誰に相談しても安心が得られるように，看護師側の意思の統一を図っておく。
③ 個別のプログラムを用意する
  - わかりやすい内容と具体策が一目でわかるような教材の開発。
  - できるだけ支援者が目の前で先にやって見せた後，本人ができるか一緒に確認しながら導入する。
④ 日常的な規則正しい生活の自立に関する継続的なサポートをする
  - 心理的なプレッシャーを与えず，安心感を与えるような受容的かつ保護的な態度で臨む。
  - 新しく物事を覚えてもらう時には，複数の課題を与えるのではなく，一つのことをゆっくり説明する。
⑥ 姉の治療の場への参加を積極的に促す

自宅へ退院するも…

　その後，Iさんの入院生活は順調に進み，退院の話が出てきました。
　Iさんの住むX県は，アルコール依存症に関する専門外来や自助グループなどの社会資源が乏しいこと，単身生活による再飲酒というリスクがあること，姉宅とは電車でも数時間の距離があるので往来は難しく，姉からの援助も受けられない状況にある

ことから，退院後は生活保護を申請する傍ら，姉宅近くへの転居を提案しました。

一時は，Ｉさんもその案に納得していましたが，結局，「地元を離れたくない。ひとりで大丈夫」と現在の住まいに戻ることを決断しました。一方，自助グループに関しては，参加してはいましたが，内容をあまり理解できていないのか，「難しいことはよくわからない」「何だか物足りない。ダイエットのために行っている」「特に言うことないです」と，否定的な発言も多く聞かれました。

退院前の合同面接で，最終的にはひとりでやっていくことを尊重したうえで，継続的な外来通院と自助グループ参加を約束することで退院が決定しました。退院後はＸ県の精神科病院の外来に通院し，自助グループに関しては，地元断酒会の開催場所の地図と資料を渡し，継続参加をするということになり，Ｉさんは退院していきました。

しかし，退院して１か月が経った頃，「寂しくなっちゃって飲んじゃった」とＩさんから電話がありました。

姉の情報によると，再飲酒後，次第に衰弱し，身体状況が悪化してきたということでした。外来，デイケアとも「人に慣れなくて」との理由で参加はしていないということでした。断酒会は「夜に参加すると，最終バスは終っているの。自転車で行くしかない。行けるところは月に２か所しかない」との理由で参加は１回のみということでした。Ｉさんは「ひとりで大丈夫かと思ったけど，やっぱりだめだった」と話し，再入院を拒むことなく，同意して入院となりました。

アセスメント

ひとりでも頑張れると自宅へ退院していったが，人間関係の問題や交通の不便さもあり，再飲酒してしまった。うまくいかなかったという思いを受け止めるとともに，退院にあたっては，断酒治療に並行して住環境を整えていくことが必要である。また，Ｉさんのこれまでの生活状況からみると，外来通院，自助グループへの参加という型にはめたプログラムを提供しても，新しい人や環境に適応していくことは難しいと考えられる。より本人にあったプログラムを考えていかなければならない。

> **看護のポイント**
> ① うまくいかなかったという思いを受け止める
> ② 本人,家族と話し合い,退院先について再検討する
> ③ 常に本人を主体とした回復へのプログラムを提供する
>   ・本人が無理なく進められるようなプログラムを本人と一緒に考えていく。

再入院

 2回目の入院となりましたが,Ⅰさんは前回の入院と同様に日常生活に嫌なことがあったり,対人関係に悩んでしまいイライラしたり,ストレスをためたりすると,「食事を摂らない」などの反応が見られ,たびたび駄々をこねることがありました。ある日は,「姉が自分の家のことで心配している。また,いろいろなお金の工面で,疲労困憊しているのが申し訳ない」と泣きながら,食事を摂りませんでした。

 そのような姿勢は,前回の入院と同様であり,かかわりの方法はスタッフ全員慣れていたので,反応に巻き込まれることなく,かかわることができました。私はⅠさんの言い分をじっくり傾聴した後に,「気持ちは痛いほどわかります。お姉さんもⅠさんのことが心配だからこそ,一生懸命に頑張っています。そんなお姉さんの気持ちを無にしないためにも,私もサポートしていきますから,今は断酒治療に焦らず,ゆっくりと専念してくださいね」と話すようにしました。

 しかしその後も,Ⅰさんは様々な感情的な反応を起こし,拒否的なハンガーストライキもあり,看護師を困らせていました。それに対して私は,「今,Ⅰさんのとっている行動は入院する時に約束したことに反する行動ではないでしょうか。Ⅰさんが食事を摂ってくれないと,私も困ってしまいます。食事はきっちり摂ってほしい」と,毅然とした態度で繰り返し伝えました。するとある時,Ⅰさんは「そうね。看護師さん振り回しちゃ悪いから頑張る」と,ハンガーストライキは一応の収束をみました。

 前回の失敗を踏まえ,断酒継続に必要な治療環境を整える意味でも,姉がサポートしやすい距離にあるクリニックのデイケアを紹介し,そこに近いアパートへ転居することを決定しました。同時に,経済的に困ることなく,安心して断酒に専念できるようにと,転居先でも生活保護を申請し,受給することになりました。

そして，退院後の方向性を検討するために，合同面接を，姉，転居先の生活保護担当者，転居先の保健所保健師，クリニックのデイケア担当者で実施しました。その話し合いの中でIさんは一度外泊したことを振り返り，「自助グループに行ってしまうと，帰ってから片付けや洗濯など家のことが何もできないの。生活に余裕がなくパニックになってしまいそう」と話しました。そのため，自助グループ主体ではなく，デイケアの連日参加を基本とし，自助グループはデイケアのない週末の余裕のある時のみの参加となりました。また，定期的な訪問看護，ホームヘルプ，配食サービスの利用についても話し合いました。それらを集まった関係者で確認し，本人も同意しました。

その後，退院に向けて引っ越し作業を進めていると，Iさんは，「知っている人もいないし，近所の環境もよくわからない。引っ越しも，部屋の中が何もかも片付かなくて。もうイライラしてしまって」と話しました。そこで私は，退院してIさんが困らないように，引っ越し先を一緒に訪問してみました。室内の確認や駅からアパートまで，あるいはアパートからクリニックまでの道を歩いて，アパート付近のスーパーや郵便局の場所，また，自助グループ会場までの道順も一緒に確認しました。忘れることのないように，地図も用いながら資料を使って説明すると，Iさんは時折，「大変だよぉ」と話していましたが，「どうにかできるかもしれない」と少し自信を取り戻しているような雰囲気でした。

アセスメント

一般的に自助グループへの参加は，断酒継続において非常に重要である。しかし，Iさんのように軽度精神遅滞などを伴う場合，画一的な治療方針では無理が生じてしまうことがある。自助グループを主体としない，本人に合わせた個別的な治療の目標設定をすることが求められる。また，高い治療目標を掲げると，それらが達成できなかった時に，医療者，本人とも無力感が生じてしまい，結果的に互いの関係性が悪くなる恐れもあるので，注意が必要となる。

> **看護のポイント**
>
> ① できることとできないことを分けて，まずはできることから実践していく
>   - できたことに対しての評価を忘れずに行う。
> ② 家族，地域のサポートを得る
>   - 本人を取り巻く人たちの協力が不可欠である。

話ができる人がいるから…

Ｉさんは退院後，月曜日から土曜日までデイケアに参加しています。自助グループに関しては，本人の気が向いた時に月に２回参加しているようです。時折，病院に顔を出しては私に，「デイケア，毎日だから大変よ」とぼやいていましたが，「でもひとりじゃ寂しいし，話ができる人がいるから」と前向きな発言もしていました。退院して約２年になりますが，現在もアパートで単身生活を送りながら，どうにか地域で断酒継続できています。

> **まとめ**
>
> 　依存症という病気の背景に重複障害がある場合，依存症だけに着眼するのではなく，その重複障害が与える生きづらさにも焦点を当てていくことが大切になる。
>
> 　Ｉさんは，対人関係を上手にとることができず，飲酒で問題解決を図っていく構図が見られた。それを打破していくために，入院中から行政，外来スタッフ，自助グループなど，「人と人とのつながる関係」を作ることにより，不安やストレスが軽減されるような治療環境を整えていくことに力を入れて支援した。
>
> 　また，今回のＩさんのように軽度精神遅滞があるような場合には，医療者がよかれと思って様々な決断をしてしまいがちである。しかし，コントロールすればするほど，本人と気持ちが大きくずれてしまう結果となりや

すい。
　断酒の決断を本人に託す「自己選択，自己決定への支援」という基本的なかかわり方は，一般的なアディクションのかかわり方と変わらないが，その人の持つ問題を把握して，何が一番優先される治療なのかを選別していくことが，非常に大切になると考えられる。

〔鈴木良平〕

第2部 実践事例

CASE 10
看護師に怒りをぶつけ続ける50代男性
正面から向き合うことで関係性を作る

　アルコール依存症の入院は，本人にとっては理不尽であることが多い。病気だからというだけではなく，アルコールによる事故，家庭の経済的困窮，家族とのトラブル，仕事の行き詰まり，あるいは身体的・精神的問題などが重なって，生活全体が八方塞がりの状態となったため，とりあえず入院して，様々な問題解決の糸口をみつけようということもある。

　患者が入院して精神的に落ち着いてくると，社会の中で飲酒の原因となっていたいろいろな問題を謙虚に受け止められるようになる。そうすると，今まで突っ張っていた心の殻が剥がされ，現実の問題が浮き彫りになってくる。同時に，元来の自己評価の低さが露呈して，被害的念慮や漠然とした不安が強くなる。その不安を解消するために，看護師に怒りや不安を向けてしまう人も多い。

　ここでは，病棟ルール，職員の応対，入院費，プログラムの内容などについて，細かく分析をしながら看護師に怒りや苦情を訴える人に対して，どのような対処を試みたかを報告する。

事例

一人で入院相談に訪れる

　Jさんは50代の男性です。20代後半で結婚し，現在，妻と二人の子どもは他県で暮らし，Jさんは東京で単身生活をしています。

　Jさんは大学卒業後より，証券会社の営業マンとして一生懸命働き，その業績を認められて，5年前に栄転で東京本社の管理職となり，単身赴任しました。しかし，管理職となってから，今までと仕事の環境が一変してしまいました。これまでは自分の売り上げだけを考えていればよかったのですが，今度はそういう訳にもいかず，周囲に対する気遣いや人との関係において，目に見えないストレスを感じるようになりま

CASE 10 看護師に怒りをぶつけ続ける50代男性

した。

　Jさんは元々，接待の時に飲酒する程度でしたが，管理職についてからは，仕事のプレッシャーなどでイライラすることが多くなり，自宅でも飲酒するようになりました。徐々に職場での人間関係のストレスが増えたことに伴い飲酒量も増加し，不眠や抑うつ症状などが表面化しました。肝機能障害も認められるようになり，休職し内科のクリニックで治療に専念しましたが，なかなか飲酒がやめられず症状の改善が見られないことから，休職が長引いてしまいました。そしてアルコールが切れると汗が出たり，手が震えたり，食事も摂れなくなりました。

　また，記憶をなくすことが増え，内科クリニック主治医からアルコール専門病院を紹介され入院しましたが，入院10日で自主退院してしまいました。その後も断酒ができずに，内科的問題や離脱症状にも苦しむようになり，ここ数年，内科の入退院を繰り返すようになりました。結果，Jさんは会社からの勧告により退職を余儀なくされました。しかし退職後も断酒することができず，インターネットで当院を検索し，一人で相談に訪れました。そして，「酒をやめて社会復帰するためにも，どうにか入院させてほしい」と入院を強く希望しました。

　相談を受けた私は，「当病院は開放病棟とはいえ，プログラムや自助グループに参加することが原則であり，行動の制限がかかります。また，入院されている方も老若男女を問わず，様々な方がいます。みんなと仲よく協調性をもって生活してください」と伝えました。Jさんは「そうですか」としばらく考えた後に「わかりました。その条件で大丈夫です。身体も心も限界なのでとにかく入院させてください」と，入院を決意しました。

　また私は，「この病には，家族の協力も重要です。遠方ではありますが，入院後は家族の定期的な面談も必要になります。奥様にJさんの入院相談の経緯と，今後の治療についてもご連絡したいのですが，よろしいでしょうか」と確認しました。Jさんは「妻は他県で遠いので，必ず参加させなければダメでしょうか。あまり家族には迷惑をかけたくないのですが」と，家族への連絡を渋っていましたが，家族の協力が入院の条件の一つであることを伝えると「わかりました。連絡してください」と了承しました。

　早速，私は妻に電話連絡しました。電話口で妻は，「ここ数年，何か様子がおかしいとは思っていました。そのことを夫に伝えても，夫は大丈夫だからとの一点張りで

した。今回，退職を強いられることになって，初めて夫にお酒の問題があることを知りました。あの人はプライドが高く，他人に弱みを見せるのが苦手な人なのです。前回入院した病院は本当に本人と合わなかったみたいです。本人の話だと，今度の病院は施設も新しいし，安心して大丈夫そうだと言っていました」と，夫との連絡がついているようでした。私は妻にも，入院時のルールについて説明をしました。そして，医師の診察の結果，Ｊさんは入院しました。

> **アセスメント**
>
> 　相談に訪れた時のＪさんの表情は硬く，神経質そうな印象であった。以前に入院していた病院への不満や怒りが強く10日で自主退院していること，そして自宅は他県であるが，単身生活のままでの入院を簡単に希望するので，動機づけの面で非常に気になった。その気になったところを本人に確認していくことによって，**本来の飲酒の問題がクローズアップされるかもしれない**。また，遠方で暮らす家族の協力がどこまで得られるか，慎重に見極めなければならない。

> **看護のポイント**
>
> ① 病識の有無を確認する
>   - 過去の入院で何を学び得て，それを社会の中でどう生かしていたのかを観察する。
>   - 本人の生活歴，飲酒歴などの情報を詳細に聴取する。
>
> ② 関係性を作る
>   - 入院の目的を明確にする。
>   - 信頼関係を作れるようにかかわる。
>
> ③ 家族へのかかわり
>   - 十分な病気と治療の説明を行う。
>   - 遠方でもできることを一緒に考えていく。

苦情のオンパレード

　Jさんは入院後数日は落ち着いて過ごしていましたが，次第に看護師の対応への不満を示しはじめました。

　入院5日目の日中，病棟プログラムに参加していないということで，看護師がJさんに参加を促すために声かけをしたところ，「調子がよくないから寝ているんだろ！ 何度も同じこと聞くなよ！」と怒鳴ったと報告があり，担当看護師となった私は，すぐに面接を行いました。

　「どうして看護師を怒鳴ったのですか？」と聞くと，「先日から同じことを何度も聞かれて，イライラしてしまいました。また，体調も悪かったのに，強制的にプログラムに出るよう言われて，ついカッとなって文句を言ってしまいました」と答えました。

　「今は離脱期であり，まだ感情が不安定な時期です。ただ，入院時の約束通り，基本的にプログラムは全員参加のため，部屋にいる人全員に声をかけています。看護師も日々，接遇には気をつけてはいますが，残念ながらJさんの思い描くような100％の満足を提供できるとは限りません。今後もいろいろと思いのズレなど，気になることも増えてくると思いますが，お互いに協力して治療を行っていきたいと思います」と言うと，「病院に対するクレームではないですから。よろしくお願いします」と，Jさんは私に対しては低姿勢で話しました。

　しかしその後も，Jさんから看護師へ，さまざまな怒りや不満がぶつけられました。

　入院しておよそ2週間が経った頃には，「ちゃん付け」で呼ばれた女性看護師から「ちゃん付けではなく，苗字で呼んでください」と言われたことをきっかけにして，「否定から話し出すのはダメだろ。こっちは親しみこめて呼んでいるのに！ 僕も未熟だけど，ほんと気分悪いわ！」と，吐き捨てるように言ったとのことでした。そのほかの女性看護師に対しても同様に「ちゃん付け」で呼びかけるなど，Jさんは女性看護師に対する距離感が近いのではないかと申し送りがあり，担当の私は再び面接を行いました。

　「女性看護師への呼称の件ですが，担当としてはお互いの関係性に溝が生じてしまうことを心配しているのですが」と話すと，「すみません。昔からいつもよくしてくれていた人には，親近感のつもりで，あだ名や下の名前で呼んでいました。その習慣でここでも同じような感じで呼んでしまいました」と答えました。

　「こちらの対応で気分を害されたことについては謝罪します。しかし，若い女性看

護師も資格を持ち，真剣に仕事をしています。当院はよりよい治療関係を構築していくために『あだ名』などの呼称は一切お断りしています。またＪさんにはスタッフ・患者間含めて，お互いの境界線や距離感についても考えていただきたいのです。そのうえで，スタッフに対しては，苗字で呼んでいただきたい。ぜひ，ご協力をお願いします」と，私は毅然とした態度で説明しました。Ｊさんはその私の態度に驚いたのか，「セクハラなどではまったくありません。しかし考えてみたら，病院という場所でこんな発言はおかしいですよね。今後はこのようなことはないようにします。先日，なれなれしく接してしまった女性看護師の方たちに申し訳なかったとお伝えください」と，私には終始丁寧に謝罪しました。しかし，最後に一言だけといって「挨拶しても看護師が返答してくれない時があるのです。でも，それ以外は病院に対する不満はまったくないですから」と，自分の言動を謝罪しながらも，病院に対する不満を一言口にしました。

また，入院しておよそ20日が経った頃には，Ｊさんは内服薬の自己管理について説明した看護師に対し，他の病院の写真つきの薬剤情報提供書を指差し「自己管理しなきゃいけないのに薬の写真がないのはおかしいじゃないか！　こういう説明書があるのが当然じゃないのか」と語気を荒げました。その看護師は「当院では希望の方のみに，説明書を出すシステムとなっています。今依頼するので説明用紙ができあがるまで少し待っていただけますか？」と伝えましたが，Ｊさんはなかなか納得しなかったとのことでした。申し送りを受けた私は，一人でかかわるのは困難だと思い，その問題解決に向けて，本人・主治医・担当看護師である私で面接を実施しました。

Ｊさんは「説明書は自分が内服するうえで重要なものですよね。自分からその薬剤情報書を指摘しない限り，その説明書を渡してくれないことについては，本末転倒だと思っています。私は，初めから，薬剤の説明書が欲しかったことを言いたかったのです。それにもかかわらず，あの時のスタッフの対応が納得いきません」と話しました。

私が「いつもは細かい苦情以外は冷静なＪさんが，なぜ声を荒げてしまったのか不思議に思っています」と言うと，「看護師と喧嘩をするつもりはまったくないのです。看護師の『紋切り型』の冷たい言い方が納得できない」と答え，言葉尻をとらえての話になってしまいました。

私は「Ｊさんの主張は理解できますし，説明不足であったことはお詫びします。ただ，Ｊさんが話をしている時の態度は非常にきつく感じることがあります。女性看護師か

らは怖いとの印象があるそうです。お互いの考え方や思いのズレという行き違いは今後も十分考えられます。仮に，看護師との関係でストレスになるようであれば，当院での治療は厳しいかもしれません」と，たびたびのトラブルに私は嫌気がさし，最後の手段である自己退院を匂わせてしまいました。するとJさんは驚いた表情になり，「私はそんなきつい言い方していますか？　そんなつもりはまったくないのですけど。自分でそうじゃないと言っても，そう感じる人がいたということですね。よくわかりました。誤解を受けるような物の言い方については自分でも気をつけたいと思います。だから，入院は継続させてください！」と話しました。

アセスメント

　他者への不満は話すが，担当の私に対しては攻撃的にはならず，逆に怖いぐらいに低姿勢である。Jさんは自己評価が低く，人から嫌われたくないという気持ちが，人を選別しているかもしれない。それ故に，家族と連携をとっている私から，ややもすると見捨てられるのではないかということへの不安もあったのではないか。人を見て，怒鳴ったりすることや，様々なクレームに対しては，スタッフも適時対応するが，なかなか本人は納得しない。これは離脱期の不安だけではなく，根底にある怒りや悲しみ，あるいは自己防衛の高さも影響しているかもしれない。よって，問題が起きた時に適時に対応をすることで安心感，満足感を提供するとともに，要求に対してできること，できないことなどを明確に伝えることも必要になってくる。

看護のポイント

① 積極的に自助グループに参加するよううながす
　・否定的なエネルギーを発散して肯定的なエネルギーに変換していく。
② 白黒志向ではなく，ある程度の妥協点を互いに見つけていく
③ トラブルが頻繁に起こる場合には，治療継続の是非について本人，家族と面接し，入院の目的や入院時の枠組みについて再確認していく

入院中の飲酒

　後日，改めて行った私との面接では，「迷惑かけてすみません。営業畑でやってきたので，他人の行動がいろいろと目についてしまうのです。でも，ここの人たちは優しいです。今後はもう迷惑をかけないし，攻撃しようとも思いません。でもすぐカッとなってしまうのです」と，Ｊさんは話しました。

　「お互いの感情の受け方は様々だと思います。場面によってきつい口調で怖いと感じてしまう看護師もいます。Ｊさんは普段は穏やかですが，時として無意識にきつい口調や表情になっていることもあります。Ｊさんの強い口調に看護師も過緊張になってしまっているかもしれません。私には礼節を保ちながら話してくれるのに，他の看護師には時として口調が荒くなってしまうのが，担当としては残念です」と私が言うと，「営業で食うか食われるかの世界で生きてきたので，自分の意見が通らないと，自分の考えを押し通そうとしてしまうのです。そういう時の表情とか言葉遣いは，相手からしたら怖いのかもしれませんね」と答えました。

　そこで私は，「Ｊさんも，今は精神的にも落ち着かない時期で，人間関係に戸惑っているかもしれません。今後は，できるだけ落ち着いて自分の思いを伝えてほしいのです」と話しました。

　しかし入院から約１か月後，Ｊさんの顔が紅潮しイライラしている様子が窺えたので，「いつものＪさんとは違うので，心配しています」と伝えると，しばらく沈黙があったのち，「もう私の心理はわかっていますよね。今日は初めての自助グループに参加しました。でも道に迷い，花粉もすごくて，イライラして…」と涙目になり，「飲みました」と飲酒を認めました。

　後日，Ｊさんと飲酒の振り返りをすると，「女性看護師から怖いと思われてしまっていたことが飲酒の引き金になったと思う」と，もっともらしい飲酒の理由をつけていました。看護師との気持ちのズレを確認すると，怒りや，自分の気持ちがわかってもらえない悲しみ，孤独感があったかもしれませんと，涙を流しながら話しました。

　私は「プログラム中でも怒りを覚えたら，その場を離れることも一つの方法かもしれません。今後は自分自身を飲酒から守るためにも，飲酒欲求や怒りなどが強くなった場合には，看護師に相談してほしい」と伝えました。するとＪさんは何度もうなずきました。

　また，飲酒した事実と今後の方向性について妻に電話連絡をしました。同時に，威

圧的な言動で看護師が困っていることも伝え，今後もこのような威圧的な態度が続くと，当院では治療継続が難しいことを説明しました。すると妻は「私に対してそのような態度はとらないのですが，買い物先のお店のスタッフや友人からの情報によると，よく語気を荒げることはあったようです」と，以前から妻以外には攻撃的なところがあった様子を語りました。

また，今後のJさんとの生活について聞いてみると，少し寂しそうな声になり「断酒できれば，今まで通りの生活を継続していきたいと考えています。しかし，治療を中断してしまうようであれば，実家につれて帰ろうと考えています。これは本人の母にも伝えています」と話していました。

アセスメント

飲酒によって身体だけでなく，感情も病んでしまう。断酒をしたからといってすべてが解決するわけではない。しらふになったからこそ，現実が見えすぎてしまい，怒りや悲しみ，孤独感を強く感じることもある。

そのストレスコーピングとしての飲酒ではあるが，今回の場合には担当看護師に対して自分のつらい状況をわかってほしい，という不器用な思いもあったのかもしれない。

担当看護師として，本人が飲酒を認めたことを評価し，回復のステップとして今後につなげていくかかわりが必要となってくる。また，再飲酒を予防するためにも看護師や自助グループの回復者に相談するなど，人や場所の活用についても説明していく。

看護のポイント

① 飲酒を決めつけるのではなく，表情や言動からいつもと様子が違うため，看護師として心配していることを伝え，血圧測定など身体状況をアセスメントしながら，飲酒の事実確認をする
② 飲酒したことは責めず，飲酒を認めたことを評価する
・回復のステップであり，今後に向けて一緒に考えていくことを伝える。

③ 離脱症状の出現が考えられるため，薬物・環境調整を行い休息をうながす
④ 飲酒の振り返りは離脱症状が治まってから行う
 ・場面，対人関係，感情の動きなどを含めて，なぜ飲酒したのかを振り返る。
⑤ 家族にも本人が飲酒を認めたことを評価し，回復へのステップとしてかかわっていく大切さについて説明する

退院を目前に控えて

　その後も時折些細なクレームはあるものの，Ｊさんは自助グループへの参加を欠かさず，回数を重ねるごとに，徐々に感情の起伏が落ち着いていきました。

　Ｊさんはこの頃には，「先週誘われたAAはよかった。今は怒りが落ち着いています。入院時は焦りがあったが，今はなくなり，楽になった気がします。今の精神状態が本来の自分ではないかと思うようになりました。妻との約束では，断酒することが一緒に生活ができる条件になっています。無理せずに少しずつやっていきたい」と穏やかに話していました。さらに，「以前なら，徹底的に妻を責めていました。しかし，今後は冷静に現実をとらえ，お互いが嫌な気持ちにならないようにしていきたいと思っています」と語りました。

　そしてＪさんは，3か月の断酒教育プログラム（アルコール・リハビリテーション・プログラム，ARP）を終え，家族のもとへと帰っていきました。

まとめ

　たびたび，Ｊさんの苦情応対をしてきた。正直「またか」と，心が疲弊したこともあった。しかし，そのたびにできることとできないことを明確に伝え，一つひとつの問題に対応して安心感を提供するようにつとめたことで，Ｊさんの心境や病気のとらえ方に変化が生まれたのかもしれない。

　Ｊさんは退院時にこんなことを言っていた。

> 「今まで，飲酒は職場への不満やストレスが原因だと感じていた。周囲に対しては自分の気持ちを何でわかってくれないのだという思いが強かった。しかし，入院して，しらふでいる時間が増えてくると，冷静に周りの状況や自分の感情を見つめられるようになった。今回の入院でも，人との関係が思うようにならず，トラブルを起こしてしまったこともあったが，担当の看護師さんは正面から逃げずに向き合ってくれた。それが自分は嬉しかったし，満足感につながったと思う」
> 　この言葉を聞いた時，私は救われたような気がした。

（鈴木良平）

CASE 11

母娘の思いがすれ違い，異性問題を起こす20代女性
共依存関係への介入の難しさ

　飲酒問題を起こしているのにもかかわらず，断酒をしないで，同じ問題を繰り返してしまう人がいる。その人の背景には，飲酒問題を解決してくれる人が存在していることが少なくない。身近に問題を解決してくれる人がいない状況の時には，あらゆる手段を駆使し，飲酒問題を意識的に大きくして，周囲の人がやむなくかかわらざるを得ない状況を作り出してしまうことも多い。ここでは，家族や異性をコントロールすることで飲酒を続けた女性のケースを紹介する。

事例

本当に断酒する気があるのか…

　Kさんは，母親に付き添われて入院相談のために来院しました。年齢は20代半ばで，大学中退後の10代後半からスナックに勤務して毎日飲酒するようになり，20代に入った頃には覚せい剤を使用するようになりました。同じ薬物を使用していた友人が検挙されたことをきっかけに，Kさんも逮捕され，その後，保護観察処分となりました。

　薬物を断つと，Kさんは不眠，イライラなどが出現するようになりました。精神科を受診したところ，うつ病と診断され，それから定期的に精神科に通院しましたが，覚せい剤から徐々に酒に依存がシフトしていったとのことです。

　禁酒したこともあったそうですが，そうすると日常的に不安，緊張が連続的に起こり，結局，それを治めるために飲酒を繰り返し，連続飲酒が起こるようになったといいます。その後は，アルコール性肝障害，離脱てんかんを繰り返し起こすようになり，先週には心肺停止となって救急搬送され，救命処置で生命はとりとめられましたが，脳のCTでは脳萎縮が顕著に認められ，20代半ばにして60歳前後の萎縮が認められました。その影響なのか，Kさんには記銘力や物忘れなどが顕著に見られていました。

　今回，Kさんは救急搬送された病院で断酒治療が必要と判断され，当院の入院を勧

CASE 11　母娘の思いがすれ違い，異性問題を起こす20代女性

められたことにより，少し落ち着いた段階で，母親と入院相談に来院しました。

　相談に訪れたKさんは，顔面が真赤でマスクを着用し，服装は胸元が開いたワンピースにミニスカートで，酒の臭いがプンプンしている状況でした。相談を担当することになった私は，本当に断酒する気持ちで来院したのかと首をかしげざるを得ませんでした。

　そんなKさんに向かって声をかけると，笑顔で「こんにちは」と話してくれましたが，あきらかに酔っている状態で，気分も高揚していました。相談用紙に本人の生活歴を記載してもらったところ，字はよれよれでほとんどがひらがなであり，誤字が目立つ状況でした。付き添いの母親は疲弊した様子で，表情は硬く，本人が情報を記入しているのを見て，「自分のことをちゃんと書きなさい」と指示していました。

　そして，入院の相談面接をすることになりました。私が「今日は入院したいとのご希望ですが，本当に断酒したいと思っていますか？」と聞くと，「はい，断酒したいです。でも…」と覇気のない返事が返ってきました。Kさんのこのやる気のない言葉に対して，母親は憮然とした表情で「娘は，酒を飲むと自力で家に帰ってこられなくて，友だちに担ぎ込まれたりして帰宅します。最近では線路で寝ていたりして通報されたこともありました」と，Kさんの飲酒行動を話していました。その母親の言葉にKさんは，「そんなことはない。嘘をつかないで」と，怒りの表情を示し反論しました。

　私にはとても母親が嘘をついているとは思えませんでした。そしてKさんは母親の言ったことに関して記憶がないか，否認しているかだと思いました。

　「なぜ家族に迷惑がかかるまでお酒を飲みつづけてしまうのですか？」と聞くと，「元々，気持ちが沈んでしまうと無力状態となり，自分で何もできなくなってしまうのです。しかし，お酒を飲むと調子がよくなってやる気が出てくるのです」とKさんは答えました。そこで私は母親に「今の娘さんの発言に対してどう思いますか？」と確認してみました。母親は，「娘は元々気持ちに波があって，気分が落ち込んでいると家から出ないでひきこもっていますね」と話しました。

　そして私は，Kさんと母親に病棟内での断酒教育プログラム（アルコール・リハビリテーション・プログラム，ARP）と入院の約束事について説明をしました。「この病棟は若い人たちが少なく年配の人が多い」「酒をやめるために勉強していく場である」「男性もいる混合病棟なので，異性問題を起こしてしまうと断酒の視点がずれる」などを話しました。その約束事に対してKさんは，「お酒をやめたいので約束は守り

141

ます」と，顔を歪めて憮然とした態度で応えました。私はさらに，「病棟にお酒を持ち込むなどしたら，退院していただきます」と続けると，「はい，大丈夫です。頑張りたいです」と答えました。

面接の結果，入院日が決定しました。Kさんには飲酒しての受診はできないことを告げ，主治医に状況を報告すると，主治医は，まだ若いKさんには3か月にわたる長期の治療プログラムはマンネリ化してしまう恐れがあるため，生活リズムの調整と解毒を目的に，ひとまず1か月の入院期間とすることを決定しました。

アセスメント

彼女はまだ20代半ばという若さである。これからの長い人生を考えると，一生断酒を続けていく目標設定は困難かもしれない。なぜならば，一般に若い人たちは，不安や不満などを解消するために，大量に飲酒しながら自分という存在感を取り戻したいからである。しかし，存在感は飲酒で一時的には得られるが，その飲酒によって様々な問題が浮上してくる。若い人は問題が多様化しているので，画一的なプログラムによる断酒の方法を学ぶのではなく，個別性を重視したかかわりが重要になってくる。

また過去に薬物乱用もあり，断酒することによって酒に変わる新たな依存も考慮しながらかかわっていくことも大切である。

看護のポイント

① まずは入院1か月を目標として生活リズムを整える
② 飲酒の意味，今までの飲酒プロセスを振り返る
③ 家族環境，ストレス，不安など生きづらさに焦点をあててかかわる
④ 心身ともに疲弊している母親の気持ちを受け止める
⑤ 母親に家族教室，家族会のミーティングへの参加を促す
・病気の理解とサポート方法を学んでもらう。

派手な服装と異性との関係

数日後,Kさんは両親に付き添われて入院となりましたが,どぎつい化粧と派手な服装が印象的でした。しかし,入院生活に慣れてくると同時に,化粧もしっかりと整えて胸元の開いた刺激的なワンピース姿で病棟にいる姿がよく見られるようになりました。

Kさんの装いが気になった女性看護師が「男性患者さんもいるので,服装に配慮していただけますか」と本人に伝えました。また,私自身も服装に関して違和感があったので,その刺激的な服装のことについて聞いてみました。

「先ほど,女性看護師に服装のことについて注意されていましたけど,今の服装についてどう感じていますか」と聞くと,「すみません。そういう服が多いので気をつけます」と,淡々とした返事でしたが,まずいなという意識があるのか,反省している様子でした。私は,「病院の外であれば,Kさんのような服装でいることは何も問題がないと思います。ただ,ここは病院であり,男性が多いので,服装の配慮は絶対に必要だと思います」と,場の状況などを考えてほしいことを伝えました。それからは服装には気をつけてくれるようにはなりましたが,男性患者との距離間は日に日に近くなり,喫煙室に特定の男性患者と行くことが目につくようになりました。

> **アセスメント**
>
> Kさんの服装は,社会の中では違和感はないが,病院の中では派手に映ってしまう。病棟内で露出の多い格好でいると,治療的雰囲気が損なわれてしまう恐れがあるため,目に余る服装でいる場合は,服装について声をかけたり,面接で伝えたりしていく必要がある。

> **看護のポイント**
>
> ① 男性患者との距離間についてはスタッフ間で情報を共有する
>   ・異性問題に発展する恐れもあることを考慮してかかわる。
> ② 引き続き,生きづらさに焦点をあててかかわる

退院するも…

 その後，入院30日目に入院の振り返りと今後の方向性について，合同面接を実施しました。これまでKさんは治療プログラムにもしっかりと参加し，特に問題なく日常生活も送っていました。しかし，服装については当初は気をつけていたようですが，本質的には変化がなく相変わらずの状態でした。

 「どうですか，入院生活は？」と聞くと，「入院した時は飲酒欲求が強かったけれど，今は入院生活が楽しくて，飲酒欲求も落ち着いてきています。入院する前は飲酒欲求と闘っていたけど，今は闘う気持ちはなく楽に断酒できています」と答えました。そこで私は母親に，「お母さんは今，どう感じていますか？」と尋ねると，「家に外泊で帰ってきて，退院したくないって言うんですよ。表情も入院する前はきつかったですけど，今はよく笑うようになって安心しています」と話し，母親に笑顔が見られたのが印象的でした。

 結果として，当初は入院1か月が目標でしたが，断酒に向けて積極性が見られるために，引き続き断酒教育と自助グループへの参加を目標に，本人，家族，担当者，医師など全員一致で入院期間を3か月間に延長することにしました。

 その後の2か月間は，男性との関係は近いものの，自分なりに断酒していく努力をしていたことは評価できました。退院前に再び家族と合同面接を実施して，自助グループへの参加，定期的に外来受診をするということで退院となりました。

 しかし，退院直後，すぐに飲酒してしまったと母親から電話が入りました。「娘は退院直後に酒を飲みました。前回と同様に家にも帰って来ないのです。どうも入院中に出会った男性と一緒に飲んでいるみたいです」と，動揺した様子で話しました。私は母親に，「冷静に対処してください。娘さんの行動が心配かもしれませんが，本人に毅然とした態度で接してください。本人は最終的には必ずお母さんのところに帰ってきます。その時点で再度，断酒したいということであれば，私に電話をください」と，伝えました。

 それから3日後，本人が帰ってきたとのことでしたが，電話での母親の話では，酒が止まらず，食べてもすぐに吐いてしまい，水しか摂れなくなっている状態とのことでした。その時点で，母親から緊急の入院依頼があり，Kさんは当院に2回目の入院となりました。

CASE 11 母娘の思いがすれ違い，異性問題を起こす20代女性

> **アセスメント**
>
> 1回目の入院では，本人の不安や悩みなど本音の部分を聞けずに退院となってしまった。入院中，断酒に対しては優等生で経過したが，退院後すぐに再飲酒をしてしまった。今後の留意点としては，前回と同じように男性患者を巻き込み，退院後も一緒に飲酒してしまうことが十分に予想されるために，断酒もさることながら男性依存の視点も踏まえかかわっていく必要がある。しかし，再入院を決意したことについては，評価していくことが大切である。

> **看護のポイント**
>
> ① 自分の悩みや気持ちを素直に表現できる方法を一緒に考える
> ② 問題を一人で解決していくのではなく，共に考え解決していく心のゆとりをもってもらうようかかわる

本音を語る

再入院初日から，Kさんは精神的なイライラなどの離脱症状が激しく，保護室での離脱管理が始まりました。幸いなことに大事に至ることなく，その後，速やかに一般室に移りました。身体的に安定期に入ると，服装が露出傾向となり，厚化粧が目立ち始めました。そのつどスタッフからも注意していましたが，私も面接時に服装や化粧について配慮するよう伝えました。それからは病棟内で派手な服装や化粧は控えるようになっていきました。

「派手な化粧よりも，普段の素顔の笑顔のほうがとても素敵ですよ」と言うと，「今まで化粧をしないで男性と話したことがないんですよ」と，照れながら答えていました。

前回の入院での様子を見ている限りでは，ほとんど問題がなく，断酒に向けて頑張っていたので，私は正直言って，再飲酒にはびっくりしました。そのことを伝えると，彼女はその時の気持ちを話してくれました。

「私なりに頑張ってみたのですが，また酒に手を出してしまいました。実は退院の

時から毎日不安で飲酒欲求がありました。家族には大丈夫って言っていたけど，本当はとても不安だったんです。本当は看護師さんに相談したかったけど，恥ずかしくて相談できませんでした。」と言いました。

「気になっていることがあるのですが，入院中に知り合った男性患者さんと付き合っているのですか？」と聞くと，「はい，その人とはお付き合いをしていました。入院中からいろいろと彼から相談を受けていたら仲良くなり，退院後もよく会って話をするようになりました。でも，もう別れました。今は連絡もとっていないです」と答えたので，「入院中に患者さん同士がお付き合いをすることはよくありますが，最終的に失敗してしまうことが多いんです。それと，入院のメインである断酒の目標から外れてしまうことがあります」と話すと，「もう，そういうことはしません。頑張ります」と言いました。

その後，私はKさんが落ち着いた頃を見計らって改めて面接し，家族との関係についても聞いてみることにしました。彼女は両親との関係と自分の問題を次のように語りました。

「両親は私がなぜ飲酒しているのか理解しようとしないで，飲酒した私を責め続けました。どんなに生きづらさを伝えてみても，『甘え』だと言って，取り合ってはくれませんでした。酒の問題を両親のせいにしたくないですが，元々，私はストレスには強くありません。まして，こんな不安の強い社会に向き合っていくことはストレスそのものです。そのことをまったく理解してくれません。助けてほしい。自分は好きで飲んでいるのではないことを，誰かに理解してほしい。精神的にも，うつ病を抱えている中で気分を安定させるには，お酒を飲んでいないとだめなのです。飲酒問題に家族が困っていることはわかっていますが，お酒をやめるとうつが表面化してしまい，自分らしさがなくなってしまうのです」と，ようやく本音を話してくれました。

一方で，Kさんの話を受けて，母親にもこれまでの状況を確認すると，最初は仕事で飲むことはあっても，朝から絶え間なく飲み続けていることはなかったとのことでした。しかし連続飲酒により身体を壊すことが心配になり同居しましたが，断酒ができずに，ときおり警察から電話が入ることがあったといいます。また，お金もないのに，知り合った複数の男性と飲みに行って，帰ってこなかったこともあり，心配でどうしようもない思いでいたということが聞かれました。

母娘のかみ合っていなかった思いが改めて確認できました。

その後，Kさんは特に問題を起こすことなく，3か月で退院しました。

まとめ

　断酒と自立を目標に入院につなげたケースであったが，アルコール問題ではなく，男性問題が浮き彫りとなってしまった。20代半ばという年齢から考えると，アルコール依存症という診断を謙虚に受け入れられただろうかと疑問に思うことがある。

　今回のケースでは，断酒と自立に焦点をあて患者と向き合ったが，異性問題に翻弄させられた。それは患者の真の気持ちに触れることができなかったからではないかと考えられる。そもそも，3か月の入院では真の気持ちを引き出すことは難儀だったかもしれない。

　母親からの情報によると，Kさんは2度目の退院直後からも酒を飲み続けているものの，アルコール外来に通院しながら，女性だけの更生施設に週3日，午前はミーティングに参加して，午後は作業療法のプログラムに通い続けながら生活を送っているとのことである。

　私は入院中から母親に家族教室への参加をうながし，娘の尻拭いはしないで，自分の問題は自分で解決させていくようにと説明をしてきた。しかし，母子関係の分離は口で言うほど簡単ではなく，母親は事あるごとに，言葉や行動で突き放すと言いながらも，問題を起こしてしまう娘を迎え入れていた。

　その母親の心理をKさんは熟知しており，飲酒し問題を起こしても，母親が絶対に解決してくれるという甘えがあったのではないかと考えられる。

　Kさんと母親の共依存の関係が，彼女の自立を妨げる大きな一因となっていたのではないかと推測できる。男性問題においても同様で，自分がどのように行動したら，相手が自分に関心を持ってくれるのかを常に考えていたようであった。

　共依存の関係にかかわる難しさを実感したケースであった。

(石川司)

CASE 12
人生の終わりを考えて，あきらめのある80代男性
高齢者へのかかわりで大切にすること

　アルコール依存症の入院治療では，断酒教育の一環として，規則正しい生活習慣を取り戻し，病気について知識を深め，断酒することの大切さや，しらふで生活していく方法などを学びながら，社会へ戻っていくことを目標とする。働き盛りの年代であれば「職場に戻りたい」「仕事を見つけよう」などと，社会復帰への意欲も比較的高いが，高齢者の場合は，仕事をリタイヤしていることも多く，人生の目標を見出せない人が多い。

　そのような高齢者とかかわる時，紆余曲折しながらも，何とか回復へのレールに乗って今後の人生を健康的に楽しく過ごしてほしいと思って支援するが，定年を過ぎた人にどこまでその思いが届くのだろうか。ここでは，高齢者の退院を進める過程で，「義理でプログラムに参加している」という患者の本音がみえた時に，医療者としての意見と患者の思いをどこまで近づけていくことができるのか，その思いに対するズレの修復の支援に葛藤したケースを紹介する。

事例
対照的な夫婦の態度

　Lさんは80代の男性で，妻と息子との3人で暮らしています。結婚して50年以上経ちますが，現在夫婦の会話は必要最低限のみです。飲酒しては倒れて救急搬送され，飲みに行ったきり連絡もなく帰宅しないというようなLさんの飲酒問題が浮上したのは，40年ほど前とのことです。法にふれた事故などはなく，仕事に対しても大きな支障をきたすことはありませんでしたが，退職後は昼夜を問わず飲酒し，妻の話にも耳を傾けなくなりました。外で飲んでは怪我をして病院に運ばれるため，心配した妻が入院を強く希望し，本人はしぶしぶ入院に承諾して治療プログラムを受けることを了承しました。Lさんは，今回で2度目の入院となります。

CASE **12** 人生の終わりを考えてあきらめのある80代男性

　入院時の診察に同席した私が，病棟での担当となった挨拶を兼ねて自己紹介をすると，Lさんは優しそうに目を細め「あ，そうなの？　よろしく。入院している間，お酒は飲まないよ」と言って，自助グループやデイケア，外来に必ず通うことを約束してくれました。

　にこにこして気さくに話をしてくれるLさんは2度目の入院ということもあって，依存症のことや治療についても知っており，私は「和やかな関係が築けそうだけど，奥さんとはこの先どうなるんだろう」と少し複雑な気持ちになりました。

　そのようなLさんとは対照的に，一緒に来ていた妻は今にも夫婦喧嘩を始めそうなほど険しい表情で椅子に座り，身体はLさんとは反対の方に向けていました。妻は「もうショックでした。前回入院してちゃんと勉強もして，もう飲まないと思っていたのに。もう夫とかかわりたくありません。私だけ努力して頑張るのはもうイヤです。面会にも家族教室にも来ません」と感情を露わにさせていました。私は医師の診察の最後に入院中の注意点と，何度か家族も含めて話し合いの場を設けたいことや，今回の入院の治療計画などを伝えました。それに妻・本人も了承したところで診察は終了し，Lさんは入院しました。

　次はいつ妻と話せるのか少し不安に感じた私は，診察直後に妻に声をかけて入院に至るまでの本人との生活に対する様々な思いを聞くことにしました。妻は多くを語りませんでしたが，「本当に今回はもうここ（病院）に来たくありません。飲んでないって本人は言うけど嘘ですからね。病院の人にはいい顔をして」などと，夫に対する批判的な発言に加えて，「もう1滴も飲まないようにできないのですか？」と，医療者に対しての不満ともとれるような発言が聞かれました。

アセスメント

　妻の態度や発言から見て，夫婦仲が悪くなっていることがわかる。断酒継続の難しさを妻にも伝えていくことや，本人に対する否定的な感情が緩和されるように，妻の思いを聞き，その気持ちを受容したり，本人が回復に向けて変化している様子を伝えたり，よき相談相手として妻にかかわることが必要となる。本人は妻の怒った態度に対して寂しさや反発心などが

出現し，飲酒行動につながっていくという悪循環が生じていた可能性もあるので，今回の入院では家族に対して，病気の理解と回復の方法を再度伝えていくことが重要である。

> **看護のポイント**
>
> ① 妻の健康回復に対する支援
>   - 本人に対する思いを傾聴する。
>   - 本人の入院中に十分に休息をとることを勧める。
>   - 疾病の理解を深めてもらうために再度，家族教室とミーティングへの参加を促す。
> ② 入院に至った経緯を本人と一緒に振り返り，なぜ再飲酒に至ったのか，本人の気持ちを確認する
>   - アルコール依存症についての学習プログラムへの参加後に，感想や意見を聞いていく。
> ③ 退院後の生活や妻との関係の修復
>   - 退院後はどんな生活を送っていきたいか，どんなふうに妻とかかわっていきたいかなどを聞いていく。
>   - 妻とはどの部分がズレていたのか，それをどう修復していくのか一緒に考える。

一人でいることが多い…

　入院後，目立った離脱症状もなかったLさんは，病棟内の断酒教育プログラム（アルコール・リハビリテーション・プログラム，ARP）にも真面目に参加し，周囲とトラブルを起こすわけでもなく，静かに入院生活を送っていました。ある時，私が声をかけると快く受け入れ，これまでの飲酒行動についても話してくれました。「私は飲んで喧嘩をしたとか記憶をなくしたということもない。ちょっと飲む機会があってコップ1杯飲んだりする程度。飲酒欲求が強くなるとか，飲みたくて仕方ないという気持ちがわからない」とLさんは笑いながら答えていました。

　ところが，さらに話をしていくと，「入院しているから今はハイ，ハイ，って嫌が

らずにプログラムにも出ているけど，本当はバカバカしい。勉強会はいつもお酒の話で，自分は皆みたいな飲み方じゃないし」と，依存症であることを否認する発言がありました。

　それでも，プログラムには休まず参加し，退院に向けて頑張っているように見えました。しかし，院外での自助グループに参加することはなく，病院内のプログラム以外の時間は，新聞を読んだり，喫煙に行く程度で，忙しそうに自助グループへ通う周囲の人たちとは違って，のんびりとした日々を送っていました。

　そんな状況に対して，病院からほど近い自助グループの会場を見つけ，私も一緒に行くからと，Lさんを誘うことにしました。何とか仲間を作って通ってもらいたいという私の切なる気持ちからです。その気持ちが通じたのか，Lさんは私と一緒に自助グループに参加しました。しかし結局は1回のみの参加となり，「みんなの話を聞くのがイヤ，足がしびれる，転びそうになる」と理由をつけて，自助グループに通わなくなりました。他の患者さんが自助グループに通っている時間帯は1人でいることがほとんどなので，同年代の仲間ができるよう私が架け橋になり，数名で雑談したりもしましたが，Lさんは家族のことや他愛もない雑談を嫌がる傾向にありました。自分が興味のない話題や噂話などは聞きたくないという人で，誰かと行動を共にするという関係までには発展しませんでした。

アセスメント

　Lさんは，自分は皆とは違うと思いたい気持ちが強い。しかし一方では，飲酒による問題を自覚しているため，院内のプログラムには参加しているのだろう。否認と葛藤が続いていることが発言からわかる。自助グループの拒否や他の患者との交流を避け，物事を斜めに見たような言い回しは，プライドと否認によるものではないか。今さら素直になったり弱い部分を見せることができなくなっているのかもしれない。そういったことが，一緒に断酒に取り組む仲間を作ることを難しくしている要因の一つと考えられる。

> **看護のポイント**
>
> ① 本音・強がり・弱気な部分を見分ける
>   - 本人の思いを否定するのではなく，受け止める姿勢でかかわり，何でも話せる関係作りを怠らない。
>   - 退院に向けて頑張っているLさん，お酒の話は聞きたくないLさん，皆とは違うというLさんについて，本人が今どういう状態なのか，一緒に考える。
> ② さりげなく根気強くかかわる
>   - 自ら一人の環境を作っているという点から，本人のパーソナルエリアや否認を考慮しつつも，自助グループや健康的な生活についての情報を伝え続ける。

合同面接に至るも…

　入院して1か月が経つ頃，「退院後はデイケア以外これといってやることがない，趣味も毎日は楽しめない。最近はあと何年生きるのか，何のために生きているのかと考えることが多くなった」と，少し気持ちがナーバスになっているLさんの様子が窺えました。しかし妻の話題になると，「妻はお酒のことになると過敏に反応しすぎる。すぐに飲んでるんじゃないかと疑いの目で見る。もともと夫婦仲はよくない。あまり話はしないし，仲よく出かけることもなかった。今回は妻が入院しろって騒いだから仕方なく受け入れた。義理だよ」と話し，院内プログラムも医療者への義理で参加していると言い切るのでした。

　今回の入院では，デイケアと外来には必ず通うという約束があったので，私も主治医もそのつもりで準備をしていましたが，ある日，デイケア見学の話をしていると「本当に行くの？　必要ないよ」と言い，"困ったな"と思った私は，主治医と今後の方向性について話し合いました。Lさんは，自助グループもあれこれ理由をつけて参加しない，診察場面でも断酒に対する積極性が窺えない，学習プログラムについても自分のこととして素直に聞くことができないのです。

　そのような状況なので，デイケアを強要しても退院後に通院するとは到底思えませんでした。そこで，年齢も考えたうえで，少しゆとりのあるスケジュールでの通院通

所を提案しました。しかしLさんは,「私は病気じゃない。お酒は飲まないよ。自助グループにも行きたくない。一切お酒にまつわるところとは縁を切りたい」と頑なで,物作りなどの趣味の時間が多いデイケアや自宅近くの通院も拒否しました。

　家族のことに関しても,夫婦関係は今のままでよい,息子にも嫌われているが仕方ない,家族には執着しない,家を追い出されたらホームレス生活も仕方ない,とあきらめともとれる発言が多く,少し寂しそうにみえましたが,本人は「全然寂しくない,家族にもいろいろな形がある」と笑いながら答えていました。

　私は,家族とのかかわりも少ない環境で,通院通所もせず毎日をどう過ごしてどうやって断酒を続けていくのか,何度もLさんと話し合いました。これまで生命の危険にさらされることもなく生きてきましたが,「この前,転んで動けなくなった時に死んでいればよかったのかもしれない。こんなところに入らなくても済んだし,家族もスッキリさっぱりしたのにねぇ。どうせいつかは死ぬんだから」との言葉が印象的でした。残りの人生をどう生きたいのか尋ねてみると,「あまりお酒のことを考えずマイペースに散歩したり読書したり,のんびり生きていきます」と答えました。趣味はたくさんあると言うのですが,具体的に何をどこでするのかなどを尋ねてもしどろもどろの返事であり,Lさんは「適当にその日の気分で」などと言い,真剣に考えているようには見えませんでした。

　そこで,「家族と仲直りをして少しでも楽しく過ごせたら,この先短い人生も充実して張り合いも出てくるのではないか,本当は息子さんとももっといろんな話をしたいのではないか,寂しさや家族の怒りに対処できないもどかしさがあるのではないか」と,私の感じたことをLさんに伝えてみました。すると,「ちょっとは寂しいけどね」「飲まないでおこうと思っても飲酒欲求もないのに手が出てしまう。意志が弱いんだよな。だから怒られちゃうんだよ」と自分の行動をコントロールできない部分があることを認める発言が増えていきました。本来話をすることが好きで話上手な人なので,面接ではにこにこと楽しそうに話をしてくれました。しかし,再飲酒の可能性や予防策について具体的な話をする時には「病院や勉強会などは最初から飲むことを前提に話をされるから嫌なんだよ」と口調が荒くなったこともありました。それは否認からくる医療者への批判に加えて,再飲酒への不安もあるのではないかと感じました。「依存症」という病気によりコントロールをなくすことで,再飲酒してしまう人をたくさん見てきたことを,いくら伝えてもわかってはもらえませんでした。残りの人生,本人

がのんびり過ごしてお酒に手が出たらその時はその時，本人の言うように，どうなっても自分の人生だと割り切ってこのまま退院していくこともよいのかな，と思うようになった私がいました。

以降，目立った支援などもできず，結局，主治医と私は心残りや残念な思いを抱えたまま，退院日を決める合同面接の日を迎えました。しかし，当日出勤すると，Ｌさんは保護室に移動していました。保護室にいるということは，飲酒して一般病室では過ごせない状態にあるということであり，私は「本当に？ このタイミングで？」ととても驚いて，すぐに保護室に向かいました。この日の合同面接に息子が来るので，酒の問題に対しての恥ずかしさ・プライド・批判などの，いろいろな感情が出てどうにもならなかったのかと尋ねても，飲酒の引き金ではないということでした。しかし，合同面接前にＬさんは私に，息子が来ることをとても気にしていて，「息子には会わないよ」と言いに来ていたことがあったので，飲酒したことと息子のことは関係ないわけがないと思いました。

そのような中で合同面接を迎えました。家族は本人の顔を見るなり，何をやっているのか，どんな気持ちで酒を飲んだのか，家族に甘えている，父親と呼びたくないなど，非難の声が多く出されました。初めは反論をしていましたが家族の勢いに押され，発言する間も表情もなくなり，Ｌさん自身の勢いはみるみるなくなってしまいました。そして，家族の言葉も次第に非難からお願いに変わり，「これからの人生，長くはないんだから仲よく楽しく過ごしたいと思っている。飲まなかった時期は一緒にいて楽しかった，うれしかった。また美味しいものを食べに行きたい」という息子の言葉を聞くと，Ｌさんはうなずきながら「断酒を続ける努力をする」と言いました。その時の表情は，「飲まないよ」「酒は怖いね」と言ったこれまでの軽い口調ではなく，家族の思いを受け取り決意が固まったと感じさせる重みのある一言に感じました。

> ### アセスメント
>
> Ｌさん自身，自分の飲酒行動が家庭の不和を招いていることは自覚しているが，頑固な性格であるために自分から家族に歩み寄っていくことができず，飲酒することでその寂しさや，自分ではこの状況をどうにもできな

いというもどかしさから回避しているようである。また，飲酒が問題となっていることは自覚しているが，断酒の決断ができない理由がある。なぜならば，依存症を認めたら周囲から否定的な目で見られてしまうからである。Lさんにとって自宅での居心地はどうか。少なからず居心地の悪さを感じていたようであり，その状況から逃れようと酒に安らぎを求めた可能性も考えられる。

合同面接での家族の訴えの中に，今回が最後，次は離縁するという家族の覚悟や，訴え方の表情や勢いなど，今までとは違う何かを感じ，入院前の不健康な状況が少し改善できるかもしれない，断酒してみようかな，この先穏やかに生活したいな，などの感情が増して断酒の方向へ気持ちが傾いたのだろう。

看護のポイント

① 葛藤している状況を理解して見守る
- 葛藤する気持ちは当然の心理であると理解する。
- 頑固な性格を考え，焦って無理に断酒を誘導しない。
- 家族の訴えを聞いている表情や発言にも注目して観察する。
- 発言や行動・表情に変化が見られたら，前向きな姿勢を支持する。

② 退院後の生活を一緒に具体的に考える
- 退院後はどんなふうに過ごしていきたいか，通院通所のスケジュールや趣味の時間，あるいは，家族とはどういうかかわりを持ちたいかなど，具体的に気持ちを聞き出す。
- 飲酒への対応策を事前に検討しておく。
- 加齢による健康的な側面には興味を示しているので，健康を促進，維持していくためにはどうしたらよいかという視点を大切にする。

決意後の変化

合同面接後，Lさんは，私が退院までのスケジュールを説明する時も拒否したりすることはなく，真剣な表情で聞くようになりました。一度はキャンセルをしたデイケ

アの見学提案にも素直に応じ，当初のLさんの態度からは想像できないほど変化していきました。何もすることがない，病気じゃないと，ただ毎日をやり過ごしていたLさんとは違い，少し気が引き締まった顔つきと，落ち着いた雰囲気でした。その状態で残り10日間ほどの入院生活の中で，通所先となるデイケアの見学に行きました。Lさんは友人を作ることに消極的でしたが，デイケアでは，自助グループのように毎回自分の感情や抱えている問題，過去のエピソードなどを話さなくてよいという点や，何人か同年代の人もいたということの安心感も加わり，さらに前向きになれたようでした。しかし，デイケアの職員との面接では「そんなに飲むわけじゃないけど」と，まだ正直に自分のことを話せないような点は残っていました。

合同面接の中で，家族の気持ちをどう感じたか話題にすると，「きついね」と言う反面，「心配かけたから。家族の思いがちょっと響いた」と，素直な感想を話していました。そして，「やっぱりこれからも，家族なんだから少しずつ仲よくなっていきたい」と話しました。妻に対しては，常に監視されているという思いが強く，怒った顔しか思い出さないと言っていましたが，自分が飲まないでいれば，妻もよい方向へと変化するかもしれないと考えるようになっていました。

まとめ

高齢者によく見られる抑うつ状態や，死に対する不安の中で，Lさんにはこれからの人生に対するあきらめがあった。また，数十年に及んだ飲酒問題による家族関係（機能）の崩壊，関係の悪さは，私の想像以上であった。

しかし，合同面接という1時間ほどの出来事で，Lさんがすっかり変化してしまった。このことに合同面接後，私は少し呆気にとられたような気が抜けたような思いをもった。そして，Lさんに「退院後はどこにも通う必要がない」と言われた時に私が思った「困った」は，何に対する困ったなのかが気になり，Lさんとのかかわりの中で振り返ってみることにした。それは「アルコール依存症を支援する立場として，自分の担当患者を何とか治療のレールに乗っけて退院につなげたい。しかし，退院後のプランがない，すぐに飲酒するのは目に見えている」という思いから来る「困った」

だったのではないかと気づいた。Lさん自身が「困った」のではなく，支援者側の都合だったのではないか。この先，Lさんの人生をどう考えるのか，寄り添って一緒に考えることの難しさや，相手の本心に触れることの難しさを学んだ。

　このケースに出会って以降，高齢者のかかわりで私が大切にしているのは，次のようなことである。

　高齢者は人生の先輩である。私の知らない時代を生きてきた人たちであり，今までの生活で工夫してきたことや価値観，体験してきたことから学ぶことは多い。

　これらのことを尊重することは，その人自身を認めることにつながる。そして高齢になると，残りの人生をどう過ごすか考えるようになり，老いていく自分を敏感に感じとることもある。また，入院生活では身体的に制限がない場合，入院そのものが単調で，何事に対しても億劫になりがちである。

　そのため，会話や活動の際には「少しでも入院生活にはりが出て笑顔が増えるように」と思い，声をかけ，日常的な事柄に対して一緒に楽しむことを心がけている。また，相手の価値観や，どういう形で人生を送りたいのかなどを共有しながら，本人の気持ちも尊重し，その人らしく過ごせるよう支援したいと考えている。

（山城あゆみ）

CASE 13

孤独がつらくて死にたいと訴える20代男性
電話相談の二者関係から社会的集団の場に導く看護

　当院では24時間の電話相談を受け付けている。日中は家族からの相談が多い一方，深夜帯はほとんど本人からの電話であり，主に，他者との関係性をうまくとることができずに，生き方に悩んで孤立している人が大半を占めている。その相談内容は，自分の苦しみや寂しさをせめて医療者はわかってくれるのではないかとの願いを込めたものが多い。様々な問題を抱えた人から電話があるが，相談内容が切迫したものではなく，時間のかかりそうな場合には，日中に来院して相談することを促しているが，なかなか継続した支援にまで結びつかないことが多いのが現状である。

　ここでは，「孤独」に陥り，自身の生きていく価値を見出せずに，人生の目標をも見失った人が「死」を考えたが，どうにもならず電話相談で問題解決を求めてきたケースに，看護師がどのようにかかわったかを示す。

事例

深夜の電話相談

　深夜2時。電話相談が入りました。呂律の回らない口調で「死にたいんです…。俺，悔しくって！」と電話口で叫んでいました。何があったのか聞かせてほしいと言っても「死にたい，もう駄目だ！」と希死念慮を繰り返すばかりで会話になりません。私が「お酒を飲んでいますか？」と聞くと，「飲むしかないんです！」と答え，再び死にたいという訴えになりました。私は「相談に来てください。どうすればよいか，一緒に考えましょう」と病院へ来ることを勧め，「待っていますからね」と繰り返しました。

　そして，約束した日にMさんが病院を訪れました。20代の男性で，酒の臭いはしないものの，手が震えていて，顔はむくんでいました。また，しばらく入浴していないのか異臭を漂わせていました。私は「よく来てくれましたね。心配していたのです

よ」と労いの言葉をかけて，面接室で話を聞くことになりました。

　以前，Mさんは運送会社に勤務していました。飲食店を経営する父親と二人暮らしをしていたとのことでした。小学生の時に母親を亡くしています。父親は，妻が亡くなり景気が悪くなった頃から飲酒量が増え，それに伴い，Mさんへの暴言や暴力行為が始まり，肝機能障害や糖尿病で入退院を繰り返すようになりました。飲食店を閉店した後，父親の飲酒量は増える一方で，大声を上げて近所迷惑になり，便尿失禁，転倒を繰り返すようになりました。Mさんは，暴力を受けながら日常生活の世話をしました。また，父親がたくさん飲まないようにと，20歳を超えてからは代わりに自分が酒を飲み干していました。その影響で，Mさんは仕事を続けられなくなり，退職してしまったとのことです。

　そして，その父親が亡くなり，葬儀の日に親戚からMさんは，両親の実の子ではなく養子であるという信じがたい事実を言い渡されました。親戚からは，血縁関係がないので縁を切ると言われ，また，父親名義で住んでいた賃貸マンションを来月末で退去するように迫られました。Mさんの貯蓄は日々の生活費や父親の入院費で底を突いており，住む場所も失うことになりました。話を聞いた私は，まず役所の生活保護担当課の連絡先を伝え，すぐに相談に行くよう，Mさんに勧めました。

　翌日，Mさんから電話がありました。「生活保護を申請しました。アパートも引っ越しも何とかなりそうです。生活保護の担当者には，そちらでの入院治療を勧められました。でも僕は，うつ病の治療のほうが必要だと思うのです」と，少し道が開けたような前向きな発言とは裏腹に，アルコール依存症に対しては否認する発言が聞かれました。私は「Mさん，また相談に来ていただけますか？　次回は生活保護の担当者と一緒に来てください。今後の治療について話し合いましょう。入院するかどうかはそれからです」と来院を勧めました。私は，本人の了解のもと生活保護担当者と電話で話し合い，本人の否認の問題を共有し，来院の予定を立てました。そして生活保護担当者からは，本人の生育歴や飲酒歴などの情報を親戚から得られるのではないかと相談を受けました。

> **アセスメント**
>
> アルコール関連問題の相談を受けている病院に電話をかけてきており，本人もアルコール問題に関した困難があることを心の中では理解しているのではないか。また，死にたいと訴える一方で，救いを求めるメッセージでもあり，その根底には生きたい気持ちがあると考えられる。絶望感や孤独感から死を考えていたとしても，面接を約束している担当者のように，誰かが自分だけのために待っているという事実は，救いを求めて生きたいという気持ちを強く後押しするのではないか。すべてを投げ出したい状況であっても，誰かが請け負ってくれるという支えが感じられれば，自分は生きていてもいいのだという肯定的な気持ちになれるのではないか。

> **看護のポイント**
>
> ① 電話相談をしたことを評価するとともに，電話だけで終わらせないようにかかわる
> ② 今抱えている問題をよく聞き，事実の整合性を確認していく
> ③ 問題解決のためには何をどうしたらよいのか，その具体策を一緒に考える
> 　・一緒に考える姿勢をもち，「あなたは一人ではない」ことを伝えていく
> ④ 信頼関係の構築を図る

2度目の電話相談

　その後，来院予定日の数日前に，Mさんから電話が入りました。「死にたいんです…。何で俺がこんな目に合うんですか？」と，泣きながら希死念慮を訴えました。
私は「Mさん，私は聞いていますよ！　だから何でも話してください！」と話を続けるように言いました。すると，「俺って，最初から天涯孤独の人間だったんですよ。本当の母親は誰なのだろう？　何で，俺を捨てたのだろう…」と，明かされていない生い立ちについて訴えました。そこで「親戚に聞くことはできないのですか？」と言うと，Mさんは「あんな奴ら！　あいつらを殺して俺も死んでやる！」と急に声を荒げ，

沈黙しました。私は彼の激昂ぶりに動揺を隠せず，次の会話をどう切り出してよいかわからなくなり，「このまま少し待っていてください。上司に相談してみます」と言って，看護師長に簡単に説明し受話器を渡しました。

看護師長は電話口で挨拶をした後，これまでの経過を聞くと「大変だったね。頑張って生きてきたよね」と労いの言葉をかけ，「Mさんにとってよい方法をみんなで考えていくからね。一緒に頑張っていこうね！」と力強い口調で励ましました。私は電話を代わると，「Mさん，役所へ行って戸籍を確認するとか，養子縁組の前はどこで生活をしていたのかを調べてみてはどうですか？　その結果を相談日に教えてください」と提案しました。するとMさんは「明日，役所で調べてみます」と言った後，「怒鳴ってしまって，本当にごめんなさい」と謝りました。私は「予定の日に待っていますよ。また何かあったら連絡してくださいね」と繰り返し伝えて電話を切りました。

その後，私は看護師長からアドバイスを受けました。電話や来院相談で，Mさんが親戚に怒りを感じていると知っていたにもかかわらず，こちらから親戚の話を持ちかけ，彼を激昂させてしまった経緯について振り返りました。私は，生活保護担当者からMさんの飲酒歴や生育歴について親戚から情報が得られないかと相談されたことが頭に残っており，情報収集への焦りが生じていたことに気づきました。本人の気持ちに寄り添うことよりも自分の都合を優先させていたことに気づいたのです。

アセスメント

「死にたい」と訴え，話を切り出すのはなぜか。「死にたい」と言わなければ話を聞いてもらえないという不安の現れなのか。とにもかくにも，どんなことでもよいから話を聞くという態度を示すことで相手の話が広がり，その内容から何に困っているかを知ることができる。アルコール依存症者の家庭には，「話すな」「感じるな」「信じるな」というルールがある（コラム参照）が，Mさんは人に話してはいけないという獲得したルールにより，相談すべきときに相談することができず，結果，死にたいという訴えになったことも考えられる。

Mさんは父親の死をきっかけに，養子であったこと，親戚からの絶縁，

> 今後の生活の不安など様々な現実に直面することになったが，生活保護を申請するなどして少し気持ちも落ち着き，両親の喪失感や親戚への怒りを改めて受け止めることができ，自らの出生についても考える余裕が出てきた状況ともいえる。しかし一方で，生活状況の改善により，このような状況になったのは，病気が原因で招いた問題であるとは思えなくなってしまう恐れもある。

看護のポイント

① 生活の改善によって生じる病気の否認を観察する

2度目の来院相談

　Mさんは約束通りに役所の生活保護担当者とともに相談に訪れました。そして，看護師長，私の4人での話し合いが始まりました。

　Mさんは「役所で調べて，実の母親を知りました。10代後半の未婚で俺を生んで，経済的に育てられなくて施設に預けたそうです。名前も教えてもらいました。でも，もうこれ以上は知らなくてもいいです。俺にはやさしい両親もいましたから」と，すっきりした様子で今の心境を話しました。生活保護担当者からは，生活保護の受給や今後のアパート探しについての説明の後に，依存症治療の必要性について質問がありました。Mさんは「俺はうつ病だと思います。ここでの入院は必要がありません！」と入院を拒否しました。生活保護担当者は「今後のアパート探しも復職に関しても応援します。ただ，うつ病の治療をするにしても，親戚の方にこれまでのMさんの経緯を聞く必要があります。私たちが親戚の方と連絡をとってもよいですか？」と語りかけました。

　Mさんはしぶしぶ了解し，伯父と伯母の連絡先を教えました。そして，連絡するなら伯母がよいと希望しました。伯父については「あいつは葬儀の最中に絶縁を言った，最低な奴だ！」と怒りを露わにしました。私は面接室を出て伯母に電話し，事情を説明した後，これまでのMさんについて聞きました。伯母は「義姉さんはね，子どもができない体質で養子をもらったの。甘やかして育てたせいか，父親の酒癖のせいか。父親もあの子も仕事にも行かず，昼間から酒を飲んではパチンコや競馬に行って，お

CASE 13 孤独がつらくて死にたいと訴える20代男性

金がなくなると親戚に借りていたのよ。葬儀の日にあの子は，一升瓶を抱きかかえて酔っ払って，お葬式どころじゃなかったわ。酒が切れると手が震えるのよ。父親と同じようにアル中よ」と，父親との生活ぶりや葬儀の様子を話しました。

Mさんに伯母の話の内容を確認すると，「実はお酒が抜けると手が震えるのです。夜も眠れないし，食事も摂れない。この数か月で20キロ以上痩せました。ネットで調べて，ここに電話をしたんです」と飲酒問題を認めました。

私は入院すれば主治医になるであろう病棟医に相談し，面接に参加してもらいました。医師は「Mさん，入院しましょう。まず，身体を治してから今後のことを一緒に考えましょう」と入院を勧めましたが，Mさんは「入院は絶対にできません！ 来月末にマンションを追い出されます。荷物をまとめて，アパートへ引っ越さないといけないんです。入院している暇はないんです！」と頑なに拒否しました。

それを受け，生活保護担当者は「トランクルームを借りて，必要な荷物をそこに移してはどうですか？ レンタル料も福祉のほうで負担できますよ」と提案しました。また医師は，離脱症状が軽快して外出ができるようになったら，プログラムのない土日を利用して，マンションからトランクルームへ荷物を運んではどうか，そして「何事も相談していきましょう」と，改めて入院治療を勧めました。看護師長は，「Mさん，我々も応援するからね。一緒に頑張ろうよ」と声をかけました。するとMさんは，しぶしぶながらも入院治療に同意しました。私は「入院日までに，何かあったら連絡してくださいね」と言って，Mさんを見送りました。

アセスメント

生育歴で不遇な出来事やつらい感情を乗り越えて来た人は，その体験が否認の材料となり，断酒への動機づけが難しい。なぜ飲酒が必要であったのかを理解することは大切である。しかし，そこにとらわれていると，理由を探しては飲酒を繰り返す依存症者の思考パターンに支援者が陥り同情してしまうこともある。その結果，断酒の動機づけとしてのかかわりを困難に感じてしまう。支援者が，「飲む理由」から「生きてきた事実」に視点を変えてかかわることで，患者の今後の生き方への意識が変化するので

はないか。今よりよい生活を送るためには，何が支障となっているのかを一緒に考えるかかわりが，断酒の動機づけになると思われる。

> **看護のポイント**
> ① 本人の日頃の飲酒問題を客観視できる人物から情報の収集を図る
> ② 離脱症状・身体症状のほか，日常生活状況の観察をする
> ③ 病的な部分と健康的な部分の境界線を引くかかわりを実践する
> ④ 多職種でかかわる
> ⑤ 断酒や入院治療に一緒に取り組む姿勢でかかわる

転移があるも…

そして，Mさんの入院生活が始まりました。当初は断酒教育プログラム（アルコール・リハビリテーション・プログラム，ARP）に集中して取り組むことができませんでした。離脱症状も影響していましたが，自宅を片付けることに焦りを感じ，落ち着きがありませんでした。いつ外出ができるのかという質問がたびたび聞かれました。うつ状態といってプログラムを欠席しながら，布団の中でゲームやメールをしたり，入浴していたり，大雨の中で敷地内の路上に立ち続け，ずぶ濡れ姿で病棟へ戻ってくることもありました。「雨に打たれていると，何もかも忘れて今を感じることができるのです」と話し，心ここにあらずといった状態でした。

またMさんは，内科医に「先生の養子にしてくれませんか？」と言って困らせたり，プログラムの感想で「担当の看護師さんと結婚したいのです」と発言して周囲を驚かせたりし，入院の目的が不明瞭ではないかという疑問がカンファレンスでも取り上げられました。私は，外出ができるようになったらMさんの悩みも少しずつ解決できると思うので，もう少し様子を見て支持的にかかわってほしいとスタッフに説明しました。また，結婚の発言に対しては私も困っており，どうかかわってよいかわからないと気持ちを打ち明けました。看護師長は，「Mさんは担当者のあなたに陽性転移している。あなたは，結婚はできないことや，そう言われて困っていることを本人に伝えなさい。自己一致した態度（コラム参照）でかかわりなさい。それから，担当者だけでは大変だから，スタッフ全員で彼にかかわっていきましょう」と言ってくれました。

それ以降，男性スタッフがバイクや音楽など趣味の話題でかかわってくれ，私は「結婚はできません。そういう話題も困ります。私は，Mさんの社会復帰を応援するスタッフの一人です」と返すことができ，Mさんは「困らせてすみません。応援，よろしくお願いします！」と謝った後に笑顔を見せました。

そのような中，Mさんの高校時代からの親友と名乗る男性たちが面会に訪れました。本人と会うなり，互いに抱き合い，元気だったかと確認し合っているようでした。その友人の一人は私に相談したいことがあると言うので面接室で話を聞きました。「Mがアルコール依存症なんて信じられませんでした。酒はまったく飲めなかったんですよ。でも，親父さんのことでいろいろあったらしいですよ。Mは本当にいい奴です。どうか助けてやってください！　俺たちで何かできることがあったら言ってください！」と訴えました。そして，この友人に会ったことで私は，親戚からの情報によるMさんのアルコール依存症という病的な部分への先入観に気づきました。

友人たちは，休日にMさんの自宅の片付けを手伝ってくれることになりました。そして数日後，Mさんは抗酒剤の服薬が始まり，自宅の整理のため外出しました。

自宅の整理が始まると，「トランクルームが狭い。たくさん家財道具を捨てなくてはならない。思い出や怒りやいろいろな感情が湧き上がってくる」と，Mさんは気分の不安定さを訴えました。そして，そのような気分を晴らすかのように，夜遅くまでデイルームで仲間と高笑いをして話し込み，朝方まで携帯ゲームをして過ごし，午前中はうつ状態を理由にプログラムを欠席するようになりました。生活リズムの乱れのため治療プログラムに乗れない状況を主治医に相談すると，「今は飲まないでいることを評価しましょう。自宅の整理をしながら，Mさんは心の整理をしているのですよ」と言われ，私は自分自身の焦りを反省し，Mさんがしらふで自宅の整理を無事に終えることを目標に考え直しました。

また，Mさんの自宅の整理を手伝ってくれた友人に，自宅での様子を聞きました。「酒瓶や残っている酒があって，俺たちが捨てようかって言っても，自分でやらなきゃ意味がないって，自分で捨てていました。アルバムの写真を見て両親の話をしたり，高校時代のアルバムを見て思い出を語り合ったりしました。伯父さんと連絡を取って，家財道具や遺品について話し合っていましたよ。伯父さんからは，もう連絡をしないでほしい，何かあったら伯母さんにしてくれと言われたようで，『お前なんか最低だ』って怒鳴って言い返した後に，俺たちに『これが言いたかったんだ。すっきりした』と

言っていましたよ」と話してくれました。私は，Mさんの入院中とは違う健康的な一面を少し知ることができました。

Mさんは「これだけはトランクルームに入れられなくて」と父親の遺影と位牌を持って，最後の片付けから帰ってきました。それらは，ベッド下の衣装ケースに入れていました。

アセスメント

病棟での治療上のかかわりのほかに，Mさんのように今後の生活面でのかかわりが必要となるケースは少なくない。退院前に自宅を訪問する場合もあれば，アパート探し，通院先のデイケアや入院先の施設見学，自助会参加など，患者と同行し一緒に考えることもある。また，退院後の本人とかかわる家族や友人，職場関係者などに病気の理解を求めることも断酒生活の必要な環境要因である。

退院後の生活は，患者個人の生活であり，私生活に一歩踏み込んでいるという認識を持ってかかわる必要がある。看護師として，依存症からの回復目的でのかかわりという境界を強固に保つことが大切である。Mさんのように，患者－看護師という関係を超えてかかわっているように受け止められることもある。双方いずれかが，境界が曖昧と感じられるようになった時，転移が起こると考えられる。

また，患者と看護師の二者関係で起こっていることは，病棟で情報共有する必要性がある。二者関係で秘密を作ると，心理的な距離が急激に近くなり，転移の原因となると考えられる。

看護のポイント

① 陽性転移，陰性転移を理解してかかわる
② 本人との間で秘密を作らない
③ 本人との間で起こっている状況をスタッフで共有する
④ 援助者は自らの感情を自覚し，自己一致した態度でかかわる

⑤ 飲まないでいることを褒め，自己評価を上げていく
⑥ 酒に対して安全な治療環境を守る
⑦ 回復している仲間との関係性を作っていく

もう一人じゃない…

　退院後のMさんの住居をどうするか，生活保護担当者や主治医が同席して話し合うことになりました。主治医から，可能であれば伯母に出席してもらうように指示があったので連絡し，伯母も同席してくれました。伯母は「この子は，自分の稼いだ給料は飲み代やパチンコ，競馬，競艇などの賭け事に使い果たしてしまう。父親の貯金や親戚からの借金で生活をしていたのよ」とMさんの浪費の問題を話しました。Mさんは「俺一人じゃないです。父さんと一緒に使っていたんです！　仕方がなかったんです！」と反論しました。

　その後の話し合いで，生活保護担当者と主治医から，まずは更生施設で生活訓練をして，その後にアパート生活を目指しましょうと提案され，Mさんは受け入れ難い様子でいましたが，伯母から「両親のことで苦労したね。これからは自分の人生を歩んでほしいの。応援しているからね」と言われ，更生施設の入所を決意しました。

　Mさんは，アパート生活のために使える家財道具をトランクルームに預けていましたが，それらは不要となり，更生施設入所に必要な物だけを残して他は処分し，トランクルームも空けることになりました。Mさんは，トランクルームの整理から持ち帰ったダンボール2箱の荷物を見せ「俺の人生はこれだけになりました」と涙を流しました。

　しかし，更生施設の空きがなく，Mさんの入院は通常よりも3か月ほど延びることになりました。この間，主治医からは，アルコールリハビリテーション施設のミーティングに参加し，なるべく自助グループに参加するよう指示がありました。

　また，入院生活が延びる中で，Mさんは入院患者が組織する自治会の副会長となりました。会長のWさんは3度目の入院で，断酒会で数年間の断酒をしていましたが再飲酒により入院となり，現在はAAにつながっている人でした。Wさんには離婚歴があり，別れて暮らす子どもがMさんと同世代でした。Wさんは「Mと一緒に自助グループを回るよ。俺に教えられることもあると思う」と言ってくれました。Mさんは，W

さんを次第に「お父さん」と呼ぶようになり，2人で自助グループを回ることになりました。Mさんは，私と一緒に更生施設やリハビリ施設の見学に行き病院へ戻ってくると，「自由がない，個人のスペースがない」と言って塞ぎ込みました。そんな彼の様子を見てWさんは，「自助グループへ行くぞ！」と連れ出してくれました。自治会役員やWさんを通して，Mさんは病院の仲間とも明るく打ち解ける関係性ができていきました。

そんな中，夜のデイルームで何名かの患者さんが酒盛りをしました。MさんはWさんと自助グループへ行っており，そのメンバーには入っていませんでした。翌日，酒盛りをしていた患者さんたちは強制退院となりました。Mさんは「俺も帰るところがあったら，飲んでいたかもしれない」と複雑な心境を訴え，強制退院とした病院の対応についても「追い出される側の気持ちを考えてほしい」と，自分の経験を重ねて異議を訴えました。その後の師長との面接では「お酒のない治療環境を守るのが我々の仕事だ」との説明を受け，また主治医からは「飲んだ仲間たちは，自らの行動とその結果で，この病について教えてくれた。そんな仲間の姿を無駄にしないように」と言われ，Mさんは何かを悟ったようにリハビリ施設のプログラムへの参加を決意しました。

そして更生施設への退院の日，「俺，もう，一人じゃないです。施設の人やリハビリの担当者，自助グループの仲間，生活保護の担当者，主治医，看護師さん，たくさん相談する人がいるからです」と言って，病院を後にしました。

> **まとめ**
>
> Mさんは，たくさんの喪失体験を得て孤独な状況で入院したが，治療の途中で多くの支援者が登場し，その人々に支えられて退院を迎えた。Mさんとのかかわりを通して，私自身も多くの人々に支えられていることを実感できた。

（伊藤美保）

CASE 13　孤独がつらくて死にたいと訴える20代男性

column

「話すな」「感じるな」「信じるな」の三つのルール

アルコール依存症の家族は，依存症という病を恥じて，周囲には秘密にしていることが多い。本人の病状が悪化すると，「秘密」という重荷を背負っている恐れや罪悪感からくる精神的苦痛，暴力や虐待などの身体的苦痛が現れる。そして，周囲に知られてしまうことへの恐れがエスカレートしていくといった悪循環となる。

依存症家庭の秘密は，周囲に「話すな」，精神的身体的な苦痛に耐え「感じるな」，本人の度重なる再飲酒やトラブルに，人を「信じるな」というメッセージとなり，子どもたちに伝わる。その影響を受けた子どもたちは，家庭で獲得したこのルールによって，人への不信感をもち，自分の気持ちを表現できず，生きづらさを感じ，その精神的苦痛の自己治癒の方法として，薬物やアルコールなどあらゆる依存対象物を使用してしまう。このように，依存症が世代間で連鎖していくのである。

（伊藤美保）

column

自己一致

カール・ロジャースの来談者中心療法にある，自己概念（そうであるべき自分）と自己経験（あるがままの自分）が一致している状態のこと。例えば，患者に対して不愉快さを感じている時に，自分がそのように感じていると理解できていることをいう。自己一致があることで，不愉快さに感情的にならずに済み，患者とのかかわりが適切に持ち続けられることになる。

（伊藤美保）

CASE 14
自助グループへの参加を拒む40代男性
看護師同伴による意識づけ

　自助グループは依存症からの回復をめざすとともに，人として成長する大切な場ともなっており，実際に多くの回復者がつながっている会である。当病棟のルールは，朝7時から夜22時までが開放時間，入浴・洗濯は23時まで，デイルームでのTV鑑賞は23時までとなっているが，これは，夜の自助グループへ参加し病院へ戻って来る人に合わせたものである。主治医から正式に外出許可が出ると，ＡＡ，断酒会などを自由に選択して，退院後も続けて通える自助グループを自分で決めるようになっている。しかし，病棟の治療プログラムのみで入院期間を終え，自助グループにつながらないまま退院を迎える人も多い。

　担当者や主治医は，自助グループの必要性を何度も説明し参加を促すが，参加を拒む人は多く，その理由は様々であるが，根底には否認がある場合が非常に多い。

　こうした中で，どのようにかかわれば，退院後の回復の場につなげられるのか，私たちは日々，思案に暮れている。

　私は入職時に，当時の看護師長に次のように教えられた。

　「スタッフは，どんどん自助会へ参加しなさい。回復している方々に会って，その姿を見ると喜びを感じます。それは，病棟でのかかわりの中で，自らの無力さを感じた時の救いになるでしょう。入院中の方には回復することが伝えられるし，何よりもスタッフ自身がこの病は回復するのだという自信が持てるからです」と。いわば，スタッフのための自助グループにもなるということだった。

事例

家族だけの来所相談からスタート

　Ｎさんの初めての来所相談は，妻と次男のみで当事者である本人の姿はありませんでした。

CASE 14 自助グループへの参加を拒む40代男性

　妻は「夫はプライドの高い人なので，嫌がって来ませんでした。どのようなプログラムを受けるのか知りたいので，私たちだけで来ました」と本人のいない理由を話しました。次男は高校中退後，現在は通信制の高校に在籍していました。私は，入院用の病棟パンフレットを用いて治療プログラムについて説明し，また病棟を案内しながら回りました。妻は「意外と自由な雰囲気なのですね」と感想を話し，それまで黙っていた次男も「どんなところか心配だったけど安心した」と病棟に良い印象を持ったようでした。

　1週間後，Nさんは妻と長男と一緒に入院相談に来ました。長男は，国立大学の学生でした。私は，見るからに優等生の長男と強面で無愛想な次男のタイプの違いに驚きました。長男は「父は，他人の家の玄関や路上で寝てしまい，警察から連絡をもらって家族で迎えに行くといったことが度々ありました。父を抱きかかえると，怒鳴ったり，周りの物を蹴ったり，弟に絡んだり，とにかく大変です」と困っていることを話しました。

　Nさんは，次男のことを「あいつは，勝手に高校を中退しやがって。何を考えているのだ！」と罵ると，長男が「あなたのせいでしょう！　あなたに振り回されて，俺たちは勉強どころじゃないですよ！」と言い返し，両者睨み合いとなりました。妻は「やめなさいよ，ここは病院なのよ！」と仲裁に入りました。長男は私に向かって「毎日がこんな状況なのですよ。こんな家庭をどう思いますか？」と呆れ果てたように言いました。

　私は「大変ですね，何とかしようと家族で頑張って来られたのですね」と労いの言葉をかけ，「お父さんだけが悪いわけではありません。お父さんが罹っている病気が原因です」と病気についての理解を求めました。

アセスメント

　家族は，Nさんが飲酒して起こす数々のトラブルに対応し，心身ともに疲弊しており，それぞれの生活が安心して送れない状態である。酩酊した時の暴言や暴力によって生命を脅かされ，自尊心も深く傷ついている。アルコール依存症は家族を巻き込む病気であるが，最もケアを必要としてい

171

るのは子どもである。

　子どもが自分の生活よりも酩酊状態の父親の世話を優先しなければならず，家庭内の役割が早い段階から逆転している状態である。アルコール依存症者がいる家族に見られる機能不全家族（コラム参照）という状態であり，子どもに影響を及ぼす世代間連鎖となる危険性がある。

　まずは，本人の断酒継続と，妻の家族教室や自助会での知識獲得を目標に掲げ，息子二人にも必要であれば面接を設ける必要がある。

看護のポイント

① 家族が健康になるためにかかわる
- 飲酒問題にかかわってきたことに労いの言葉をかける。
- 誰がどのような役割をし，何に困っているのか，機能不全家族について聞く。
- 問題は本人や家族ではなく病気であるという理解を深める。
- 本人の気持ち，健康，生活を大切にしてもらう。

② 本人には治療の必要性を伝える
- 飲酒しながらも頑張ってきたことを労い，個人ではなく病気が原因であるため治療が必要であることを伝える。

インテーク・入院

　Nさんは40代の男性で，大手企業の営業職です。本来は，お喋りが苦手で冗談が言えない性格でしたが，酒を飲むと，同僚や取引先であっても明るく振舞うことができ，その場が盛り上がったそうです。専業主婦の妻と2人の息子と暮しています。

　30代後半から会社の健診で肝機能障害を指摘され，40代に入ってから胃潰瘍の手術を受けています。仕事では，所属する部門の売り上げが低迷し，Nさんの周りでリストラ勧告を受ける人や早期退職を希望する人が増えていました。この頃から，偏頭痛，集中力欠如，不眠などの症状が出現し，次第に飲酒量が増えていきました。

　仕事中も，Nさんはバッグの中やスーツのポケットにウィスキーのミニチュアボトルを入れ，常に飲みながら移動し，商談の最中にへべれけになって倒れたこともあり

CASE 14 自助グループへの参加を拒む40代男性

ました。飛行機の中でも浴びるように飲み，到着した空港で意識を消失し救急搬送されることもありました。また，泥酔状態で他人の家の玄関や路上で寝てしまい，警察に保護され，家族が迎えに行くことが度々ありました。

産業医からアルコール依存症の診断を受け，当院で専門治療を受けるように紹介されました。しかし，Nさんはこの病気について認めておらず，当院での治療を拒んでいました。最初の相談に本人が来なかったことは病気を「否認」する意識のせいと思われます。しかし，家族が困っていること，会社側の意向もあり，しぶしぶ入院治療を承諾し，妻は毎週，病棟の家族教室へ参加することになりました。

アセスメント

　Nさんは，自分もリストラにあうかもしれないという不安があり，多忙な業務の中で，誰にも弱音が吐けない状態であったのではないか。飲酒は，頭痛や腰痛の軽快，寝つきの改善，緊張感を緩和して，仕事仲間の前で明るく振る舞える力を与えてくれた。よってNさんにとっての酒は，万能薬であったのかもしれない。

　仕事を頑張ってきたNさんにとっては，病気扱いされ，厄介者扱いされる理由が理解できない。むしろ，頑張ってきた自分を周囲に評価してほしいのである。飲酒問題を「否認」する根底には，これまでの自分の努力に理解を示さない周囲への怒りがあるのではないか。また，「否認」することで自己評価を維持し，それによって自分の生きる価値を高めているのではないか。なぜならば，病気を認め，厄介者扱いされている自分を認めてしまうと，自己評価が下がり生きる価値がなくなったように思えるからである。その一方で，酒を手放した自分の姿を想像できないのだろう。

看護のポイント

① なぜ「否認」するのかを把握する
　・否認の原因にブラックアウト（記憶の喪失）がある。
　・否認することで自己評価を保っている。

> ② 無理に認めさせるリスクについて考える
>   - 自己評価の低下を防ぐために怒りが生じ，否認がより強固になる。
>   - 自己評価が急激に下がり，抑うつ状態に陥る。
>   - 否定的感情が，さらなる飲酒や自傷行為に走らせる。
> ③ 家族や職場など周囲の誤解を解きながら，本人の否認に働きかける
>   - 家族教室や自助グループへ参加し，正しい知識の獲得を促す。
> ④ 当事者で回復者がいる自助グループへ参加を促す

入院生活

　入院当初から1週間，Nさんにはイライラなどの精神的な離脱症状はありましたが，次第に治まってきました。病棟の治療プログラムには真面目に参加し，休み時間は親しみやすい口調や冗談を交えて仲間と談笑し，自室で読書や好きな音楽を聴くなど穏やかに過ごしていました。毎日，体温や血圧の数値をパソコンに入力してグラフを作成し，プログラムのテーマや内容を細かく日記に記すなど几帳面な性格が見受けられました。

　離脱症状を安定させる目的で，寝る前に精神安定薬と睡眠薬が処方されていましたが，2週間を経過した頃から飲まなくても眠れるようになりました。

　この頃Nさんは，仲良くなった入院中の仲間が自助グループから帰ってくる姿を見て，「お疲れさま」と出迎えるようになりました。私は「Nさんも，外出ができるようになったら自助グループへ行ってくださいね」と言うと，「僕には必要ないです！そんなに重症ではありませんから！」と答えました。「アルコール依存症に軽症も重症もないのですよ」と指摘すると，「僕は仕事もあるし家庭もありますから，軽症じゃないのですか？」と尋ねられたので，逆に「Nさんは，自助グループへ行く必要性のある重症なアルコール依存症者に対して，どのようなイメージを持っていますか？」と尋ね返すと，「仕事も家庭も失った人ですよ」という返事でした。

　私は，ここで議論しても解決しないと思い直し，「外出の許可が出たら話をしましょう」と言って，いったん，このやりとりを終えました。「もし飲み続けたら，Nさんも仕事と家庭を失うかもしれませんよ」と言いたくもなりましたが，これ以上の押し問答をしていても関係性が悪くなると思われたからです。

CASE **14** 自助グループへの参加を拒む40代男性

　数日後，Nさんは内科的にも精神科的にも落ち着きを取り戻し，外出が許可となったところで，主治医から自助グループに参加するように勧められました。主治医に対しては自助グループに行くと答えたそうで，外出のオリエンテーションをするよう私に指示がありました。外出の際は，なるべく予定の中に自助グループを入れてくださいと説明をしていると，「待って，僕は足が痛いのです」と赤く腫れている親指を見せました。「指先がまだ痺れていますし，採血データの尿酸値は正常値になりましたが，ギリギリセーフの状態です」と末梢神経障害と痛風による足の痛みを訴えました。外出はもう少し様子を見ることになりました。

　この頃，家族教室へ来る妻にはそっけない態度を取り，「変なことをしゃべるなよ」と明るい口調ではあるものの脅すように言っていました。病棟から遠い位置に喫煙所があり，Nさんはプログラムの合間に喫煙所と病棟を往復していました。歩数計をつけており，パソコンに記録していました。「僕はね，今は本数が減ったけれど，昔はヘビースモーカーでね，朝起きてから出勤するまでに10本は吸っていたのですよ。喫煙所への往復はリハビリだと思っています」と，喫煙所まで何往復もする理由を話しました。また，喫煙を終えた仲間と一緒に話しかけてきて「今日は1万歩」と歩数計を見せてくれたりもしました。私は，それなら自助グループへも行けるのではないかと言いたくなりましたが，他の人との関係の広がりができてきていたので，もう少し様子を見ようと思いました。

> **アセスメント**
>
> 　入院して離脱症状が治まると，Nさんは身体の回復を実感することができた。身体の回復は断酒継続の重要な動機づけにもなるが，よくなったからまた飲めるという否認につながりやすい。万歩計を日々の話題にし，断酒をしてよくなったことをともに喜ぶことは動機を深めるかかわりである。
> 　断酒教育プログラム（アルコール・リハビリテーション・プログラム，ARP）は3か月と長く，集団生活であり，入院生活をともにする他患者とは何かしら仲間関係が芽生えてくることがある。
> 　Nさんも，プログラム以外に他患者との交流が広くなり，一緒に喫煙所

に行くなど行動をともにする特定の仲間もできてきた。プログラムでは話せない，お互いの思いや体験を分かち合うことができていたと思われる。

　Nさんは，自分は仕事も家庭もあり軽症だと否認していたが，他患者との交流を通して，自分と重なる部分を見つけていたと考えられる。

看護のポイント

① 否認の段階であると認め，理解する
② 本音が話せる関係を大切にする
③ 身体的に回復したことを共有し断酒の動機を深める
　・担当者との二者関係から他患者との対人関係に広げる
④ プログラム以外の時間の過ごし方を観察し，退院後の余暇活動を考える

病気を受け入れるきっかけ

　ある都内の断酒会は月に2回，例会を行います。アルコール依存症専門の病院がある土地柄，退院した人が大勢つながっています。私は，スタッフや入院中の人に声をかけて，断酒会へ一緒に参加しています。この日は，Nさんが仲良くしている人が参加するというので，「これも付き合いですね！」と言って誘い出しました。

　例会でNさんは，「家族や職場の人に迷惑をかけました。もう断酒します」と発言しました。例会から病院への帰り道，他の人たちの最後尾で歩いている時に，先ほどの発言について確認すると，溜息をついて「まわりの人が家族の話をしていたので自分もそうかなって思ったのです。最初は，入院させられたという不満しかなかったのですが，ある時，あれって思ったのですよ。ここは精神科の病院なのだって。父親が精神科病院に入院しているなんて，家族には迷惑な話だと思うよ」と話し始めました。今度は視線を空に向けて眼に涙を浮かべながら，「家族は僕を理解してくれているって，逆に甘えていたのかもしれない。申し訳ないよ…」。

　この気づきが，Nさんが病気を受け入れるきっかけとなりました。

　毎月，断酒会の本部例会が開催されます。その日，Nさんは病棟医と私と入院中の数人の人と一緒に参加しました。会場では，会員やその家族200人以上が見守る中，壇上には断酒の表彰を受け，喜びや体験談を語る会員や家族の姿がありました。Nさ

んは「みんな,アルコール依存症なの?」と会場を見渡し,回復者の多さと会場の拍手に圧倒されていたようでした。

翌日,「昨日はお疲れさまでした」と出勤した私に挨拶をすると,「本当にお酒ってやめられるのですか?」といきなり質問がありました。私は「自助グループへ行くと,やめ続けている方々に会えますよ。依存症から回復した人の集まりです。100人いれば100通りの回復があると言われています。ただ,共通しているのは,足,耳,口の順番で回復することです。会場へ足を運び,仲間の話を聴き,自分について話すということです。まずは足を運ぶことからですね」と説明しました。Nさんは「とにかく参加してみます」と自助グループ参加に意欲的になりました。

アセスメント

断酒会では,アルコール依存症から回復をめざす本人やその家族の話を聞くことができる。体験談では,病気を認めたくなかった気持ち,飲酒時に起こした問題,断酒後のしらふの生活,家族への思いなどが主に語られる。Nさんは彼らの体験談を聞いて,自分の問題や家族のことを考えるきっかけとなった。

アルコール依存症者は,飲みたい,でもやめたいという両価的な気持ちで揺れ動いている。Nさんは大勢の回復者の存在を知り,アルコール依存症からの回復が信じられ,断酒について前向きな気持ちになったと考えられる。

また,断酒会が終わり,それぞれが帰宅する中,Nさんは精神科病院に戻らなければならず,自分が置かれた状況と問題に直面したと考えられる。

看護のポイント

① 飲みたい,でもやめたいという両価性を理解する
② 回復者と出会うきっかけを作り,やめたいという気持ちにアプローチする
③ 自助グループ参加の計画を一緒に立てる

④ 自助グループ参加に労いの言葉をかける
⑤ 状況の変化に応じて計画の変更をするようにうながす
・依存症者は，完璧主義，白黒思考が強く，自助グループの参加に対しても強迫的になる危険がある。悪天候や体調不良など状況に変化のある場合，予定を変更する等の指示をする。

自助グループに対して積極的になる

　Nさんは自助グループに参加をするにあたって，たくさんの会場の地図を持って再び相談にきました。断酒会とＡＡのどちらにするか，迷っていると言うのです。私は，今度はＡＡに参加してみたらどうかと提案をしました。すると，「ＡＡって，あの神様が出てくるほうでしょ。宗教みたいですよね。ハイヤーパワーって何ですか？　わからない言葉が多いですね」と首をかしげました。私は言葉の意味を説明し，一緒に行く約束をしました。後日，病棟から毎日のようにＡＡに参加している人たちと一緒に会場へ向かいました。

　到着すると，断酒会の通常の例会とは違い，20人足らずのグループでした。以前に当院に入院していた人が，そこをホームグループにしており，私たちに声をかけてくれました。

　その日のテーマは第3ステップの「決心する」でした。チェアマンが「どなたか発言してくださる方」と会場に向かって言うと，Nさんは「お酒をやめようと決心してここへ来ました」と切り出し，「酔って記憶にない部分もあるのですが，迷惑をかけている事実はあって，特に息子には申し訳ないのです。僕は，基本的に神様は信じませんが，もし神様がいるとすれば，どうしてこんな病気を作ったのだろうという恨み，僕と家族を救ってくれるのなら宗教でも何でも縋りたいっていう祈り，両方の気持ちがあって複雑です」と話し，他の人の話も真剣に聞いていました。

　帰り道では，「今日の会場って，仕事をしていて，家族のいる人は多いのかな」と聞いてきました。私は「ミーティングだけだと，そういう事情はわかりませんね。グループによってはミーティングのほかにフェローシップというイベントを開くこともあるので，そこでは徐々に聞けるかもしれません」と話しました。すると，「まだよくわからないことが多いですが，仕事帰りに寄る人が多い場所がいいですね。そのよ

CASE 14 自助グループへの参加を拒む40代男性

うな会はどこにありますか」と自分の希望を口にしました。

こうしてNさんは断酒会やAAへの参加意欲を高めるだけでなく，自分に合ったグループがどのようなものなのか，つまり，継続的なグループへの参加を現実的に計画するようになっていきました。

> **アセスメント**
>
> 退院すると，飲酒の多い社会に戻ることになる。社会生活を送りながら断酒継続を目指している自助グループの仲間の体験談は，当事者でなければわからない断酒のコツが聞ける。また，同じ思いを分かち合える居場所でもあり，顔見知りの仲間関係を作っておくと，退院後も継続参加しやすい。Nさんは退院後の断酒生活を考えるようになったと思われる。

> **看護のポイント**
>
> ① 入院中の仲間とともに自助グループ参加の機会を作る
> ② 援助職は自助グループに同行し体験を共有する
> ③ 自助グループでの相談を通して，しらふで人に相談する練習の機会を作る
> ④ しらふで自助グループと病棟を往復する姿を褒める
> ⑤ 自助グループでの人間関係の構築を支持する

退院へ向けて

自宅へ外泊をすることになり，Nさんは外泊中に通う自助グループを決めました。妻は家族教室に参加し，長男は時々面会に来ていましたが，次男に会うのは1か月半ぶりです。前回，自宅へ外出した際に次男は部屋から出てこず，Nさんも自ら声をかける自信がなかったと話していました。

今回は，飲んでいた頃はできなかった次男への挨拶を目標にあげました。抗酒剤について主治医に相談し，すぐに服用が始まりました。家族教室に来ていた妻にも説明し，退院後は妻の前で服用することになりました。

外泊から戻ってくると，次男と挨拶できたことを振り返り，「おはよう，おやすみ，

当たり前の挨拶ができることが，こんなに嬉しいなんて思いませんでした。飲んでいた頃に見逃していた次男の成長を知らずにもったいないと思いました。彼がしているピアスの穴は，当時の僕を写す鏡です」と，しらふでの家族との交流に対する喜びと自分の飲酒問題を振り返る発言がありました。

外泊中は自宅近辺の自助グループに参加し，休日は昼間も含め3か所も回ることもありました。

Nさんが退院して3か月後，担当だった私宛に手紙が届きました。

「断酒会に妻と入会しました。僕は，飲まない文化を持つ少数民族として生きていこうと決意しました。また例会で会いたいですね」と書かれていました。Nさんが，家族の理解・協力を得ながら自助グループに参加し，断酒を継続していることがわかりました。

> **まとめ**
>
> 今回の事例のNさんは，家族や会社からの勧めで入院したにもかかわらず，自分自身がアルコール依存症であることを否認している患者だった。そんなNさんにとって，自助グループに参加するのは重症な人という認識で，あくまで他人事だった。それが，医師や援助者の粘り強い勧めに加え，病棟で仲良くなった人が参加している自助グループに付き合いで参加したことがきっかけで，自分自身の状況や自助グループの必要性を理解した。それからは，様々な断酒会やＡＡに積極的に出かけ，外泊中も自宅近くの断酒会に通うようになった。
>
> 偶然参加した自助グループで，自分が家族にどれだけの迷惑をかけているかに気づき，家族との関係を再構築するためには病気を克服することが必要で，そのために自助グループが有効であるという認識に至ったのである。
>
> 自助グループには看護師も同行し，Nさんの疑問に対する的確なアドバイスをできたことが，積極的なNさんの行動を継続することにつながった

といえるだろう。

(伊藤美保)

column

機能不全家族

　本来の家族がもつべき機能が著しく働いていない家族のことを機能不全家族というが，その家族関係をあらわす代表的なものとして，「共依存」を「アダルトチルドレン（AC）」がある。

●共依存

　「問題のある人」とその人の「支え手」との関係をさし，嗜癖的人間関係のことをいう。

　他人に頼られていないと不安になる人と，人に頼ることでその人をコントロールしようとする人の間に成立する関係である。

　依存症の維持に関与している人物（親，配偶者，子ども，親戚，恋人，友人，職場関係者，医療関係者など）をイネイブラー（支え手）というが，本人とイネイブラーは，時に「憎みながらも離れられない関係」となる。助けている行為が，依存症を長引かせている。

　イネイブラーのとるその行為はイネイブリングという。支えになることで，自分の存在価値が高まる。

●アダルトチルドレン（AC）

　アルコール依存症の親のもとで育った人たちには共通した特徴が見られることからAC（Adult Children of Alcoholics）と名付けられた。子ども時代を子どもらしく生きることができず，著しく低い自尊心などが特徴である。

　今では，アルコール依存症のみならず，機能不全家族で育った子ども全般を意味する。「自分の生きづらさが親との関係に起因すると認めた人」である。

　ACには①ヒーロー（優等生で責任感が強い子），②ケア・テイカー（親

の世話をする子），③スケープ・ゴート（問題の身代わりになる子），④マスコット（家族の緊張を和ませる子），⑤ロストチャイルド（手のかからない存在感がない子）という5つのタイプがある。

　ACを自覚し，自分自身のケアを受けることが大切である。必要なケアが受けられず，生きづらさを抱えたままでいると，依存症を発症したり，依存症者を配偶者に持ちやすい。依存症の両親を持つ人が依存症を発症した場合，これを世代間連鎖という。

（伊藤美保）

CASE 15
飲みながら通院する60代男性
自助グループへの参加を否定し続ける人への援助

　アルコール依存症者が断酒継続し回復していくためには，自助グループの存在が重要になる。自助グループとは同じ悩みや問題をもつ者同士が集まり語り合い，問題解決をめざす団体である。アルコール依存症者にとって，日本ではAA（アルコホーリクス・アノニマス）と断酒会という二つの大きな自助グループがある。彼らにとっての悩みや問題とはただ単に飲酒問題だけでなく，その人自身が感じた生きづらさや人間関係をも含んでいる。

　自助グループはアルコール依存症治療の大きな根幹となっている。いわゆる3本柱（外来通院・抗酒剤・自助グループ）の一つで，そこには様々な人が足を運んでくる。自助グループに来ている人は十人十色で回復の仕方やその時期も違う。まだ断酒して数日の人もいれば断酒歴数十年といった猛者（もさ）もいる。また断酒に対しての想いやモチベーションも人それぞれである。ミーティング中にその人たちの言葉の中から何を拾い，何をそこに置いて帰るか。その作業も断酒継続の手がかりになると思われる。

　参加者の中には，酔っぱらってくる人や「一日断酒」と大きな声で宣言して，その日にスリップ（再飲酒）してしまう人もいる。そのような姿を見て，回復者に抱いていた回復への希望が失われ幻滅してしまう人も少なからずいる。

事例

二度目の入院

　Oさんは当院2回目の入院になります。東北地方の生まれで父親も問題のある飲酒家だったようで，肝硬変ですでに亡くなっています。

　Oさんは中学卒業まで実家で家族と暮らし，新聞配達をして家計を支えてきました。中学卒業後，集団就職で上京。若い頃から大酒家であったそうです。20代半ばで結婚しましたが，結婚当時より酩酊しては妻に暴力を振るい肋骨を骨折させたり，職務

質問した警察官を殴って留置所に入ったりと問題行動がありました。ただ，飲んで暴れても職場には毎日出勤し，仕事に穴を開けることはなかったため家族は我慢してきました。

身体的には，糖尿病を併発して節酒，断酒をたびたび指導されてきましたが，守れずにいました。

60歳で定年退職し，退職後は朝から飲み続ける日々が続き，家族や周囲への暴力，暴言も目に余るようになり，見かねた親類から当院を紹介されました。当初は入院治療を渋っていましたが，家族や親戚の再三の説得で渋々の初回入院となりました。入院中は院内飲酒や暴力など大きな問題行動もなく，粛々と断酒教育プログラム（アルコール・リハビリテーション・プログラム，ARP，コラム参照）に参加していました。そして3か月で退院後，病院の関連クリニックのデイケアに参加していましたが，近隣の自助グループには一切顔を見せていませんでした。かねてから節酒志向で「酒はやめない」と近しい友人には広言していました。そして幾度か持続深酩酊に陥っていました。そしてある日，妻に酔って暴力を振るった後，自ら電話をかけて2回目の入院となったのです。

> ### アセスメント
>
> 2回目の入院でもあり、断酒教育プログラムにおける基本的な知識は一通り習得したものと考えられる。それでも「酒はやめない」と言いながら，最終的には自ら電話して二度目の入院となった。もともと頑固でプライドの高いOさんであるが，そんなOさんが垣間見せた『心のSOS』に焦点を当てていくことが先決である。

> ### 看護のポイント
>
> ① 最終的に自ら希望して入院したことを評価してかかわる
> ② 再飲酒になった原因や誘因を一緒に考えていく

担当となることを告げて

担当の私とOさんが初めて会ったのは2回目に入院した当日の昼食時でした。Oさ

んには糖尿病の持病があったため，毎食前に血糖測定を行っていました。ナースステーションに血糖測定にきたOさんはずんぐりとしてお腹の出た優しそうなおじさんという感じでした。

「はじめましてOさん。今度担当になった杉岡といいます」

今回の入院を決心してくれたことへの感謝と労いをこめて明るく挨拶をしました。するとOさんは，はにかむように笑いながら軽く頭を下げてくれました。

「ああ，どうぞよろしく」。Oさんは笑いながらも目線を合わせるでもなく言葉少なに挨拶を返すだけでした。

Oさんは他の患者さんやスタッフとはよく話す姿は見られましたが，初対面の人とはなかなか話すことが苦手なようでした。少し頑固そうな顔をする時もありましたが，笑うと目じりが垂れて，年下の私が言うのも何ですが，何ともやさしく愛嬌のある顔で，とても妻へ暴力を振るうようには見えませんでした。

その後，病棟でOさんの姿を見かけるたびに「Oさん，こんにちは。ミーティング，頑張って参加していらっしゃいますね。最近血糖値が安定してきてるじゃないですか」などと，こちらから積極的に声かけしていくようにしました。すると入院して数週間ぐらい経った頃にはOさんから声をかけてきてくれるようになりました。

アセスメント

声かけを密にし，支持的にかかわっていく（『血糖が安定してきていますね』『ミーティング，頑張って参加していらっしゃいますね』など）ことによって，Oさんの成功体験を強化するよう取り組んだ。これにより自己肯定感が刺激され，Oさんから声をかけてくれるようになったのではないか。

看護のポイント

① Oさんの行動に支持的にかかわる
② 飲まない環境に身を置いている状況を保障する

環境を変えての面接

「中庭でお話しましょう」

入院して1か月くらい経ったある日，Oさんから声をかけてきてくれました。以前から，入院1か月目に担当面接をさせてほしいと私からお願いしていたのです。

　Oさんは中庭にある木製の一人掛けの椅子に深々と腰を下ろしました。私は近くにある椅子を持ってきてOさんの隣に席を作り，入院までの経緯についての話を伺いました。

「なぜ，今回入院しようと思われたんですか？」

「母ちゃんに手あげちゃってさ。今回の入院前は月〜木でクリニックに行って，金曜に自分からクリニックに電話かけたらしい。そしたら翌週月曜に病院へ行くよう言われた。電話したのは覚えてない。何で電話しちゃったんだろう？　心のSOSだったのかな？」

　Oさんは頭をかき遠くを見つめながら当時を思い返すように話してくれました。

「今回の入院は前回と比べてどうですか？」

「1回目はいやいや入ったせいか長かった。今回は自分で入ったから長いと感じない。ここ（病院）にいると飲まないでいられるんだよね。まあ，のんびりやりますよ」

「やはり，同じ目的を持った人たちと一緒に時間を過ごせているからでしょうね。Oさんもこれまでつらいこともいっぱいおありだったと思います。私は今回入院を決意してくれたことを心からうれしく思います。回復のスタートラインに立ってくれたOさんの回復を手伝わせてください」

　次に，自助グループについて尋ねてみました。すると「自助グループ？　行ってるよ」と，笑いながら答えてくれましたが，その語気からはあまり意に介していないようにもとれました。「何か学んだことはありますか？」「ないよ。ウソばっかなんだもん」と，鼻にもかけない，そんな口調で返してきました。

「だって退院して数か月の奴が何を語ってやがると思うよ。『もう飲まない』って言ってすぐにスリップ（再飲酒）してたりするんだもん。みんな口ばっかなんだから。いいこと言う人もたまにいるけどね。先生と話し合って週4回行くことになったんだ。3回でいいって言ったんだけど…」

「Oさんが自助グループに参加できているのはとてもうれしく思います。自助グループには飲みながら参加したり，ウソをついている方もいるのですね。それなら参加されている方々の話の中でどれがホントでどれがウソか選別していく作業をしてみたらいかがでしょうか。そしてその中からホントの話，あなたにとって心に響いた話をご

CASE 15 飲みながら通院する60代男性

自分のものにしていったらいかがでしょうか」

 眼を閉じて静かに話を聞くOさんに，私はこう続けました。

「自助グループは言いっ放し，聞きっ放しで良いわけですから，嫌な話には耳を貸さなければ良いわけです。私は『言いっ放し』の部分にも効用があるのではないかと考えています。全員が真剣に聞いているわけではないのですから，過去の自分の数々の悪行三昧をぶちまけるだけでもいいんじゃないですか？」

「うん，そうか」

 眉間にしわをよせつつ彼は頷いて答えてくれました。

 続いてOさんから質問がありました。

「家族会って何時くらいに始まるの？」

「毎週金曜の13時30分くらいです」

「いやー，どうやって断ろうかと思ってね。女房がその時洗濯物を持ってきてくれるんだけど。やっぱ来るってさー。クリニックでは絶対来るなと言ったからさ。あいつと顔合わせるといっつも喧嘩になる。なんで女房と会うと喧嘩ばっかりするんでしょうね？」

「きっと御主人のことが心配なんですよ。奥さんがいらした時は，私もご挨拶させてくださいね」

「その時はよろしくお願いします」

 Oさんはきまりが悪いとでも言いたそうな表情でしたが，妻との面接を了承してくれました。

アセスメント

　入院当初，私はOさんに積極的に声をかけていった。これは関係性を構築していくという目的もあるが，今回の入院に自ら同意したところにも着目したからだ。

　初回入院は家族の説得に応じたうえでの渋々の入院であった。そこでは家族の説得という外発的動機づけが働いていたものと考えられる。

　だが今回は，連続飲酒により自ら入院したいと電話をかけてきている。

それは「回復したい」「早くこの苦しみから抜け出したい」という思いからその行動をとったのではないか。これは断酒に対する内発的動機づけが働いていたと考えられる。そこで私はその内発的動機づけを強化していくことを試みた。自らの意志で入院に同意したこと，プログラムへの参加や血糖値の推移を評価し労うことにより，自己効力感を高められるよう援助していった。その甲斐あってかOさんから1か月面接の声かけをしてきてくれたのではないか。

しかし，自助グループにはいまだ懐疑的なようである。自助グループに否定的な発言があるのは，本人の中でも「もう酒は飲んじゃだめだ」「もう少し飲めるんじゃないか」という両価的な思いがあるからではないだろうか。節酒志向のOさんは飲んで自助グループに来る人を見て，もしかしたら自分の姿と重ね合わせていたのかもしれない。飲んでだらしなくなっている姿を見て「こんな姿にはなりたくない」「今の自分はこの人と同じなんじゃないか」。そんな葛藤から，自助グループに来ている人々の姿を直視できないでいるのではないか。そこで私はその心の中を整理し，これからのOさんに必要なものとそうでないものを分類していくことが重要なのではないかと提案した。

まず私は，現在のOさんが感じている思いを言語化し明確にすることにより，自助グループへの陰性感情を受け止めることとした。そして自助グループ参加者の発言や行動をピックアップし，その中でOさんにとって良い点，悪い点をあげてもらう。そこから自分自身何を選択するかについて支援したのである。

またOさんは，妻の家族会参加も渋っていた。照れ隠しもあったのかもしれないが，やはり妻に変わってほしくなかったのである。妻の考え方が変容してしまえば今までのように妻をコントロールできなくなる。そうなるとOさんは酒が飲めなくなる。そうなってしまっては大問題である。今まで自分が生きていくうえでの大きな支えであった酒がなくなってしまうという不安が生じたのかもしれない。

> **看護のポイント**
>
> ① 自分のできることからとりかかる
>   ・自助グループで聞く耳が持てなければ自分の過去を吐露するのも一手としてかかわる。
> ② 自分の進むべき方向性を決める
>   ・自分にとって家族にとって何をどう行動すべきか。
>   ・今まで棚上げしてきた酒のうえでの問題（家族，自分，周囲）を整理してみる。
>   ・決めるのは自分（自己決定）。
>   ・家族―家族教室・ミーティングの参加をうながす。

飲みながらクリニックへ通院

　Oさんは入院中，再飲酒や問題行動も起こすことなく粛々と3か月間のプログラムをこなし退院となりました。

　それから数か月が経ち，病院の家族会には妻の姿がありました。妻は熱心に家族会に毎回参加し，勉強を続けてきていたようです。そんなある日，妻から時間を作ってほしいと連絡があり，面接をしてみると，また本人を入院させたいという相談でした。

　「ご無沙汰しています」と，挨拶をして妻の隣に座ると深々とお辞儀をしてくれました。

　「実は，主人がこちらを退院してからすぐに飲み始めてしまいまして…。前回の入院前と同じ状態になってしまいました。家族会で勉強したとおりにして干渉しないようにはしているんですが…。以前こちらに相談の電話をした時も『何で電話したんだ！』ってすごい見幕で怒鳴ってきて。そこから夫婦喧嘩です。ほとほと困ってしまいました。私が家族会に来ているのも『行くんじゃねえ！』って怒鳴りつけて…。『何のために入院してきたの！　これだけ家族が苦労しているのに，あんた何だと思ってんの！』って言ったら『うるせえ！　俺の勝手だろ！』ですって。私は，頭に来たから『開き直らないでよ！　もう離婚する！』って言ったら『開き直ってなんかない！　俺はこういう人間だ！　できるもんならやってみろ！』ってむしろつけあがっちゃって…。こないだなんて物を投げつけて顔を引っぱたいてきたんですよ。いった

いどうすればいいんでしょう」

妻は憔悴した表情でさらにこう続けました。

「退院してからも相変わらず自助グループには行けていません。でもクリニックのデイケアには通っています。それもお酒の臭いをプンプンさせて。あまりひどいと帰されたりします。泥酔する時もあるからちょくちょく休んではいます。でもまったく行かないというわけでもないんです。そんなにお酒をやめたくないならクリニックにも行かなきゃいいのに」

以前から節酒志向で，「酒はやめない」と治療者のいない場所ではOさんが広言していたとも聞きました。困り果てた奥さんの顔を見ながら私は話に耳を傾けていました。

「奥さんがここへ来てアルコール依存症という病気について勉強されているのはとても良いことだと思います。正しい知識を得てそれを実践していくのが，治療への第一歩ですから。奥さんが学習して物の見方や考え方が変わっていってしまうと今までのように好きにお酒を飲めなくなってしまう。そう考えるから奥さんに家族会に行くなと言ったり，つらくあたったりするのではないでしょうか。それとご主人がお酒を飲みながらもクリニックに通ってらっしゃるのは，きっと心の奥では『お酒をやめたい』と思っているからだと思います。

そう思ってもお酒に手を出してしまうのはご主人がそうしているのではなく，アルコール依存症の症状がそうさせているのかもしれません。風邪をひいている人に『なんで咳をするんだ』って怒鳴ってもしょうがないでしょう」

深くうなずきながら奥さんはこう答えました。

「以前はお酒を取り上げたり，お金を管理したり，ここ（家族会）で家族がやってはいけないということをすべてやってきました。でもここに来るようになってそれがまったく無駄な努力だとわかったんです。

今ではあの人が酒を飲んで吐いたり，部屋を汚してしまっても私は一切関知しないことにしたんです。そうしたら『お前最近冷たいなあ』って言うんです。冷たいんじゃなくてこうすることが，あの人に酒をやめさせる最大で唯一の方法なんですよね」

奥さんは振り絞るように声を出しているようでした。その頬には一筋の涙が伝っていました。

CASE 15 飲みながら通院する60代男性

アセスメント

　初回入院時から引き続き妻は家族教室に参加している。アルコール依存症についての理解を深めているようである。飲酒後は一切干渉しない，酒の問題の責任はすべて本人にとらせる。この夫への対応の落差が「気づき」にもつながっていく。引き続き勉強を続け，家族同士のミーティングでその思いを分かち合っていければ良いと思う。

　反面，本人は否認が強いままである。自助グループにはまだ足が向いていないようだが，クリニックのデイケアには通っている。元来さみしがり屋のOさんであるから，妻が仕事に行って家に一人でいるよりはデイケアに通っていたほうが良いと思っているのかもしれない。そんなデイケアに通うよりももっと手っ取り早くさみしさや孤独感を紛らわせてくれるもの，それが酒である。酒による酩酊を希求する心理はパワー幻想（自他の区分をなくし他者と共感し合うという合体感で，乳幼児的に退行した外界とのかかわり方で酩酊した人々にみられる自己拡大と誇大傾向をさす）と呼び，それは自己中心的な対人関係を作り上げていく。その根底には深刻な不安や孤独感があり，酩酊によって乳幼児的な退行を繰り返していく。そのため妻にひどい言葉や開き直りのような言動をとらせているのであろう。

　本人が酔いの最中にいる場合，家族の言葉に聴く耳を持てない場合が多い。時には暴力を行使してくることも考えられる。そんな時，家族は一時避難として家族入院（飲酒問題により，本人以外の家族が，うつ状態や慢性的な不安・緊張状態などに陥ることがある。当院では，本人の治療と並行，または，本人が治療につながっていない場合でも，必要に応じて家族の教育・休息入院を行っている）やシェルター（暴力（DV）に遭った被害者を，加害の原因たる配偶者等から隔離し保護するための施設）などの社会資源を有効に活用すべきであろう。

　また自宅であれば，本人が，酔って暴れた時の酒乱ぶりを録音したり，

もし怪我をさせられたらその写真と，診断書をとるという方法もある。酔いが醒めた後にそれらを物的証拠として提示することも外発的動機づけの一つとなるかもしれない。

看護のポイント

① 酔っている時は相手をしない
- 構わない・片づけない・後始末しない。
- 「パワー幻想」にかかっている間は何を言っても無駄ということを知る。
- 酔っぱらって起こした不祥事を物的証拠として残す（テープ，写真など）。
- 妻は離婚だとか実家へ帰るとか，実行する気がなければ言わないようにする。

② 家族の安全の保障
- 家族入院を勧める。
- 非常時の避難場所を決めておく（深夜レストラン・健康ランド・実家・知人宅・シェルター等）。
- アラノン（アルコールや薬物の問題を抱えている家族や友人のファミリーグループ）など関連グループの紹介。

いまだに酒をやめられず…

Oさんが退院して数年が経ちました。私は相変わらずアルコール病棟で日々，アルコール依存症の患者さんの回復へ向け，格闘しています。

Oさんは今もアルコール依存症専門クリニックのデイケアには通っているようですが，お酒が切れたわけではないようです。時々，お酒の匂いがしてデイケアを帰らされた。そんな噂を耳にします。

では，お酒がそんなに飲みたいのになぜOさんはデイケアに通っているのでしょうか？

私は常々，アルコール依存症の人は『人間嫌いのさみしがり屋』なのだと思っています。人が恋しいからみんなとお酒を飲む。でも，そのうち人を恋しがるよりお酒を

恋しがるようになる…。アルコール依存症という病によって優先順位が変わってくるのだと思います。

あの人懐っこい笑顔でみんなとおしゃべりしていたOさん。しらふになってまたあの笑顔に会える日が来るのを願ってやみません。

まとめ

　まず，初回入院時と2回目のOさんの回復へのモチベーションの違いに焦点を当ててみた。初回は明らかに不本意な入院で，任意とはいえ本人にとってとりあえずの入院という認識だったように思われる。それが2回目は自ら重い腰をあげた訳であり，高く評価すべき点である。アルコール依存症は『否認の病』とよく表現される。『自分はアルコール依存症である』と自らが認めたその時こそが，依存症との戦いが始まった時である。依存症を認めたことによって過去にどのような過ちを犯してきたのか。そしてこれから自分はどう行動すべきなのか。アルコール依存症の治療のスタートラインに立つということは，酔っていた己と対峙するという極めてつらい作業が待っていることを意味するのである。

　入院には応じたもののOさんの否認はまだ強く，回復者の言葉に聴く耳を持てないでいた。よく依存症者は「足」「耳」「口」の順に回復していくと言われている。まずは自助グループに通う「足」を持ち，先行く仲間の体験に「耳」を傾け，やがて自らの「口」をついて自分の体験を語るようになる。前田さんが聴く「耳」を持てるようになるのはもう少し先のようだ。

　次に，家族（妻）に焦点を当てた。妻は家族教室などでアルコール依存症への知識は獲得できている。本人への対応などはそれで対処できるが，家族自身の身の安全の保障も重要となってくる。アルコール依存症者の家族のみならず，多くの機能不全家族とDV（虐待）は密接な関係を持っているとされている。直接的な身体的暴力のみならず，精神的暴力（ネグレクトなど）も医療者の目の行き届かぬところで散見される。アルコール依存症の治療者は当事者のみならず，家族にも関心を寄せていくことが重要

である。

　Oさんはデイケアに通いつつも、いまだ酒をやめられないでいる。自助グループにも足が遠のいたままだ。妻は何度か相談の電話を入れてはいるが、本人はそれを叱責しているのだという。

　Oさんにとって回復への戦いは始まったばかりである。試合はまだまだ序盤戦。何度ダウンしても立ち上がってファイティングポーズをとり、回復への想いを持ち続けてさえいれば、試合終了のゴングは鳴らないのだ。

（杉岡篤）

column

ARP

　ARPとはアルコール・リハビリテーション・プログラムの略で、酒のいらない毎日を送りたいという動機を深め、断酒の技術・習慣を身につけるプログラムである。

　成増厚生病院においては、具体的には、朝決まった時間に起床し、ラジオ体操、食事、各種プログラムなどを通して、規則正しい生活を送り、生活習慣を立て直していくものである。

　平日は午前と午後各1回の勉強会やミーティング、作業療法などのプログラムが設けられている。夜になると外部の自助グループに参加するようにもなる。それ以外の人は他の患者とトランプに興じたり、テレビを見たりと自由に過ごしている。当院では基本的に土日・祝日にはないプログラムになっている。

　「ARPがない日があって暇だ」「全部治療時間にすればいいのに…」。入院中の患者や家族からそんな言葉が時々聞かれることがある。これまで酒で麻痺した頭で考え生活してきた患者にとって、日々の暮らしはまるでジェットコースターに乗っているかのようにあっという間に過ぎていくのかもしれない。そのジェットコースターから降りた今、「何もしない時間」は

耐え難いほどに長く，時間を持て余してしまうのであろう。
　「何もしない時間をのんびり過ごすことも治療ですよ」。そうスタッフに言われて，意味がわからず「…ハァ？」となってしまう患者もいる。
　アルコール依存症の治療は自分で治そうと強く自覚することが必要で，「なぜ自分が入院することになったのか？」「なぜお酒をやめられないのか？」「どうすればお酒がやめられるか？」などを自分自身で深く考える時間が必要となってくる。
　「何もしない時間」なのではなく，回復のために「何でもできる時間」だと考えたほうがよい。しらふで葛藤した体験に乏しい患者の多くが，楽に過ごせることを体験してほしい。プログラムのない時間にはアルコール依存症の本を読むなり，自分の過去の酒にまつわる苦い体験などを深く考える時間にあてればよいのである。自分次第でいくらでも治療時間は増やせるのだ。

〔杉岡篤〕

CASE 16
妻の変容を見て入院を決意した60代男性
家族の意識・行動が与える影響

　アルコール依存症には，病識の欠如，飲酒問題を認めない「否認」と記憶の喪失がある。この問題を放置しておくと，病状が慢性に進行していく。それを防いでいくためには，早期に，この「否認」と記憶の喪失にいかに向き合っていくかが，問題解決への第一歩である。

　一般的に，飲酒している時の「自分」には何でもできるという万能感があるが，逆に飲酒していない時や，問題を起こしている自分には存在価値がなくなり，自己像が下がり，自分らしさが失せてしまう。記憶が喪失したことを隠し，自分の存在感を取り戻すために，飲酒問題を否定し，かつ合理化，すり替えをしながら，様々な問題飲酒を正当化していく。また，依存症者は人生の落伍者という社会の偏見が根強く，それが原因で「否認」している場合もある。

　このように否認する理由は様々だが，永年にわたり飲酒問題を否定していると，周囲との関係性が徐々に壊れていき，最終的には人生が破綻する。

　彼らにとっての飲酒とは，人生の不安，ストレスを解消し，生きがいを見出すことができる最高の「命の水」なのである。彼らは飲酒なくして人生は考えられないのである。彼らの「否認」に対して，わがままだ，甘えが強い人などと決めつけることなく，社会的・心理的・精神的・身体的側面を視野においた巨視的視点で援助していくことが肝要になる。また，数週間から数年にわたり記憶を喪失している人も多く，それも考慮してかかわることも必要である。

事例

夫婦で入院相談

　Pさんは，妻に付き添われて入院相談のために来院しました。45年以上勤務した会社を退職して，60代後半となっています。結婚は20代後半の時であり，2子（長

CASE 16 妻の変容を見て入院を決意した60代男性

男・長女）をもうけています。妻の話によると，Pさんは元来の酒好きであり，結婚してから現在まで1日たりとも飲酒を欠かしたことがないということです。

退職後は，生活のメリハリがなくなり，毎日だらだらと飲酒し，食事も不規則な状態でした。最近では，栄養状態も悪く，加えて失禁，転倒，けいれんなどがあり，救急車騒ぎになったこともあります。搬送先の医師からは，身体の不調は飲酒が原因なので，内科的治療よりも，断酒治療が優先であると入院治療ができる病院を紹介されて，やってきました。来院時，Pさんの顔色は血の気がなく，どんよりとくすんだ状態でした。また，痩せが顕著で，歩行もバランスが悪くよたよたの状態であり，全体的に生命反応が乏しく感じました。私は入院相談のテーブルに向かい合って座り，まず挨拶をしました。

「Pさん，こんにちは。本日はよくお見えになりましたね。私，重黒木と申します」と自己紹介しても返答はありません。背中を丸めて，ギョロっとした鋭い目つきで私を睨んでいます。頬が痩け，眼球が剥き出しの状態なので，どことなく凄味を感じました。そんな夫の態度に，妻は失礼だと思ったのか，

「あなた，先生が挨拶しているのに，どうしてそんな失礼な態度をとるの」と強い口調で注意をしました。するとPさんは，

「うるせぇな。挨拶をする，しないは俺の勝手だろう。どこが病気だよ。ちゃんと説明しろよ。酒をやめる気はまったくないからな。俺は絶対に入院しないよ。さぁ，帰るぞ」と，妻の腕を握りしめてうそぶくのです。

「Pさんのどういうところが問題なのか，奥さんは何に困って，その困りごとを解決するには，何をどうすればよいのかなど，一緒に話し合いませんか。その結果，入院する，しないはPさん自身にお任せしますから」と言うと，

「うるせえよ，おめぇには関係ねぇだろう」と，ものすごい剣幕で怒鳴るのです。

私は，Pさんの否認と怒りがあまりにも強いので，こう質問してみました。

「酒の問題がないのに，どうして当院にお見えになったのですか？　まったく問題を感じていなかったら来ないと思いますが，少しは酒の問題を感じているから，お見えになったのではないですか？」と伝えると，一瞬躊躇した態度を示しましたが，

「仕方がねぇよ，女房が無理やり連れてきたんだよ」と強く反論するので，面接を一時中断してしばらく様子を見ることにしました。

面接室内は，Pさんの強烈な体臭が充満しています。それもそのはずで，数週間は

連続飲酒だったので，約1か月は入浴や更衣をしていないとのことでした。時折，離脱症状なのか身体を小刻みに震わせています。妻はどうしても入院をさせたいらしく，怒りの口調で，執拗に入院を迫りました。私は，

「奥さん，本人は絶対に入院しないと言っているので，これ以上，何を言っても無駄かもしれませんね。まずは入院しない気持ちを受け止めませんか。それより，本人よりも奥さんが非常に疲れているようですので，先に，あなたの精神的な疲れを癒すことをお勧めします」と，話しました。

妻は一瞬，きょとんとした表情で，

「なぜ，私が癒されなければならないのですか，主人を何とかしてください」と，捲し立てるように言葉で迫ってきました。このやり取りを見ていたPさんは，治療の矛先が妻に向かったので，びっくりしたのか，唖然とした表情になりました。

アセスメント

Pさんは何故，入院を拒み続けるのだろう。認めない本音はどこにあるのか。

依存症で入院をしてしまうと，60年以上にわたって築き上げてきた人生が，積み木が崩れるように崩壊してしまう不安や恐怖なのかもしれない。自分の飲酒で家族が困っていることは，重々承知のはずである。

しかし，酒は今までのつらい人生に活力を与えてくれた「命の水」である。だから，簡単にはやめるとは言えない。Pさんにとって，断酒は「死」に匹敵するほどの恐怖なのかもしれない。よって，酒に代わる別の「命の水」という宝物探しが，援助のキーポイントとなる。拒み続ける心理を十分に理解しておくことである。ここではPさんの問題に着眼しつつ，困っている妻の援助を最優先とする。

看護のポイント

① 本人が入院したくない気持ちを真摯に受け止める
　・断酒を無理強いしない。まずは本人の気持ちに添う援助。

- 何が問題と感じていて，それをどうしたいのか．
- 問題解決の手段（選択肢）を提示する（解決を急がない．着実にできることから問題解決）．

② 家族の援助を最優先とする
- 相手の飲酒行動をコントロールできなかった事実を認める（他人の力ではコントロールできない現実を知る）．
- 相手の問題に着眼するのではなく，自分の課題に直面する（従来のかかわり方を見直す・否認の病理を知る）．
- 家族教室，ミーティングの導入（家族全員を一つの土俵にあげる，医療や地域との連携）．

2か月後に夫婦で再相談のために来院

　初回の相談から2か月後，Pさんの妻より，改めて入院相談の依頼があり，夫婦で来院しました．この2か月の間，Pさんは相変わらず飲み続けていたようです．一方，妻は積極的に家族教室やミーティングに参加しており，今まで合計8回の参加を試みていました．
「Pさん，久しぶりですね．その後の身体の調子はいかがですか」
「以前とまったく変わらないよ．変わったのは女房だけだよ．最近は俺が飲んでいても無関心だよ．重黒木さん，妻に変な入れ知恵をしないでくださいよ．困るんだよな」と無愛想な返事が返ってきました．
「奥さんの意識が変わったら，なぜダメなのですか？」
「だって俺の女房だろう．夫の心配をするのが普通の家族だと思うよ．最近は全然俺の相手をしてくれない．断酒しろとは言わなくなった．飲酒したら，その後始末は自分でやれと言うんだよ．おかしいだろう．まったく，勘弁してほしいよなぁ」
「Pさんは奥様に飲酒問題の尻拭いをしてほしいのですね」
「そういうわけではないけど」と愚痴をこぼしたかと思うと，今度はうな垂れてしまいました．
「ところで，今日は入院を決意なされてきたのですか？」
「だって仕方がないだろう．女房がこんな態度だし，このままだと俺は心身共にダ

メになっちゃうよ」と，言っている傍らで妻は苦笑いをしながらも，ホッとした表情を見せていたのが印象的でした。Ｐさんは家族教室に参加し続ける妻の行動を制止しようと，暴言や悪態をついていましたが，妻が動じなかった結果，本人が性根尽き果てたのではないでしょうか。

理由はともあれ，本人が入院すると宣言しただけでも大きな前進です。するとＰさんが質問してきました。

「重黒木さん，俺が入院したら，妻は家族教室の参加はいいのだろう？」
「いいえ。入院をしても，当面，奥様には家族教室に参加をしていただく予定です」
「妻をあんまり洗脳するなよ」

哀願するような表情で，声を震わせていました。

「家族教室への参加の目的は，Ｐさんの飲酒問題を解決するためではなく，奥様が自分の人生をどう楽に生きることができるのかの学習ですので，ご理解ください」と，家族教室はＰさんの問題ではないことを伝えました。

Ｐさんは自分が入院すれば，今までの酒の問題が免責になるのではないかと軽く考えていたのです。妻は過去数十年にわたり，酒の問題で翻弄され，身も心も疲れ果てた経緯があります。夫をコントロールできなかった現実に，精神が疲弊して無気力，抑うつ，怒りなどが生じてしまいました。そんな妻には，同じ問題を抱える家族同士のミーティングや家族教室が最高の心の癒しになったようです。

アセスメント

妻は２か月余りの家族教室の参加で，日ごとに意識が変容し，自分の人生を考えるようになった。妻が変われば変わるほど，夫の錆ついた心の歯車に油を注ぐことができるようになり，夫はこれ以上，飲酒に固着していると大変なことになるという危機感が高まり，入院を決意したのではないか。

相手を変えることはできない，だから自分が変わるしかない。こんな妻の自意識の革命が飲酒問題解決への大切な第一歩となった。

本人は，俺が入院するから，妻の家族教室への参加は遠慮してくれと懇

願しているが，その理由の一つは，妻がこれ以上変わると困るからである。それは，酒を飲めなくなるという不安の裏返しかもしれない。

> **看護のポイント**
>
> ① 情報の収集と問題の整理
> ・家族全体から情報（問題）の収集と，その分析を行う。
> ・露呈した問題は，病気のせいなのか，その人自身の問題なのか。
> ・早急に解決しなければならない問題は何なのか。
> ② 家族・本人のそれぞれの意見は尊重する
> ・尊厳を持ってかかわる。
> ・本人が決定したことをどこまで援助できるか（決して批判しない）。
> ・家族全員を治療の土俵に上げる。

入院，そして院内飲酒

　Pさんは，約束した日に，緊張した面持ちで入院してきました。私は，
「よく入院を決意されましたね。生活に慣れるまでしばらくは大変だと思いますが，ゆっくり頑張っていきましょうね」と声をかけました。そして妻と少し話し，妻が帰ろうとした瞬間，Pさんは，
「おい，俺は入院するけど，1週間くらいしたら，退院して帰るからな。3か月の入院は冗談じゃないよ」と言いました。妻はその言葉に動じることはありませんでしたが，寂しい表情をして病棟を出て行ったのが印象的でした。

　入院して1週間が経過する頃には，Pさんは離脱症状も安定して，精神的にも余裕が出てきたのか，表情が穏やかになり，怒りも落ち着いてきました。私が，
「Pさん，調子がよくなってきたみたいですね。今，何か困っていることはありますか？」と，挨拶代わりに声をかけると，
「特にありませんが，入院前は重黒木さんに，随分と失礼なことを言っていたと妻から聞きましたが，本当ですか？　事実ならどうもすみませんでした。あの時はもう野となれ，山となれの心境だったのだと思います。これからは心を入れ替えて頑張っていきます」と笑顔で答えていましたが，当時の記憶は定かでないようでした。

入院1か月を経過する頃には，自助グループに積極的に参加するようになりました。この変わりように誰もが順調だと思っていた矢先，同室の人から，
　「Pさんが顔を紅潮させて，何かにつけて怒りっぽいので，何とかしてほしい」と報告がありました。訪室すると，部屋全体が酒臭で充満していました。
　「Pさん，お酒の臭いがするのですが」と声をかけると，表情が一変しました。
　「何だよ，飲んでいないよ」と語気を荒げ威嚇するような表情になりました。私は静かにその理由を聞きました。
　「事実の確認だけなのに，どうしてそんなに興奮する必要があるのですか？」
　「もういいよ，退院するよ。やっちゃいられないよ。一生懸命頑張ってきたのに，飲酒の疑いをかけられるなんて，やめた，やめたぁ」と，大きな声を出しながら，すぐに退院の準備を始めました。
　「そうですか，残念です。そういうつもりではなかったのですが。退院する，しないはPさんの決断にお任せします。どうしても退院の決意が固いようであれば，手続きをとりますね。そしてこの事実を奥様には報告しておきますね」
　「いいよ，しなくたって。俺がするから余計なことはするな」と大声で怒鳴るのです。私は，
　「一つ申し上げておきます。どう決断なされても結構ですが，仮に退院を考えたなら非常に悲しいことです。仮に飲酒したとしても，私はPさんを責めることは絶対にません。なぜならば，飲酒は病気の症状ですので，仕方のないことなのです。まして病院は裁判所でも警察署でもありませんから，病気を裁くことはできないのです。この病気は再発（飲酒）を繰り返しながら，回復（断酒）に向かうのが特徴ですから」と，誠意をもって伝えました。
　Pさんは沈黙していましたが，しばらくして荷物を片づける手が止まりました。そして，彼は恐縮したような小さい声で，
　「もう一度，チャンスをください。妻には連絡しないでください」と，哀願してきたのです。
　「入院継続ならば酒の臭いがなくなるまで，個室に入室していただくことになります。よろしいですか？」と確認をしました。
　彼は了解し，個室に入って行きました。

アセスメント

　入院すると，必然的に我慢（禁酒）を強いられることになる。しらふの体験が乏しいので，思考が混乱してしまい現実と非現実を混同しやすい。結果として，不安，ストレス，恐怖，罪悪感など，否定的な感情が表面化して情緒的に不安定となりやすく，院内飲酒に走りやすい。

　よって入院当初は，情緒的側面に積極的にかかわり，その中で異常の早期発見に努めながら，外発的な動機づけを促していくことが大切である。また，良かれと思って，相手をコントロールしがちであるが，あくまでも本人のこうしたいという気持ちを，尊重してかかわっていくことが大切となってくる。

看護のポイント

① 急性期は心身の管理を重点的に行う
- 関心を寄せていく援助（信頼関係の樹立）。
- 心身の異常の早期発見（合併症と離脱症状の管理，予想される事故を未然に防ぐ，環境の調整）。

② 失敗を責めない
- 失敗は成功のもと（失敗から何を学ぶか，今後の断酒にどう活かすことができるか）。
- 援助者は常に良き協力者（サポート）であること。

③ 家族・本人・医療がチームを組む
- 入院中に起きた事柄やハプニングは包み隠さない。
- 家族は治療に欠かせない大切な存在。
- 本人はチームの中で安心して治療を受けられる。

不安を抱えながら退院

　Pさんは，3か月間の断酒教育プログラム（アルコール・リハビリテーション・プログラム，ARP）を満了して退院となりました。退院後は，関連クリニックで外来

を併用しながらデイケアに参加することとし，また，夕方からは自助グループに参加する運びとなりました。Pさんは，

「いろいろご迷惑をおかけしました。アルコール依存症の正体を知れば知るほど，不安も高まっています。そして，家族には，相当な迷惑をかけていた事実も知ることができ，真剣に断酒を考えなければ，自分の心身を始めとして，家族が崩壊してしまうことなども，身をもって学ぶことができました。これからは自然体で断酒を継続していきたいと思います。本当にありがとうございました」と涙ぐんでいました。

アセスメント

「俺には酒の問題はない」と，当初，豪語していたPさんは，妻の意識や行動が変化する過程の中で，とりあえずであったが入院に踏み切った。入院して，いろいろな人との出会いの中で，断酒の必要性や家族との絆の尊さを学習できたことは大きな収穫である。アルコール依存症は理屈だけでは問題解決しない。大切なことは，関係性の再構築に向けて行動を起こすことが第一である。その中で，自分にとっての飲酒の意味は何なのか，あるいは酒によって周囲にどのような影響を与えていたのかが垣間見えてくる。

看護のポイント

① 入院で学び得たことの確認と評価の実施
　・病気の理解，家族との関係性の再構築。
　・断酒の意味を理解するための自助グループを勧める。
② 退院後が治療の本番
　・しらふで社会生活を営むことの留意点を確認する。
　・退院前に確認した治療計画を実践する。

退院後

妻の情報によると，Pさんは退院して2か月の間は，外来，デイケア，自助グループに参加し断酒をしていましたが，たまたま町内会の寄合に参加する機会があり，そ

こで再飲酒してしまったとのことです。しかし妻は毅然として，飲酒の問題は自分で解決させるという，家族教室で学び得た信念を貫いています。

> **まとめ**
>
> 　当初，本人の断酒というよりも，困っている妻の援助に焦点をあて，幸いにしてトントン拍子にことがうまく運び，本人が入院を決意したケースである。ともすると，家族（援助者）が，本人の飲酒問題をコントロールしてしまう。しかし，コントロールすればするほど，事態は暗転を迎えてしまう結果となり，アルコール依存症が慢性に進行していく。よって，アルコール依存症の問題は，そのつど，問題を本人に返していくことが必要だが，それがなかなかできないのが現実である。それはアルコール依存症という病気の深さや，愛情のはき違えの問題かもしれない。Ｐさんは，入院治療において断酒を継続することになり，しらふで生きる価値観を見出すことができた。しかし，それとは裏腹に，Ｐさんは常に飲酒欲求との戦いがあった。
>
> 　再飲酒してしまったこともあり，どうやら私とＰさんとのつきあいは長くなりそうである。

（重黒木一）

column

依存症の人たちとかかわるということ

　他科の看護仲間から，依存症の人たちと向き合っていると疲れないですか？　と聞かれる。健康的なエネルギーを奪われながらの仕事を，なぜ続けられるのかと。

　確かにつらいことのほうが多いかもしれない。なぜならば，陰性感情を日々受け止めることが日常だからである。その中で，時として，心が疲弊して，看護の方向性を見失い，依存症に嫌悪感を抱くこともある。ともすると，退職を考えることもあった。

　しかし，依存症者が回復していく後ろ姿は美しく感じる。その輝きを目の当たりにした時に喜びを感じる。その美しさは例えようがない。

　絶望的に思っていた人の笑顔を見た時に，こちらもつい笑みが漏れる。その瞬間が看護を続けていて良かったと思える時である。

　元来，依存症の人たちは真面目で，人恋しい人たちであると感じている。その真面目さや，律儀な生き方が依存症によって隠蔽されてしまう。彼らのもつ強烈な怒りや否定的な感情は，人を求めている手段であるかもしれない。そこに気がつきはじめると，心の「やる気」が点灯する。

（重黒木一）

CASE 17
断酒よりも恋愛を優先する20代女性
入院中に異性問題を起こす人へのかかわり

　アルコール依存症の人は，断酒中に何とも言い難い虚無感や寂しさに襲われる。人は誰しも孤独に弱いものである。病気でない人はその孤独による寂しさを酒で補って明日への活力を期待する。アルコール依存症の人は飲酒すると自滅に向かってしまう。

　アルコール依存症の人は飲酒できないので，寂しさを埋める代償行為の一つとして，親密な異性関係を築くことがある。しかし，アルコール依存症者同士の恋愛は，最初は刺激的で一時的に酒を忘れることができるが，ほとんどのケースは，短期間のうちに酒中心の生活に逆戻りしてしまい，お互いに生活が破綻してしまうことが多い。

事例

入院の経緯

　Qさんは20代後半で専業主婦，夫は30代半ばで会社員，小学校低学年の長女がおり，親子3人の家族構成です。

　Qさんは，専門病院でアルコール依存症の診断を受け，3か月の入院歴があります。退院をして，半年は断酒していましたが，家族から受けるストレスが耐えられないと再飲酒してしまいました。再び家事や育児放棄に困り果てた夫は，今回は治療の場を変えたほうが断酒できるかもしれないと判断して，以前の入院先とは違う病院での治療を希望しました。入院時，Qさんは夫と長女に付き添われて病院を訪れましたが，Qさんと夫，娘は互いに無関心な様子が見られました。話をすると，Qさんは自分がアルコール依存症だと認め，どうしても断酒したいとのことでしたが，それに向けた熱意などをQさんからは感じられませんでした。

　Qさんは，同じ職場での恋愛結婚でした。彼女が20代に入ったばかりの頃に結婚の話が持ち上がりましたが，Qさんの両親は時期尚早と反対しました。しかし，その時点ですでに長女を身籠っていて，当人には結婚しか選択肢はありませんでした。

結婚後，長女を無事出産しましたが，夫は毎日仕事が忙しいと家庭を顧みず，子どもにも関心を寄せることなく，帰宅も決まって深夜帯でした。そんな生活が数年続き，夫婦の会話も徐々に少なくなり，Qさんは自分だけが子育てに苦労するのは理不尽であると，次第に夫婦喧嘩が多くなりました。

　そして，その苛立ちや寂しさの埋め合わせのために，ことあるごとに，飲酒をするようになりました。同時に生活が乱れ始めて育児を放棄することが多くなり，月日の経過とともに，お互いの関係性は冷え込んでいきました。

　その頃にはQさん本人も飲酒が問題であるとうすうすと気がついていたのですが，夫婦関係の緊張や，それに基づく日常のもやもやした気分が飲酒で解消されるので，酒は不可欠でした。飲酒の何とも言えない酩酊感は心地良いものとなり，瞬く間に飲酒習慣が形成されていきました。

　むろん，飲酒している時は家事や育児どころではなくなり，お互いに罵り合うようになりました。時につかみ合いの大喧嘩などを何度か体験しています。

> ### アセスメント
>
> 　夫もQさんの飲酒問題に辟易している。長女は小学校低学年であるが，今回だけではなく，幼少時から飲酒のたびに育児放棄されて育ってきた経緯がある。娘とQさんとの会話は，無表情であり関心がない様子が伺えた。母親を見る目つきは冷淡であった。
>
> 　Qさんはアルコール依存症を認めているというが，行動を客観的に見ている限りではいつも思い悩んでいる感じで，孤立していることが多く，とても断酒に必要なことを精力的に実践していると感じとることができない。
>
> 　今回，夫と娘の面接を定期的に行い，困りごとの解決に向けて，家族の協力が不可欠な要素であることを説明して治療の協力を促していく。

CASE 17 断酒よりも恋愛を優先する20代女性

> **看護のポイント**
> ① 飲酒が家族にどのような影響を与えているのか
> ・治療のテーブルに家族全員をつかせる。
> ・夫, 娘がこの病気に対してどう向き合っていけばよいのか, その援助方法を学ぶ（そのノウハウを家族教室とミーティングで学習する）。

生活のマンネリ化

　Qさんは, 専門病院への入院は2回目なので, 専門病院ではどんな治療をするのかなど, 断酒に対するノウハウは知りつくしていました。わかっているだけに, 入院生活はどうしてもダラダラとマンネリ化した生活になってしまいました。
「Qさん, ダラダラしている印象を受けますが暇ですか？」
「病院は同じことの繰り返しだから, ついダラダラしちゃうんですよ」
「そんな生活態度だと, 断酒に対しての士気が低下してしまうので, 初心に戻って, 気を引き締めたほうがいいかもしれませんね」
「そんなことはいちいち言われなくてもわかっています。でも, どうしても前向きに行動できないのです。もう私の人生は今までも, これからも八方塞がりの状態です」と, 不貞腐れ気味でした。
「Qさんは, 本当に断酒したいと思っていますか？」
「…」下を向いて答えようとしません。
「Qさんの今の生活態度を見ていると, 断酒という覚悟がまったく感じられないのですが, どうしてでしょう？」
「ちょっと質問してもいいですか。重黒木さんは, 私の苦しい気持ちをわかってくれていますか, 夫や娘が私を無視しているのですよ。いわゆる家族の絆が切れているのですよ。寂しくて孤立するのは当たり前だと思います。考えると自分の心が壊れます。もっと理解してくださいよ, 私の気持ちを」と, 怒りを露わにしました。
　私は, この時こそが断酒への動機づけのチャンスだと思い,
「そういうところがわがままな考え方であり, 依存性の強いところではないですか。寂しいのはQさんだけじゃないと思いますよ。夫や娘さんはあなた以上に, つらくて寂しい思いをしていると思いますよ」

「…」Qさんは沈黙してしまいました。

> **アセスメント**
>
> 　Qさんはなぜ断酒意欲が高まらないのか。断酒の話にふれると，夫の帰りが遅いこと，娘が反抗していることを引き合いに出して，寂しいということだけを強調する。
> 　飲酒問題を解決していくには，断酒ができない視点を家族に向けるのではなく，自分の課題（問題）としてとらえ，その感情に向き合っていくことが，喫緊の問題ではないのか。今回の入院でなすべき大切なことは，定期的に夫と娘との面接を設定して，困りごとを具体的に引き出して，本人のどんなところに困っているのか，壊れかけている家族関係の再構築に向けて何が必要かを話し合っていくことが大切になる。

> **看護のポイント**
>
> ① 家族問題の修復に関与する
>   ・家族の問題と飲酒の問題を振り分ける。
> ② 孤独（寂しさ）はどこからきているのか
>   ・家族生活全体の情報の収集。
>   ・自分の課題を知る（見捨てられ不安，子育ての問題）。
> ③ Qさんは何を望んでいるのか
>   ・家族の幸せなのか，寂しさからの解放なのか。
>   ・どんな人生を標榜しているのか。

断酒行動から恋愛行動へ

　入院して1か月経過する頃には，精神的にも落ち着いてきて，徐々に断酒教育プログラム（アルコール・リハビリテーション・プログラム，ARP）に参加するようになりました。しかし，相変わらず他の人たちとの交流は乏しく，一人で行動することが多い状態でした。

　「Qさん，他の人たちとの交流があまり見られないですね」

CASE 17 断酒よりも恋愛を優先する20代女性

「面倒くさいんです。周囲の人たちは，ぺちゃくちゃと人の悪口ばっかり言っているので，そういう集団の中は息苦しいのです。とにかく一人が気楽で安心するのです」

そう言って，Qさんは頑なに他の女性との交流を拒みました。しかしその反面，男性との会話は実に楽しそうであり，会話も弾んでいる光景に違和感を覚えました。私はその違和感に対して，率直に質問してみました。

「女性とは距離をとっていますけど，男性との距離は近いですね」

「もう一度，繰り返して言いますが，女の人は面倒くさいのです。しつこいし，人のことばかりで，自分のことはそっちのけで縄張り争いもするから，そんな人たちと付き合っていくのは愚の骨頂です。何回質問されても同じことですから」

「気持ちはわかりますが，どこかでその感情を整理していかないと，断酒の基本である人とのつながりがおろそかになってしまいますから，男女問わず，いろんな人と仲良く生活していくことをお勧めします」

しかし，Qさんの態度は，変化するどころか，ますます頑なに女性との関係を拒み続けていくようになりました。その結果は予想通りであり，他の女性からかなり煙たがられ，女性の中では孤立していくようになりました。他の女性からは，

「Qさんは付き合いづらいわ。いろいろ気を遣って話しかけるのだけど，ぷりぷりしてて，何が不満なのかしら」と，愚痴をこぼされるようになりました。

そんな生活が1か月くらい続いていましたが，ある男性（Vさん，30代後半）との出会いが，Qさんの感情を大きく変えていくことになりました。

プログラムの一環であるグループワークがVさんと一緒であることや，映画が好きだという共通の趣味もあり，2人はすっかり意気投合してしまい，一緒に行動する時間が多くなりました。2人の関係は，日毎に親密さを増し，Qさんの毎日は，彼一色の生活に陥ってしまいました。Vさんには妻子がいるのですが，Qさんはそんなことはお構いなしです。自助グループも2人だけで参加をしたり，それ以外の外出も同伴でするようになりました。当然，入院中の人からも，その男性との親密さに，あれこれと噂話に花が咲きはじめました。少し目に余る行動と感じた私は，Qさんにこう問いかけてみました。

「自助グループに積極的に参加していることは大いに評価できますが，特定の男性と参加していることが，少々気になります。できれば多人数での参加をお願いしたいのです」

「誰と参加しようが，重黒木さんには関係ありません。個人の自由だと思います。特定の人との自助グループの参加がダメという根拠は何ですか。詳しく説明してください」と，語気を荒くしながら答えました。

予想していた返答でした。一度火のついた男女間の陽性感情は，誰が何を言ってもコントロールできないとわかっていたのですが，つい正論的なことを言って，問題を回避しようとしてしまった自分にオロオロしてしまいました。しかしながら，入院の目的はあくまでも断酒なので，その枠組みから逸脱してしまうと，何よりも，家族に申し訳ないという感情でいっぱいでした。結果的にはQさんの怒りを引き出す結果に陥ってしまったので，しばらく成り行きを見ていました。しかし，日増しに男性とベッタリの状態となり，2人とも集団生活から完全に浮いている状態となりました。

> ### アセスメント
>
> 　断酒の経過中に，過去におけるさまざまな出来事，かつ複雑な思いと，将来をしらふで生きていかなければならない不安が心の中で交錯していく。このことは，アルコール依存症の人たちがよく経験するところである。
> 　断酒したい，でも飲みたい。断酒したところで，何がどう変わるのか。しらふの生活が想像できない。酒がない生活は人生にぽっかりと穴が空いた状態であり，生きていく気力もわいてこないと，飲酒の必要性を力説する。
> 　Qさんは家族関係も冷え切っている現実に，その心中は，今日一日何を目標に頑張っていけばよいのかまったく見通しがつかない。そんな状況下のVさんとの出会いは，生きる喜びを見出してくれると同時に，寂しい心を充足してくれる貴重な存在となった。
> 　援助者は男女の恋愛問題に対して，リスクは伝えることができても，引き離すというようなことは不可能である。しかし，あくまでも断酒を目的とした入院である。**断酒の治療に悪影響が出てくるようであれば，起こり得る様々な問題や危険性について伝えていくことは必要である。**

> **看護のポイント**
>
> ① 入院の動機を再確認する
> ・酒の問題から逃避していないか。
> ・心の隙間を埋めるのは恋愛ではなく，家族ではないのか。
> ② 断酒中の恋愛は危険が大きい
> ・飲酒の可能性が強くなる非常事態であることを説明する。
> ・周囲との関係や家族関係が破綻する恐れがある。

中途退院を希望する

　入院して2か月を過ぎようとしていた頃に，Qさんは突然，退院を要求してきました。
「当初，入院の約束は3か月だったのですが，どうしたのですか？」
「もう入院生活に疲れました。他の人との人間関係を始めとして，共同生活にも気を遣わなければならず自由がないのです。そういう生活は精神が萎えてきてしまうのです。また，2回目の入院なので断酒していく方法も大体わかっていますから，長く入院していても無駄だと思っています」と，退院の理由を説明しました。
　私はそのQさんの思いを受け止めながらも，Vさんがもうすぐ退院なので，それに関係があるのではと思い，叱られるのを覚悟で問いかけてみました。
「Qさん，言いにくいことなのですが，Vさんが退院するのであなたも退院を希望しているのではないのですか」
「そんなことはありません，彼とはまったく関係ありません。どうして勘繰るのですか，あなたには関係のないことですから」と，予想通り一蹴されてしまいました。
「すみません。ちょっと心配だったので尋ねてみました。退院をどうしても希望するのであれば，家族に連絡をして，今後の断酒に向けての方向をみんなで確認するために面接をしましょう。その中で医師も含めて具体的な退院の日取りを決めましょうか」
「家族は関係ありません。私から伝えておきますので，絶対に呼ばないでください。家族には迷惑をかけられませんから」と，動揺しているようでした。
「しかし，病院側としては家族に内緒で退院を進めていくわけにはいかないので，

Qさんがどうしても拒否されるのであれば、退院する事実だけを家族の方に報告しておきますね」

「なんでそういうことするのかなぁ、私が大丈夫だと言っているのに。お節介なことは本当にやめてください」と、かなり不機嫌になりました。

Qさんは、家族に対する退院の連絡を頑なに拒んだのですが、私は夫に退院ということを連絡しました。すると夫は、

「本人の好きなようにさせてください。女房は、一度言い始めたら、まったく人の話に耳を傾けることはありませんから。それから、本人が私との面接を希望しないと言っているようであれば、私も面接は遠慮します。仕事も忙しいので」

そっけない返事でした。Qさんに夫が来院できないことを話すと、

「でしょう。そんなものですよ。私にはまったく関心がないのですから。でもこれでさっぱりしました。夫の気持ちが再確認できたので」と、サバサバした表情をしていました。

Qさんは、私たちの心配をよそにVさんの退院後、数日してから申し合わせたように退院していきました。

アセスメント

　Qさんは、断酒して壊れかかっている家族関係を再構築していくよりも、Vさんとの恋愛関係を最優先にした。人間、誰しもつらい断酒をするよりも、楽しい生活を送りたいものである。一般的な風潮であるが、断酒継続中に異性問題が生じてしまうと、もう断酒どころではない。楽しい恋愛がいいに決まっている。よって断酒という気持ちは疎かになり、スリップ（再飲酒）してしまうことがほとんどである。

　Qさんは、彼の存在そのものが、今の自分の生きづらさを支えてくれる何事にも代えがたいものだったのかもしれない。

　人は変えられない。本人が自分で考え、判断して決断した人生だから、自分で責任をとってもらうしかない。私たちにできることは、本人の選択した生き方を見守っていくことである。

> **看護のポイント**
> ○ Vさんとの関係で予想される問題を提起する
> ・恋愛感情がもたらす断酒に対しての弊害。
> ・寂しい要因は本当に家族なのか,それとも他にあるのか。
> ・家族は断酒と彼のことが整理できたら受け入れは可能なのか。

退院前にくれた一通の手紙

Qさんは退院前に一通の手紙をくれました。ここに紹介したいと思います。

私から酒を失くしたら,自分という存在感が得られないのです。家族関係も表面的なものであり,絆の再構築は不可能に近い状態です。もう崩壊しているのが現実です。
夫もさることながら,子どもも私には無関心です。そういう環境の中で,私の人生の目標はどこにあるのでしょうか。それと,家族関係が悪くなった原因は,私だけの問題なのでしょうか。夫や娘の問題は棚上げされているような感じがしてなりません。
だからといって家族を非難したくないのです。また,彼のことですが,これからも良き相談者として,付き合っていきたいと思っています。彼といると不思議に心が満たされるのです。退院日を彼と合わせたように重黒木さんはおっしゃっていますが,そのことは否定も肯定もしません。私が何を言っても信じてくれないと思いますから。
いろいろとご迷惑をおかけしました。ありがとうございました。

> **まとめ**
>
> Qさんの入院の動機は,今度こそは断酒と,覚悟を決めての入院だったが,家族との思いのズレや,見捨てられ不安を理由に,寂しい毎日を送っていた。その寂しさの埋め合わせのために最善の方法だったのは,男性との恋愛を優先することであった。
> 断酒経過中に異性問題を起こしてしまうことは多々あるのが現状である。それを制止したりするのは難しい。いや不可能に近い。退院前のQさんの

表情は多幸感に満ち溢れていた。

　カンファレンスの中で，本人が彼との幸せを掴もうとしているのだから，それはそれで自己責任の範疇だから，周囲がとやかく言う筋合いはないという意見と，このままだと明らかに2人とも自滅するし，どちらの家族も不幸になるのは目に見えているので，危険性を伝え，彼との関係を考え直させたほうがいいのではないかと，援助者の主張が二分した。

　最終的には，病気であっても，人生の方向付けをしていくのは本人である。他人が口を挟むことはできない。飲酒の危険性を説明してそれを本人がどうとらえてどう行動していくかは，彼女にゆだねていくべきであるという結論に至った。

（重黒木一）

CASE 18
発達障害が疑われ孤立する40代男性
"空気が読めない" 人へのかかわり

　アルコール依存症は，身体的・社会的に様々な問題が重複している場合が多い。ここでは発達障害を疑われて，他人との関係性がうまく結べずに孤立した生活を強いられるようになった事例を紹介する。

事例
出会い

　Rさんは母親に付き添われて，断酒目的の相談で来院しました。年齢は40代で一人っ子，未婚です。母親は70代後半で本人と二人暮らしをしています。父親は本人が20代の頃に病死しています。Rさんは精神科クリニックで心因性反応と診断され通院していましたが，飲酒しての通院などがあったため，クリニックの医師に断酒を勧められての来院でした。

　Rさんは資材の管理を行っている会社に勤めています。職場では変わった人と認識されていて，その影響で人間関係に乏しく，友人も少ない状況です。ただ，外見的には飲酒の影響を強く感じさせるようなところは見当たりませんでした。ただ，会話は奇妙であり違和感を強く感じました。42だと「死に」ですねと，39は「サンキューでも，暦にないけどおかしい」など，突拍子もない発言が多く見受けられました。

　また，本人は初対面にもかかわらず，物怖じすることなく妙にフレンドリーな印象も受けました。質問に対しては，ほとんどダジャレで答え，時として会話の途中に急に意識が飛んだ如く無表情になったりすることもありました。

　「現在はどのようなことでお困りですか」

　「重黒木さんは19日になるとジュークですよね。19の次は20で飲酒できるよ。僕は酒には問題がないよ。クリニックの先生に，断酒しないとクリニックには通院させないと言われたんだ。だからここに相談に来た」

「先生が酒に問題があると言っているのに，どうして酒が問題だと思わないのですか」

「飲酒しても生活はできているし，人に迷惑をかけていないから，大丈夫です」

質問に対しては，きちんと答えられるが，何かへらへらとしていて表情にしまりがありませんでした。

「酒に問題がないと言いますが，それでは何に困って来院したのですか」

「あっ，どうしよう，ウーンこまっちゃったな，でも入院するよ。そうじゃないとクリニックの先生におこられちゃうから，クリニックはくりくり坊主だから」

「冗談を言っているつもりなのでしょうが，今は真剣な話なので真面目に答えていただけないですか」

「えっ，僕は真面目ですけど，何がおかしいですか，どのへんですか，おかしいところは」と，真剣な眼差しで，親しみを込めた発言であると，その正当性を誇張していました。

「それでは，入院して断酒するということでよろしいですか」

「もちろんです。そのために，身の回りの荷物をもってきました」

「今日は相談だけですから，今日の今日では入院は無理ですよ」

「ええーっ，そりゃないよ，交通費がもったいないよ。せっかく来たのに，また交通費を使って来るなんて。そして今日，入院できないということは誰からも聞いていません」

「私は，電話相談の段階で，きちんとその旨を説明したつもりですけどね」

「それは，つもりでしょう。ようするにつもりは雪つもりでしょう」

「…」私は，精神的に疲弊し，向き合うエネルギーを消耗してしまいました。

アセスメント

Rさんは，出会いの段階から，無表情かと思えば，唐突にダジャレを連発し，質問に対してもため口であることが多かった。また，質問に対して，きょろきょろと不自然な動きをしながら周囲を見回したりして，どことなく落ち着きのない感じであった。

この状況から，依存症の問題だけでは片づけられない別な問題があるのではないかと推測した。場の状況を逸脱した異様な態度と，オウム返し的なコミュニケーションは，性格や発達の問題なのか，あるいはアルコール依存症による知能低下が考えられるのかなどを，洞察していく必要性を強いられた。まずは母親から細かい情報や，最近の生活に対するエピソードなどを聴取して，細かく分析しながら観察していくことが重要である。

看護のポイント

① 生育歴の情報を細かく母親から聴取する
- 幼少時から現在に至るまでの生活歴を把握する。

② 本人と生活を共にしてきた人はどんなことに困っていたのか
- 日常生活の中で困っている人から具体的な情報を得る。

③ 忍耐強く話を聞く
- 話の腰を折らない。違和感はきちんと問題として本人に返す。

④ 話の内容を整理しながら会話する
- 会話の交通整理を行いながら話しやすい雰囲気に努める。

母親からの情報と条件付きの入院

Rさんの入院前に，母親と面談をすることにしました。母親からは次のような情報が得られました。Rさんは子どもの頃，特に問題となる言動はなく，むしろ面白いことや，ダジャレを言ったりしてクラスの人気者だったとのことです。中学2年の頃は学級委員長に選出されたこともありました。当時の担任の評価（通信簿）によると，人の行動に対して，良いとか，悪いとかの細かいこだわりがあり，ちょっとしたことでも許せない正義感の強い子どもと思われていました。

しかし，高校に進学してから，徐々に人との日常的な関係に異様に緊張するようになりました。そして，その緊張を隠すために，どんな人に対しても冗談を言ったりして，ご機嫌をとるようなコミュニケーションが表面化してきたそうです。また，掃除の仕方にもこだわりを見せ，友人のいい加減な掃除の仕方に文句をつけて，口げんかになることもしばしば起きたといいます。

その他，授業の内容が難しくてわからないと担任の先生に苦情を言ったり，卒業旅行では，初日に座った席にこだわってしまい，何気なくその席に座ってしまった女性の級友に，「自分の席に座るな」と怒鳴ったりすることもありました。

やがて，このような度重なる問題行動に周囲は，「もうＲには近づくな」と，次第に彼の周りから遠ざかってしまいました。その状況に本人は自分の思う通りに周囲をコントロールできたと勘違いをしてしまい，自分はすごい，偉い，リーダー格だと自慢げに母親に話をしていたとのことです。

高校を卒業してからは，資材を管理する仕事に就きましたが，時折クレーンの動かし方がおかしい，こう動かすべきだと同僚に文句を言い，同僚からも変わったやつと思われるようになり，次第に距離を置かれてしまいました。そのため孤立することが多くなり，仕事の能率も徐々に悪くなっていったようです。

このように本人は，人との関係性が円滑に結べずに，次第に孤立を強いられるようになってしまいました。しかし，仕事だけは手を抜かない頑張り屋さんとのことでした。

本人との面談，母親からの情報などから，Ｒさんは飲酒の問題だけでなく，発達障害と思われる精神的・情緒的問題を抱えているように思われました。アルコール依存症の治療は，基本的には断酒を前提に，他人との協調性を培っていくことが何よりも大切です。そこで，入院診察の際，次のような説明を医師と行いました。

「協調性を図りながらの断酒が困難なようであれば，断酒は難儀かもしれません。入院して集団生活がうまくいかずに，断酒という目的から外れてしまうようであれば，退院していただくこともありますのでご承知ください」

本人は，ニヤニヤしていましたが，最終的に提示した条件に同意して入院しました。

そして，入院した当日からＲさんは，友だちを早く作らなければと思ったのか，すれ違う人に，

「おはようございます。今度入院したＲです。よろしくお願いします」と，挨拶を始めました。

私が，

「少し緊張しているようですね。まだ初日ですから無理せずに自然体でやっていきましょう。友だちは徐々にできますから安心してください」と言うと，

「わかりましたよ。入院は緊張しますよ。キンチョール」

CASE 18 発達障害が疑われ孤立する40代男性

「えっ，キンチョールって，どういうことですか」
「緊張しているのですかと聞かれたから，キンチョールでした」
「いつも，そんな感じで人との会話をなされているのですか？」
「そうです。緊張してしまうと，あがり症で何もしゃべれなくなってしまうので，ジョークを言ったりしています。そうでないと友だちができませんので，だめですか？」
「冗談を言っているつもりでも，唐突なジョークは，逆に相手がびっくりし，違和感が生じて，友だちが離れていくのではないですか」
「ジョークが原因かどうかわかりませんが，そう言われてみれば，時々，相手はムッとした怪訝な表情をしていることがあります」
こんな会話を繰り返していました。
後日，医師はＲさんはアスペルガー症候群（コラム参照）であると診断しました。

アセスメント

　Ｒさんは，私たちや他の人たちとの対応には，大真面目で応えているつもりである。しかし，その時々の場の状況や，人の感情をつぶさに読み切ることができずに，関係性が構築できにくい状態にある。そして，自分の行動や発言が，逆に人を遠ざけてしまっている現実に気がついていない。

　何かにつけて，反射的に人の気持ちを逆撫でするジョーク発言があるために，彼の真意がまったくつかめない。よって，二者関係での信頼を基盤に，徐々に集団の場に導入していく関係性の広がりに向けた援助が喫緊の課題である。

　小さい頃は「天然な子」と受け止められて，普通の子どもより「愛される存在」を体験しているが，いつまでも，その性格が受け入れられるはずもなく，意思疎通の悪いやつだと非難され，次第に孤立してしまう結果となりやすい。Ｒさんは，社会で生活するために大人としての常識的な対応が求められている。

> **看護のポイント**
> ① 受容と共感
>   ・本人の話を否定せずに受け止める。
> ② 生活の情報を密にして，問題を明確にする
> ③ どうすればコミュニケーションが成立して，人との関係が構築されるのかを一緒に考えていく
> ④ 援助者の正しい論理を押しつけてコントロールしない
> ⑤ 独特の小さな社会から，集団への導入

退院要求

　入院して1か月にもならない時に，突然，Rさんから退院の申し入れがありました。理由を問うと，他人と上手にコミュニケーションがとれずに，イライラしてしまうからということでした。
　「具体的にどんなことで，イライラするのですか」
　「今日は2月なのに暑いなと思って，Tシャツ1枚で勉強会に参加をしました。そうしたら隣にいる人から『今は2月で寒いのに，季節感覚がないのかよ。馬鹿じゃないの。状況を考えろよ』と，叱られました」
　私は彼にTシャツを着ている訳を聞いてみました。
　「Tシャツだと寒くないですか」
　「寒くありません。そして目立つからいいのかなと思って」
　「どうして目立ちたいのですか」
　「おとなしくしていると，まったく友だちができないからです」
　「逆にTシャツを着ていることが，友だちを遠ざけていることはありませんか」
　「…だって，自分ではこれでないと友だちができないから」との答えに，私は閉口してしまいました。
　その他，食事の時やテレビを見ている時も，じっとしていることができずに，「ウロウロするな」と他の患者さんから注意を受けたことがあります。Rさんは，他人の行動に気を遣い，何とか，友だちになろうと必死にダジャレを言ってしまうことが，逆に孤立していく要因を作り出しているようでした。

CASE 18 発達障害が疑われ孤立する40代男性

　自分なりに友だちを作る方法を考えるけど，どうしても友人ができないので，イライラしてしまうことが退院の引き金になったということのようです。
「友だちができれば入院を継続するのですか」
「どうしていいかわからなくなってしまいました。自信がありません」

> **アセスメント**
>
> 　自分では友だちがほしくて，人の関心をたぐり寄せるために，様々な行動をとるのであるが，その気持ちと裏腹に人が去っていく結果となる。Rさんは，適切にその時々の状況に応じて，雰囲気を察知することができない。また，抽象的なコミュニケーション能力が苦手であるため，あらゆる問題に対して，より具体的に根気よく，その意味を説明していくことが重要となる。

> **看護のポイント**
>
> ① コミュニケーションを工夫して援助する
>   ・例えば体調を尋ねるのであれば，「最近体調どう？」というよりは，「最近身体の調子はどうですか，痛いところはないですか，最近よく眠れていますか」と，具現化したかかわりの実践。
> ② 集団生活に重点を置くより，二者関係の中で安心を与える援助
>   ・チームをベースとして個別でかかわる。複数でかかわると混乱する。
>   ・どうして失敗してしまうのか，その振り返りと原因を一緒に考える。
> ③ 失敗してしまった時は，そのつどかかわっていく
> ④ 忍耐強く受容的に耳を傾ける

完全に孤立

　入院して何とか2か月が経過しました。他人とのぎすぎすした関係は相変わらずでした。Rさんは当初，プログラムへは，他人の冷たい視線を浴びながら，我慢をしながら参加をしていましたが，その雰囲気に耐えきれず集団から遠ざかり，完全に孤立してしまいました。

他の人たちには仲間外れという意識はなく，Ｒさんが勝手に判断して，距離をとってしまったという認識でした。このままでは「断酒」の意識が曖昧になってしまうので，入院そのものの妥当性はどこにあるのか，いかにしたらＲさんにとって効果的に断酒ができるのか，それを見極めるために面接を試みました。
　「酒は本当にやめたいですか，友だちができなくて寂しくはありませんか」
　「やめたいです。人間関係については，今までもそうだったように，うまくいかないことに慣れていますから，何とも思っていません」
　「気持ちはわかりますが，断酒継続には人との関係性が不可欠な要素です。孤立してしまうと，断酒の士気がなくなってしまうのではないでしょうか」
　「大丈夫です。友だちがいなくても自分は自分だから，頑張って断酒していきますから，心配しないでください。でも心配してくれてありがとう」

　それからＲさんは，あえて笑顔を作り，友だちのいない寂しさを微塵も感じさせない生活をしていました。しかし，相変わらず行動の変化はありません。季節的にまだまだ寒いのに，Ｔシャツ１枚で目的もなく忙しそうに，汗をかきながら動き回っていました。
　しばらく様子を見ていましたが，変化していくことはなく，次第に自閉的な生活に陥ってしまいました。これでは完全に孤立してしまうと感じた私は，思い切って外に連れ出してみることにしました。そして，公園に行き，デパートでのショッピングに付き合いました。
　最初はいやいやながらの外出でしたが，外出を数回繰り返しているうちに，表情も日毎に変化するようになり，嬉しそうな気持ちを手にとるように感じることができました。
　喜びを満面に表現したのは少年漫画を手に取った時でした。
　「これ，これ，この本は無茶苦茶におもしろいんだよ」
と無邪気に話しかけてくるＲさんに，私は少々，戸惑ってしまいました。こんな無邪気な笑顔は入院中に見たことはありません。
　しかし，病院に戻ってくると，再び緊張状態になり，口数が少なくなりました。心配をしていた矢先に，援助者に対して，この病院はああだ，こうだと批判めいたことを言ったり，入院しているのにかかわってくれる時間が少ないなどと，苦情を言うよ

CASE **18** 発達障害が疑われ孤立する40代男性

うになりました。

> **アセスメント**
>
> 　外に連れ出すだけで，表情や態度が一変してしまうことをどう考えればよいのか。入院生活に相当のストレスを感じているようであれば，入院はあまり意味がないのではないか。集団の中で，人に合わせようとする振る舞いが，逆に相手の気分を害してしまうという結果が続くようであれば，次の選択肢を考慮していかなければならない。
>
> 　しかし，二者関係のコミュニケーションだと，異和感はあるものの実に自然体である。Rさんは，みんなで一つの目標に向かって，足並みを揃えて行動を起こすことが苦手であるかもしれない。Rさんを一つの型枠にはめ込まずに，個別の二者関係の援助に力点をおき，そこから徐々に関係の広がりを培ったほうが建設的ではないか。

> **看護のポイント**
>
> ① 一度に沢山の課題を与えない
>   ・いろんな課題を同時に与えると混乱してしまうので，一つ成功したら次にまた一つといったゆったりとした治療計画を立ててみる。
> ② 二者関係の成立と信頼関係の構築
>   ・安心して自分の問題が語れるような環境を調整する。
> ③ 少しでも適切な行動が実践できたら肯定的に評価する
>   ・次の行動に自信をもって対処できる。
>   ・成功体験の積み重ねで自信をつける。

デイケアは中断になるものの…

　Rさんは退院後に，生活の建て直しということでクリニックのデイケアにつながりました。3か月ほどは緊張して会話も少なく過ごしていましたが，その後，またダジャレが始まり，他の人から距離をとられるようになりました。結局，デイケアは中断となり，資材管理の会社を退職したものの現在はコンビニエンスストアでアルバイトを

しています。仕事が勤まっているということは，Rさんがそれなりに協調性をもってやることができているからと感じています。

> **まとめ**
>
> 　発達障害の基本的なことといえば「コミュニケーションが円滑に図れない」ことである。これは，悩んでいる本人もさることながら，周囲の人たちにも大変な苦労を強いることになる。アルコール依存症の専門病院では，発達障害なのか，性格の問題なのか，体験の乏しさなのか，明確に区別できない人も多い。よって，単純に「困った人」「奇妙な人」「状況や場，あるいは空気が読めない人」と，レッテルを貼ることも多くなり，そのかかわりは困難なものである。
>
> 　日々のかかわりの中から，この人にとって何が生きづらいのか，自分らしさを醸し出していくためには，何をどう援助していけばよいのかを常に洞察していくことが肝要と思える。
>
> 　Rさんとかかわりの中で，最初は変な人，厄介な人と評価していたのが，いろいろな場面やかかわりを通して，発達障害を課題にするのではなく，本来の素晴らしい「個性」として認知し，かかわっていくことが大切であることも気づかされた。

(重黒木一)

column

アスペルガー症候群

　Rさんについて，医師の診断はアスペルガー症候群ということであった。アスペルガー症候群は生まれつきの疾患であり，治癒することはないといわれている。これは具体的な援助が不可能ということではなく，あくまでもアスペルガー症候群としての特質を生涯持ち続けていくということである。しかし，治らないからといって否定的になる必要はない。自分の気質を知ったうえで，他人との健康的なコミュニケーション能力を身につけていくことが重要である。

豆知識

　アスペルガー症候群は生まれつき，得意，不得意の差が著しく，発達障害の中のカテゴリーである「自閉症スペクトラム障害」に属する疾患である。いわゆる自閉症の一つであるが，知的障害や言語能力に遅れがないのが特徴である。主な特徴は，以下である。

①社会的相互交渉が不得手である
②こだわり思考
③コミュニケーション障害

　狭い世界にしか興味がなく，同じことをしていれば安心できるので，世界を広げないという「こだわり行動」がある。これにコミュニケーション障害が加わると，対人関係がうまくいかなくなる。

（重黒木一）

CASE 19
33回目の入院で断酒に成功した50代男性
何度失敗しても，回復は可能

　アルコール問題で度重なる入院を繰り返しても断酒を決意しない患者が，今回，高架橋で転倒した。偶然，そばに居合わせた人が救急搬送を要請したが，搬送先の病院で治療を拒否されたために，困った挙句，再び当院への入院を希望して断酒目的で入院をした。これまでの内科や当院での入院を含めて，アルコール関連の入院は33回目である。なぜ，この患者は懲りずに同じ問題を繰り返して入院をするのか。

　本人は断酒しなければ命が危ないと自覚しているのだが，飲酒欲求には無力であり，どんなに飲まないと誓っても，その誓いは脆くも崩れ去ってしまう。

　長年の飲酒の結果，身体問題（急性肝炎，腹水，栄養失調）などで生死をさまよい，自ら救急車を要請して病院に搬送されることを繰り返していた。このような度重なる救急搬送に，救急の受け入れ先からはこの患者の治療に関しては「お手上げ」と，匙を投げられている。

事例
最後の入院

　Sさんのこの病院への入院は10回目になります。年齢は50代半ば。妻とは30代半ばの時に離婚しています。子どもは娘が一人いますが，ここ数年交流もなく音信不通となっています。離婚により孤独を強いられ，その寂しさから徐々に酒量も増えていったとのことです。

　40代に入った頃に二日酔いが原因で無断欠勤が多くなり，最終的に解雇されました。それからというものは，夢も希望も失せ，呆然と人生を送り，ひたすら飲酒をしていました。今回は身体もやせ細り，風になびく木々のように弱々しい体形になっていました。

　見た目の印象では，自力で生活することは想像しがたく，よく命をつないでいるな

という状況でした。

　入院をすれば病院が何とかしてくれる。担当看護師の重黒木が面倒みてくれるはずだという思いが見え見えであったために，スタッフからは，Ｓさんと私の関係はまさに共依存関係ではないかと，冷ややかな目で見られました。

　この状況では，本人や私にとっても治療関係が成り立たないので，むしろ当院以外の病院が望ましいのではないかと本人に伝えました。

　しかし，Ｓさんは他の病院は絶対嫌だと頑なに拒否しました。何はともあれ，今は命を守ることが先決であったので，医師に入院を依頼しました。同時に，今回の入院で当院での治療を完結したいと覚悟を持って伝えました。

　「Ｓさん，当院への入院は今回で最後にしてくださいませんか」

　「えっ，どうしてですか？　病院は命を救ってくれる場所じゃないのですか？」

　「そうです。命を救いたいから，今回の入院で私との関係性を終わりにしたいのです。このまま，ずるずるとした関係をＳさんと続けていると，死に至らしめる恐れがあります。私はＳさんには断酒してもらい，絶対に健康になってほしいのです。

　そのためには，私との関係は今回でやめましょう。今度飲酒するようなことがあったら，新しい場所で，新しい人間関係を構築して，自分の生き方（人生）を考えてくださるようお願いします。それがあなたの延命（断酒）を図る唯一の方法です」

　「見捨てる気ですか？　死ねということですか？」

　「その逆です。死んでほしくないのです。生きてほしいのです。だからこその決断なのです」

　「そんなのは屁理屈でしょう。また飲んだら私は来ますよ」

　「どう行動していただいても構いませんが，再度申し上げます。私たちが良かれと思ってＳさんとかかわっていることが，確実に首を絞めている結果につながっていますので，これ以上の関係はお断りします」

　「カッコつけんじゃないよ」

　「私はどう思われても結構です。Ｓさんが生きてさえいてくれれば…」

　この緊張したやりとりに，お互いの間には何とも言い難い空気が漂いました。そして沈黙がしばらく続きました。それから時間にして３分ほど経ったでしょうか，沈黙に耐えきれなくなったＳさんは，身体を小刻みに震わせながら，か細い声で「わかりました。そこまで言うならばこの病院での入院は最後にします。退院して，もし，飲

酒しても二度とこの病院に助けは求めません。男の約束です」と，強張った顔つきではっきりと意思表示しました。その条件に合意して，今回の入院の目的を提示しました。もう度重なる入院でもあり，治療プログラムは知り尽くしているので，断酒教育というよりも，むしろ，断酒の意識を外へ外へと向けて，人とのつながりを多く持つことを目標としました。具体的には，毎日欠かさず自助グループに参加することと，地域の行事に対してボランティア活動をすることとなりました。

アセスメント

Sさんは，今までと違う私の頑なな態度に，最初は面食らっているようであった。今回も，いつものような軽いノリで入院をしたと思うが，看護師の確固たる姿勢に，見捨てられ不安が増長されて，ある程度の無力感というか，底つき感を感じて約束に同意したのではないかと思われる。

過去，幾度となく断酒の必要性や命の危険性を伝えてきたが，なぜか真剣に受け止めなかった。そこには看護師である私との共依存関係ができあがっていたのではないか。逆に私自身も甘えさせていた関係があったかもしれない。

今回の私の頑なな姿勢は，Sさんにとって，青天の霹靂であったかもしれない。

自分の命をどう考え，そして守り，人生をどう生きていくかは，本人の課題であり，自分の命をどうつなぐのかという選択は自身が決断することが大切である。

看護のポイント

① 病院との強い依存関係を断ち切る
- 断酒治療に対して，できることとできないことを明確に伝える。
- 当院で治療していくメリット，デメリットを正確に伝える。

② 人生の選択は自己責任であることを理解してもらう
- 自分の命や人生の選択は病院ではなく本人。

- 病院の依存関係を自助グループ依存にシフトする。
③ 個別のかかわりからチームでのかかわりを徹底していく
- チーム全員でかかわりを分担する（相互の負のエネルギーが分散される）。

強迫的に自助グループに参加

　Sさんは入院当初，体力の回復を目的にゆっくりと生活をしていましたが，2週間が過ぎる頃には，約束通り，積極的に自助グループに参加をするようになりました。その行動たるもの，高速道路を猛烈に走るアクセル全開の自動車のようです（コラム参照）。

「少し，スピードを緩めてみませんか，心がガス欠になり，事故を起こしますよ」

「いや，今回の入院が最後だと言われたので，頑張って走らないとダメだと思っています。今度，飲酒したら命が最後だと思いますから，ひたすら走り続けるしかないのです」

　その固い覚悟と強迫的な行動に，しばらく様子を見ていたのですが，1か月後に，案の定，

「疲れました。へとへとです，倒れてしまいそうです」と，自助グループを休むようになりました。

「ほらほら，やっぱり猛烈に走り続けるから，ガソリンがなくなりましたね」

「そうですね。もうこの病院が最後だと思うと，不安で仕方がないのです。飲酒して二度と苦しみたくないので，走り続けて行くしかなかったのですが，正直言って性根尽き果ててしまいました。すみません。これからは自然体でゆっくりと頑張ろうと思っています」

「頑張らなければもう後がない，だから走り続けるSさんの気持ちは痛いほどよくわかりますが，断酒には長い道のりが必要です。無理すると必ず，そのつけが回ってきますので，こつこつとゆっくり走り続けて，自分のペースで自分なりの断酒の新記録樹立に向けた行動が賢明かもしれませんね」

「今回は断酒の目標は，単なる自助グループに参加するだけではなく，社会に目を向けながら，その社会に主体的に飛び込んでいきたいと思っています」

と，有言実行という形をとり，自助グループを始めとして，地域のボランティア，音楽活動などの接点を多く持つようになりました。

> **アセスメント**
>
> 今回の治療態度は前回までと比較して別人のようであった。今回の入院が最後であるという外発的な動機が，見捨てられ不安も重なり，内発的な動機の心に火を灯したのかもしれない。今回の入院の課題は，あれこれ細かいことは伝えず，「最後の入院」ということだけ伝えた。それを念頭に，断酒に向けて主体的にどう行動化するかは本人次第であるというスタンスが必要になってくる。

> **看護のポイント**
>
> ① 新しい人生への課題に取り組む。その課題に取り組むための治療計画の立案をする
> ② しらふの生活に向けての基本的な生活を自分で考えてもらう
> ③ 基本的な生活リズムの獲得
> ・規則正しい生活と自律性の維持継続。

自助グループを立ち上げる

Sさんは入院時の約束を守り，社会とのふれあいを多く持ち，加えて，自助グループと保健所の断酒グループ，回復者や医療関係者などの講演会に参加していました。

「そろそろ退院後の生活のことについて面接を予定したいのですが」

「えっ，もう退院の時期ですか。早いですね」

「今日で2か月を経過したので，そろそろ退院の準備に取りかかりましょう」

「そうですかぁ，なんだか3か月での退院は，ノルマ的な意味合いが強いですね。今は，断酒に対して楽に行動できているので，もう少し入院を延長させていただけませんかね」

「そうですか，その気持ちは理解できますが，入院生活が長くなると，逆に断酒に対しての士気が低下してしまう傾向があるので，本来は3か月で退院をしてほしいと

ころです。しかし，今回の入院で最後ということもありますし，真剣に断酒に向き合っていますので，退院することに不安を感じているようであれば，1か月延長することを主治医と相談してみますか？」

「ありがとうございます。実は退院延期の理由は，おそらく重黒木さんは反対されると思いますが，自分で断酒のグループを立ち上げたいのです。自分のグループを立ち上げることは，常に自身の行動に責任が伴うので，飲酒防止には最も効果的ではないかと思っています。入院期間の延長の理由は，会場探しと，グループ運営の準備をしたいと思いましたので，お願いをしてみました」

「そうですか，そういうことだったんですね。Sさんがそうしたいというならば反対はしません。それで回復できるという自信があるようであれば，むしろ私は応援しますよ」

「ありがとうございます。頑張って探してみます。ただ心配なことは，入院中である私が会場を探すとなると，貸主に不安を抱かせるのではないかと思いますので，甘えて申し訳ないのですが，一緒に探していただきたいのです。いかがでしょうか，最後にこれだけは甘えさせてください」

「Sさんの今の気持ちが揺るぎないということであれば，その要望は了解しました。そして，私なりに精いっぱい応援します」

それから，2人で自助グループの会場探しに奔走しました。地域の公民館，集会場，お寺などいくつか当たりましたが，予想していたことですが，簡単に貸してくれるところは見つかりませんでした。

数日経ったある日，私たちが会場探しをしていることが近くの教会の牧師さんの耳に入り，私が借主になるなら貸してもよいと連絡を受けました。

こうして，近所に不信感や迷惑を与えないという条件付きで地域の教会が場所を提供してくれることになりました。喜んだSさんは，入院中からお茶，会費，資料，案内書などを用意して，グループ開催の準備を進めました。

そして，Sさんは予定通り，延長期間を満了して退院し，現在は自ら立ち上げたグループのリーダーとして，精力的に活動・運営をしています。断酒会でもない，AAでもない，経験もない独自のグループなので，本人自身も，参加者も当初は戸惑った様子もありましたが，開催して3か月後には，15名前後の参加者が集まるグループに成長していきました。

Sさんは自分のグループが開催されない日は、他の自助グループや地域のボランティア活動に精力的に参加をしています。

> **アセスメント**
>
> Sさんは回復への道を着実に歩み始めた。今回の入院は前回と違って、病院依存を断ち切り、自立に向けた回復への方法を模索する入院であった。過去32回の入退院を繰り返したSさんは、当院の入院は今回が最後という確固たる方針に、ただならぬ見捨てられ不安を感じ、病院（内科も含む）との依存を断ち切ることの必要性を実感したことが、断酒しなければという内発的動機につながったといえるだろう。

> **看護のポイント**
>
> ① 飲酒予防のライフサイクルを理解してもらう
>   ・飲酒生活から飲まない生活パターンを作る。
> ② 定期的に面接を実践する
>   ・困っていること、悩んでいることの確認。
> ③ 定期的な外来受診につなげる
>   ・精神面・身体面の観察。

退院3年後

Sさんが退院して3年経った頃、久しぶりにSさんの開催する自助グループに参加しました。相変わらず精力的に活躍しているようです。時折人間関係のストレスで飲酒欲求が出てくるそうですが、その時は自助グループの仲間たちと相談をしながら、何とか飲まないで乗り切っているとのことでした。グループ参加の人数も多くなり、参加者からは家族的な雰囲気で参加しやすいとの評価を受けているようです。

また、自助グループだけでなく、地域の公園の掃除や、老人ホーム慰問（音楽活動）などのボランティア活動も行っています。そのほか、数人でバンドを組んで、月に1回、公民館や教会で演奏会も行っているようです。

「目まぐるしい行動の中での断酒ですが、体調は大丈夫ですか。そろそろ役割を縮

小していかないと，疲労が出てきて，エネルギーが枯渇してしまいますよ。しばらく自助グループだけにしてみたらどうですか？」

「自助グループだけだと，狭い人間関係しか築けない。そうなると，酒をやめているだけで成長が得られないような感じがするのです。そんな生き方は人生がつまらないものになってしまいます。1日を意義の高い充実したものにしていくならば，いろいろな人との出会いの中で刺激し合っていくことが，回復への近道だと思っています」

このように，Sさんは自分なりの確固たるポリシーのもとで自立した生活を送っていました。

まとめ

Sさんが33回もの入退院を繰り返す意味は何だったのか。また，「今回の入院を最後の入院にしてください」という私の強い姿勢に，Sさんの心はどのように変化して，断酒という道を選択したのか。

今は断酒継続中であるが，今後のかかわりは断酒する，しないという視点だけではなく，Sさんの生きづらさに焦点をあて，そこから垣間見えてくる問題の根っこを洞察していかない限り，本当の回復とはいえないのではないか。

Sさんの話によると，母親と彼は小さい頃に父親から度重なる暴力を受けていた。その影響で母親は家出をして，自分は施設に預けられた経緯がある。両親と生き別れになり，自分らしい心地よい「安心」という場での生活体験がない。

社会人になってからも，上司から強烈ないじめに遭い，ますます追い詰められて，心に大きな穴が生じてしまい，その穴を埋めるためには飲酒しかなかった。このような生きざまの中で，自分自身が安心して生きてもいいという保証が得られる場と人の存在は非常に大切であることを学んだ。

今回，Sさんは，断酒に向けての行動が非常にエネルギッシュであった。自分の立ち上げた自助グループを中心に，あらゆる社会資源を活用しながら断酒を継続中である。断酒できていることは喜ばしいことであるが，退

院から3か月を迎えた頃，私自身に漠然とした不安があった。

　なぜならば，今回は援助を試みたという実感がないからである。過去のSさんを想起すると，数十回のスリップ（再飲酒）を繰り返していたので，何とかしなければならないという思いで，断酒に向けて精力的にかかわることができて満足感が得られていたのである。

　今回のかかわりの中で学び得たことは，何とかしなければという強い気持ちは自己満足に過ぎないのであって，その援助行為は，むしろ相手が回復しようとする自立の芽を間接的に摘み取っていたのではないかということである。

　退院して8年後，久しぶりにSさんとお茶を飲む機会をもった。とても元気そうである。私を見るなり，

　「もう34回目はないですよ」と，笑顔で話されているのが印象的であった。「入院当初は，医師や看護師に断酒は足で感じなさいとか，自助グループに行かないと回復できないと言われ続けられたことに対して，妙に腹が立ったものです。なぜならば，当時は，酒はいつでもやめられる，他のアルコール依存症の人たちと私は違うという意識があったからだと思います。自助グループを自分で立ち上げるようになって，様々な人との出会いや困難を乗り切ることにより，今は重黒木さんの言っていたことが理解できるようになったと思っています。今，飲んでいない自分はすごいなと，自分が妙に可愛くてなりません」

　このSさんの言葉が私の心にずっしり響いた。

　「どんなに失敗（再飲酒）しても，治療を受け続ければ回復する」と強く感じた。

（重黒木一）

column

なぜ安静が守られないか？

　一般的にアルコール依存症の人たちはせっかちで，行動に落ち着きがない人が多い。飲酒で身体の機能が落ちているのにもかかわらず，廊下を歩きまわったり，外出を希望したりする人もいる。また重度な身体的疾患で安静を強いられているのにもかかわらず，無断で病院の周辺をジョギングしたりする人もいる。

　なぜ，安静が守れないのか。その質問への返事の多くは，じっとしていることが苦手であるというものだ。また，しばらくは感情も不安定で自己評価が低く，それに基づいた罪悪感や被害感をもっている人が多い。そのために，ちょっとした援助者の言葉に対しても，否定的な感情が表面化して，精神的に滅入り，抑うつ的になることもある。

　ややもすると，その反応で攻撃的言動が現れる人もいる。これらは離脱症状の一部であり，このような不安定さは数週間から数か月にわたって続くことがあることを理解して援助することが大切になる。

　　　　　　　　　　　　　　　　　　　　　　　　（重黒木一）

CASE 20
病気を受け入れられない20代男性
社会体験が乏しく断酒の必要性を感じない人への支援

　若年層（男女）のアルコール依存症の罹患率は年々増加している。従来のアルコール依存症は，中年期以降の人たちに多い病であり，長い年月をかけたアルコールの蓄積により依存症になってしまった経緯がある。それに対して，若者のアルコール依存症の人たちは，自立した社会生活を営む前に，ストレス，不安に対する脆弱さなどから，「生きづらさ」を招いてしまう。そして，その問題から逃避しようとして酒に溺れてしまう。よって彼らの断酒の目的は，自立して社会生活を営むことで自分の存在感，自分らしさを取り戻していくことである。

事例
進学できず仕事もうまくいかないストレス

　Tさんは20代前半の男性で，40代半ばの両親を持つ一人っ子です。高校卒業までは特に問題もなく生活してきましたが，その後の進路のことで悩みが生じました。大学に進学したかったのですが，経済的事情で断念せざるを得ませんでした。しかし，どうしても進学の夢が捨てきれず，進学資金の確保のために居酒屋で派遣社員として働くことにしました。夕方から深夜までの勤務体制でしたが，勤務態度は真面目で，接客態度もお客さんや他の従業員にも好評でした。数か月経った頃，その仕事ぶりが認められて，店長から正社員にならないかと誘われました。

　Tさんは常勤になると給料もアップするので，大学進学の夢が叶いやすいと考え，快諾しました。しかし，社員になって1年が経過した頃に，目まぐるしく入退職を繰り返すスタッフとの人間関係にストレスを強く感じるようになりました。その頃から，勤務中にもかかわらず厨房にある酒に手を出して飲酒すると，一時的にストレスが解消されてストレスに蓋をすることができました。それから徐々に酒量が増加し，遅刻や欠勤が目立つようになりました。ある日，仕事中に隠れて飲酒しているところを他

の社員に見られ，店長に報告されました。

　店長は渋い表情をしていました。そして，今回だけは大目に見るけど，もう一回店の酒に手を出したら解雇すると宣告されました。しばらくは店の酒には手を出すようなことはありませんでしたが，1か月後に再び人間関係のストレスを機に勤務中に飲酒してしまいました。店長は約束通り解雇を言い渡しました。Tさんは，大学に進学する資金がまだ乏しいため受け入れることができず，今度こそは断酒をするので何とか仕事を続けさせてほしいと懇願しましたが，その願いは通じず即日解雇されてしまいました。

　Tさんはショックの余り，毎日酒浸りの生活が始まりました。徐々に体力が消耗し，自立も困難な状態となりました。このままでは心身ともに壊れてしまうと身の危険を感じ，田舎の母親にSOSを入れました。

　連絡を受けた母親は，上京して身の回りの世話をしましたが，Tさんが断酒する様子もなかったので禁酒を勧めたところ，苦しいとの一点張りでどうしてもやめようとはしませんでした。徐々に痩せも目立つようになり，顔色も優れないために母親は半ば強引に近くの内科を受診させました。

　診察の結果，急性肝炎であることを告げられました。原因は飲酒なので，内科の治療に専念するよりも，原因となっている酒をやめなければ肝臓は治らないと宣告されて，断酒の治療をしている病院を紹介され，訪れたのです。

　「Tさん，こんにちは。私は重黒木と申します。問題解決に向けて一緒に考えていきましょう。困りごとを何でも相談してくださいね」と，自己紹介をしました。

　すると，Tさんは「困りごとはまったくありません。母が私の酒浸りの生活に困って，勝手にこの病院に連れてきただけですから」と嘯いていました。

　「随分お酒を飲まれて，心身にかなり影響が出ているようだと，内科の医師とお母さんからお伺いしているのですが，つらくはないですか？」

　「あの医者の野郎，勝手なことばかり言いやがって。酒は俺にとって一時的にストレスを解消するためのものだ。居酒屋の仕事は滅茶苦茶忙しかったし，その中での社員との人間関係も非常に悪かった。そして心が疲弊してしまったのです。その疲れた心の活性化のためにガソリンを入れただけですよ。今後は気をつけていきますよ」

　「そうですか。お母さんは，息子さんの話に何かご意見はありますか？」

　「…」

「関係ないでしょう。母親を引っ張り出さないでください。自分が問題だったら，自分で解決する方法を探します。要するに，飲まなければ問題解決だから」

「その問題解決には，飲まない環境の設定が必要です」

「入院はしたくないけど母親に迷惑をこれ以上かけたくないから，とりあえず入院をしてみます」

と，理不尽な思いを持ちながらも入院を納得しました。

> ### アセスメント
>
> 　経済的な理由で大学進学を断念しなければならなかったTさんの心中は計り知れないものがある。今の社会は，仕事を選ばなければいろいろと職はあるのだが，Tさんには役所の公務員になりたいという夢があった。その目標を達成するためには，少なくとも大学卒業という学歴が必要と考えていた。
>
> 　Tさんは，今回の飲酒問題は職場のストレスが最大の原因であると言っているが，どんな職業に就こうとストレスがかからない職場はない。そこは本人も自覚すべきである。一般的に若者の生き方や生活の在りようは，周囲の人間関係や社会環境に大きく左右される特徴があるので，援助者は，自分の人生に対する考え方が正しいと盲信して，相手の生活を奪わないことである。

看護のポイント

① 同年代の看護師や他の人たちとの接点を多く持つ
- 新しい友人関係を構築する。
- 信頼関係の樹立。
- さまざまな情報交換と話題性の共有。

② 生い立ちの情報収集
- 両親から成長発達時のエピソードや問題を聞く。

③ 最小限の目標の設定

- 病院での治療は完結ではない。
- 自分らしさを取り戻して自立していくプロセスを支える。
- 短期間に到達できうる目標の設定。

④ 入院期間は短く，成功体験の積み重ねを評価する
- 成功した喜びが失せないうちに早期に退院を推奨していく。
- 長期間の入院は大きなエネルギーが必要なだけに，新たな負の問題が生じてくる恐れがある。

高齢の患者の中で孤立する

　入院して心身共に安定してくると，なぜ自分がアルコール依存症なのか，健康を損なうまで酒に溺れなければならなかった理由は何なのかなど，今までの飲酒生活を回想するようになります。そうすると抑うつ症状を招き，それに自責念慮が加わることもあります。

　しかしTさんは，逆に自暴自棄となり，入院に対する不満や怒りを看護師にぶつけてきました。その不満の内容は，入院している人たちの多くが60歳前後の高齢者であり，その人たちと生活を共にすることは，話題性に乏しいから入院している意味がないという単純なことでした。当初，不平不満はみっともないので，我慢して付き合ってみようと自分に言い聞かせてきましたが，付き合えば付き合うほどに，相手は説教じみたことを延々と言い続けるので苦しくなりました。

　我慢しながらの生活は限界があります。ある日，突然に自分の感情の器から溢れるほどの怒りが出てきました。それは，同室の60代の人が，Tさんに対して遠回しに，

　「今の若い者ときたら，すぐ酒を飲んで問題を起こしてしまう。甘ったれているよ。俺達は努力しながら頑張ってきた。嫌なことがあっても，我慢しながら辛抱強く人生を送ったものだ。若い奴は辛抱が足りないよ。お前は若いのにアルコール依存症になってしまったのか，情けないなぁ」と言われたことに対して，堪忍袋の緒が切れたようです。そこで，

　「その愚痴は私に対して言っているのですか。そうだとしたらぐちゃぐちゃと言わないでください。そんなことは，あなたから言われなくてもわかっていますから」と，怒りの言葉を口に出してしまいました。しかし，それが火に油を注ぐ結果となってし

まいました。

「やかましい。反抗するんじゃない。若いのに生意気なんだよ」と，激しい口調で一喝されてしまいました。

それに反論できないTさんは自分が惨めになってしまい，悔しさがこみ上げてきましたが，相手は父親の歳を上回る高齢者だから，取り合っても仕方がないとあきらめました。

その場は，自分の心を抑えつけて我慢しましたが，それからというものは，周囲の人たちと一線を引くようになりました。

Tさんは「アルコール依存症専門病院の治療環境は従来，中高年を対象としたプログラムになっていて，自分にとっては不釣り合いです。また，これから先，こういうわがままな人たちと付き合っていくことは耐えられない」と，本音を語りました。

その後も，Tさんは他の人たちとコミュニケーションを交わすことなく，次第に孤立して部屋に閉じこもるようになりました。

「Tさん，入院生活が苦しそうですね。しらふになると，思いがけない，いろいろな問題が出てきますね。その問題に向き合う時に，過去のつらかった思い，将来に向けての断酒の不安などが交錯して，八方塞がりの状態になるかもしれません。しかし，他の人たちもあなた同様に寂しくて，問題の内容には多少の違いはあっても，同じことで苦しんでいる人たちです。そのつらさは個々の人生に比例して違ってくると思いますが，根っこの部分はみんな同じかもしれません。人間は，つらさを抱えることなく生活しようとすることは不可能です。どこかでそのつらさを，怒りや不満という感情に置き換えようとする本能が備わっているのかもしれません。今回のことも，たまたまその人の生きづらさという負のエネルギーの矛先がTさんに向かったのかもしれませんね」

「その理屈はわかるような気がしますけど，一緒に生活していると，その時の一瞬の感情の動きですから，自分ではコントロールできません。冷静にみれば，みんな父親のような年齢で，どことなく風格や存在感もあるし，人生の先輩として気を遣うのが当たり前なのかなという感じもしています。だからもう少し，付き合っていく技量を身につけていかなければいけませんね」

「とにかく，入院生活は苦しそうですので，早々に外出をしたり，自助グループに参加したりして気分転換を図るほうがいいかもしれません」

「私もそう思います。病院で高齢の人とのお付き合いも大切ですが，同年代の人たちとの出会いを求めながら自分を変化させていきたいと思います」

アセスメント

Tさんは，世代の違いすぎる人たちとの入院生活に，かなり神経をすり減らしているようである。それは病気でないという意識が強いせいかもしれない。自分は若いし，身体も丈夫である。少し飲み過ぎて，人生の目標を見失いかけていただけで，人に多大なる迷惑をかけたり，暴力を振るったりという問題行動を起こしているわけではないという意識が強い。こういう思いを長い間持ち続けていると，断酒という意識が薄らいでしまうので，早々に社会復帰を目指し，その中で断酒を考えたほうが自尊心が保たれ，問題解決に向けての動機も深まるかもしれない。また，自助グループに積極的に参加して，同世代の人と問題の糸口を模索する関係を作っていくことが大切である。

看護のポイント

① 飲酒が心身に及ぼす影響を知る
　・自分にとって酒は何をもたらしてくれたのか。
　・なぜ，しらふで生きていくことが苦しいのか。
② 二者関係から三者関係そして集団の場へ
　・同世代との関係の広がりを持つようにする。
③ 断酒行動に対して評価する
　・グループワーク，自助グループへの同伴参加。

同世代の患者とともに自助グループに積極的に参加

入院して3週間が経過した頃に，自助グループに私と同伴参加することにしました。途中，Tさんは，病気の疑問を私に質問してきました。

「もう一生，酒を飲むことはできないのですか。1杯飲むと，必ず連続的に飲み続けるようになり，コントロールがきかない状態になってしまうのですか？」

「アルコール依存症という病は，医学の観点からは残念ながらそうとしか言えません。Tさんはまだ若いし，これから一生飲酒することができないのは寂しいことですよね」

「一生飲めない。なぜですか？」

「アルコール依存症は慢性・進行性・致死性・再発性の病ですから，1杯でも飲酒してしまうと，また以前と同様に歯止めのない状況になってしまい，苦しい心身状態に陥ってしまい，人生が破綻していきます。信じられないでしょうが，これがこの病気の特徴です」

「…」

「しかし，一生という途轍もない目標は想像つかないでしょうから，とりあえず今の問題が解決するまでやめてみませんか。その後，飲酒するか否かは，一緒に考えていきましょう。確かに，生涯断酒という大きな目標を立ててしまうと心が折れてしまうので，まずは1年の断酒目標を立てて，断酒が1年続いたら，その時に1年の飲まない人生と，過去の飲んでいた人生を比較して，しらふが楽であるようであれば，もう1年間しらふを延長していくという考え方で断酒していくのも一方法です。その方法で，いつの間にか10年断酒していたという方もたくさんいらっしゃいますよ。Tさんにとっては，何が一番楽な断酒方法かを考えていきましょう」

Tさんは「断酒かぁ」と呟きながら，私の言ったことが理解できないような表情をしていました。

自助グループの会場に入り，ミーティングが始まりましたが，Tさんは下をジッと見つめて，顔を上げようとはしませんでした。司会者がTさんを指名すると，気が動転したのか，わなわなと口唇が震えているのがわかりました。そして，「何もしゃべることはございません」と一言で終わりました。そのTさんの発言に対して，司会者は「どうもありがとうございました」と微笑んでいました。

その司会者の態度に，何をTさんは思ったのか，逃げるように一目散に会場を後にしました。私もすかさずTさんの後を追いかけました。すると険しい表情をして，かなり怒っているのです。

「どうしてそんなに怒っているのですか」

「私が何もないと発言したら，司会者は，どうしてありがとうございますと言いながら，笑っているんですか。自分が初めてだし，何もわかっていないから，馬鹿にし

ていると思いますよ」

「それは勘違いだと思います。どんな発言でも司会者は感謝を込めて，ありがとうございますと答えるんです。自助グループという場所は，個人の意見を尊重する差別しない場です。参加するだけでも喜んでくれますから」

「そうですか。でも，グループの全体的な雰囲気は，自分に向いているとは到底思えません。宗教的な要素も強いし，話し方に人情味や愛がない。だから二度と自助グループには行きたくありません」

その後は，自助グループに出席することもなく，病棟内で日常生活を淡々と過ごしていました。しかし，院内の断酒教育プログラム（アルコール・リハビリテーション・プログラム，ARP）には積極的に参加していました。自分よりあとに入院してきた20代半ばのVさんと年齢が近いことや，部屋が同室だったこともあり，日を増すごとに意気投合したようです。それから次第に2人で行動をすることが多くなりました。

そんなある日，VさんからまたAnother別の自助グループに行かないかと誘われたようです。以前，自助グループに対しては嫌な印象をもったので，Tさんは一瞬躊躇しましたが，誘われたのがVさんだったので，断れずにもう1回だけ参加してみようという気になりました。早速，その日の夕方に2人で自助グループに参加することになりました。

翌日，自助グループの感想を聞いてみると，今回は前回と比較して若い人も多く，明るい雰囲気で，馴染みやすかったということでした。それを皮切りに，Vさんと毎日自助グループに参加するようになりました。私は，積極的な自助グループへの参加は，自助グループが気に入ったのではなく，Vさんとの関係が嬉しくての参加ではないかと思いました。理由はともあれ，自助グループへの参加に行動を移したのは，一歩も二歩も大きな前進でした。

アセスメント

アルコール依存症は，一切飲むことができない。そんな生活になることに戸惑いを感じるし，つらいことなので，自分がアルコール依存症であると認めたくない気持ちは理解できる。Tさんはまだ20代前半で人生はこれからである。しかし，Tさんは社会人としての役割を担っていく前に，

> アルコール依存症と闘っていかなければならない。これから先は，飲むとか，飲まないとかの視点ではなく，自分の人生に酒が必要なのか，不必要なのかを常に洞察していかなければならない。
>
> そのプロセスの中で，たとえストレスや不安が生じても酒を求めることなく，いかに飲まないで，その問題に向き合っていくことができるかが求められる。

看護のポイント

① 同世代の回復者と多く出会う
- 徹底的な自助グループへの参加。

② 人生の目標を明確にする
- 到達できうる具体的な目標の設定。

③ アルコール依存症であることを認める
- 基本的な自立の達成。
- 規則正しい生活。
- 自分の人生における酒の意味を考える。

病気を認めずに退院

　Tさんは緊張が強く，友だちも多くはありませんでしたが，大きなトラブルもなく，プログラムを淡々とこなし，自助グループにも積極的に参加するようになりました。この現状を維持している時が最も大切な時期なので，この心地よい気持ちを維持しながら，社会の中で断酒を継続するほうが効果的であるとの医師と私の判断で，入院して2か月ではありますが，退院の方向となりました。本人も，いたずらに3か月というノルマをこなすより，社会で断酒を継続することが可能だという自信がある時に退院をしたほうが効果的ということで，退院することになりました。

　「Tさん，2か月の入院生活はどうでしたか」

　「入院当初は友だちもできなくて，しかも理不尽な入院と思っていましたから，いつ脱走してやろうかと思っていました。しかし，Vさんとの出会いでなんだか嬉しくなり，世界観が変わったような感じがして，みんなとふれあうことがだんだんと楽し

くなってきました。また，高齢の人が多い（筆者注：平均年齢58歳）という年齢層の中での生活は，いろいろ大変な思いもしましたが，見方を変えると，私に対する注意や批判は，自分の成長のためになると，肯定的にとらえることができるようになりました」

「アルコール依存症であるという自覚はありますか？」

「正直言って私はアルコール依存症とは思っていません。でも家族や周囲の人に迷惑をかけてしまったのですから，酒の飲み方に問題があることは容易に想像ができます。しかし，アルコール依存症でないことは断言できます」

「どうして酒の問題は認めているのにアルコール依存症ではないと思うのですか？」

「社会のアルコール依存症に対する認識は偏見の塊です。その状況で簡単に『私は依存症ですよ』と認めることはできません。仮に認めたら，この偏見社会で生きていくことは難しいですよ」

「偏見がないと仮定するならば，認めることができるのですか？」

「その時になってみないとわかりません」

「それでは，病気であるか否かは別にして，飲酒して問題行動を起こしている自覚があるのに，どうして断酒ができないのですか？」

「自分でもわかりません。でも，こうなった以上はすべて自分の責任ですから。何とかしたいという気持ちはあります。でも病気ではありません」

「仮に酒がなかったら，どうなっていたと思いますか？」

「薬物に手を染めていたか，もしくは自殺していたかもしれません」

「入院してよかったことを一つあげるとしたら何でしょうか？」

「腹を割って話せる特定の友人ができたことです」

　Tさんは最後まで淡々と答えていたのが印象的でした。病気は認めることはできないものの，入院そのものは後悔していないようでした。入院の一番の成果は心を許せる友人ができたことでしたが，それは本音かもしれません。

　その友人と，自分の問題や今後の人生の課題を真剣に話し合い，向き合うことができたのは，最大の喜びであったのかもしれません。

> ### アセスメント
>
> 　入院は本人にとって屈辱であったものの，1か月の間のしらふの生活と入院中の人たちとの関係は，人生を考えるうえで貴重な体験になったようである。私たちは，ともするとアルコール依存症という枠組みだけにとらわれてしまい，医療側の視点だけでその人を回復の枠組みに当てはめてしまうことが多い。しかし，若者の断酒は，枠組みに当てはめるだけで真の問題解決が図れるほど，単純なものではない。

> ### 看護のポイント
>
> ① 入院中に学び得た体験を社会の中で活かしていく
> - 個別の関係では問題解決は難しい。チームでかかわる。
>
> ② 長期的な目標は立てない
> - 身近な問題から着実に一つずつ実践する。
> - 解決できうるような身近な問題解決の実践。
>
> ③ 入院治療ですべての問題の解決をしようとしない
> - 本当の問題解決は社会での生活からである。
>
> ④ 心身・経済的・社会的な自立への援助
> - 大学進学・資格の取得など。
>
> ⑤ 再発予防のための生活術の実践を行う
> - 規則正しい生活と自助グループの導入。

時折の飲酒はあるものの…

　Tさんは退院後，定期的にクリニックに通院しています。アルバイトをしながら生活しています。時折，飲酒がみられるものの，社会生活には適応できています。また，自助グループには積極的に参加する姿がみられています。

CASE 20 病気を受け入れられない20代男性

まとめ

　Tさんには高校生の頃，有名大学に入って公務員試験に合格して就職し，安定した収入を得ながら生活を送り，幸せな結婚をしたいという夢があった。しかし，現実は相当厳しいものであった。経済的に家庭は火の車であり，大学進学は断念せざるを得なかった。それでも，夢は捨てきれず，親に頼らずに仕事に打ち込んで，資金稼ぎに奔走した。しかし，世の中はそんなに甘いものではないということを，嫌というほど痛感させられた。一番苦しかったのは人間関係であった。そのストレスを解消する目的で，毎日飲酒をするようになった。だから酒の問題は誰の責任でもないことは自覚している。

　飲んでいても，しらふになっていても苦しい，生きていることそのものが苦しい。どうすれば本来の自分を取り戻すことができるのか。

　心の問題を持つ人たちへの援助の大切なキーワードは「共感」である。その中で問題の本質を確かめながら，解決のために共に考えたり，行動したりすることが大切になる。決して一方的にこちら側の考えを押し付けたり，相手の思いをコントロールしないことである。

　若い人は自分を見失っていることが多く，些細なことで物事を悲観的に，あるいはマイナスとしてとらえてしまう傾向が強い。よって，よかれと思って意見しても，意見されたことをネガティブにとらえてしまい，二者関係にひびが入ってしまうこともある。

　このように自己評価の低い人とかかわる時は，自尊心を尊重しながら，肯定的な発言を投げかけつつ，問題解決に向けて一緒に考えていく姿勢が大切になる。そうすることによって，それまでの生き方や，否定的な認知の特性に気づいて初めて生きる意欲が向上するのである。

　そのために重要なことは，小さな成功体験を大切に評価していくことである。

（重黒木一）

column

若年者のアルコール依存症

　アルコール依存症は中年期以降の病気というイメージが強かったが，昨今は若年者へと低年齢化している。それは社会の世相（景気）と連動していることが多い。

　また，ストレス，不安，嫌なことを忘れたい，両親に対しての葛藤など，飲酒要因は様々である。成増厚生病院では全体の3％前後を若年層が占めている。医学的には若者がアルコール依存症に罹患しやすい原因として，アルコールの耐性が低い，分解酵素の活性が未熟であり，加えて脳の発育が完全でないなど，身体的側面の問題を指摘している。

（重黒木一）

column

見捨てられ不安

　若者は「仲間外れ」や「時代遅れ」に非常に敏感といわれている。友人を失いたくない，流行に乗り遅れたくないことなどを理由に飲酒を繰り返す人も増加している。

　そういった彼らの寂しさの根底には「見捨てられ不安」が存在していることが多い。それにプラスして，思春期特有の情緒的な不安定さが，生きづらさにつながる要因となりやすい。それが原因で自分の存在感が失われていく。そして，自分という存在を確かめるために，大量飲酒につながっていく。また，合法・非合法を問わず薬物依存症の合併も問題となっている。処方薬，危険ドラッグ，マリファナ，シンナー，大麻，覚せい剤などである。

（重黒木一）

CASE 21
後期離脱症候群に移行した50代男性
終息の見通しが立たない中，回復を信じてチームで乗り切る

　アルコール依存症者が入院する場合，入院と同時に断酒が始まる。そして，隠れて飲酒してしまう人を除くほとんどの患者が，アルコール離脱症状を呈する。最終飲酒が重要な鍵となり，およそ12時間後から早期離脱症状が起こる。この不快な症状を軽減するために患者は再飲酒してしまうことがある。多くは2週間程度で終息するが，この間，けいれん発作や意識障害など，その症状の出現防止に努めることは非常に重要である。栄養管理や薬剤の投与などを受けて改善していくが，その後，後期離脱症状に移行する場合がある。アルコール離脱症候群の約5％が離脱せん妄，振戦せん妄を発症し，死亡率は高い。危険な状態を脱しても，なかには認知機能の低下が遷延し，回復の見通しがつかないケースもある。

　これから紹介するUさんは，初めてのアルコール依存症専門病棟への入院を機に断酒をしたところ，重篤な後期離脱症候群に移行してしまった。後期離脱期にある患者への介入や現場での戸惑い，看護の方向性を確認することの大切さについてまとめる。

【事例】

医療につながったきっかけは母親

　Uさんが入院に至ったきっかけは，母親からの相談の電話でした。50代後半の息子がアルコールをやめることができず困っているという内容で，自分は高齢のため，この先世話ができなくなったときにどうしたらいいか悩んでいるとのことでした。夫は他界しており，遠方で生活している娘夫婦に迷惑をかけてしまうのではと，母親は不安を抱えていました。

　相談の電話から1週間後，Uさんは母親と一緒に酒害相談に来ました。当初，母親の勧めに「自分は大丈夫だ」と応じなかったのですが，母親に泣きながら説得され半ば強引にタクシーに乗せられて仕方なくやって来たとのことでした。

Uさんはこれまでに飲酒が原因で肝機能を悪化させ，何度も内科に入院したことがありました。しかし，体調が良くなってくると安静を守れず，無断で外出し飲酒をしたり，大声を出しけんか腰になったりして，強制または自主退院してしまうのでした。Uさんはこれまでアルコール依存症と診断されたことがなく，自分はアルコール性肝障害という身体の病気なのだと思っていました。酒を飲み過ぎてちょっと身体を壊しただけだから，休肝日を設けたり，内科で治療を受けたりして肝機能が改善すれば，また飲酒してもいいと考えていたのです。母親もUさんと同様に，飲む量を控えるか，体調が戻るまでは飲まないようにして健康を取り戻せればいいものだと思っていました。

　今回，母親が相談に踏み切ったのは，Uさんがアルバイトに行くことができなくなり，自宅にひきこもって終日飲酒する状態が続いていたからでした。Uさんはこれまで定職に就いたことはなく，職を転々としていました。給料が手に入ると酒代につぎ込み，飲みに出かけて数日，長い時には1か月もの間帰宅しないこともあり，母親が捜索願を出したことも数回あったとのことです。

　経済面については，本人のアルバイト収入と母親の年金で生活していました。かなりの酒代がかかってしまうので家賃や光熱費，食費など家計のやりくりが大変で，娘に援助を申し入れることもあると，母親は涙を浮かべて話しました。現在のUさんのアルバイトは，個人経営の居酒屋の給仕で最も長く続いています。店長はUさんを頼りにしており，時には店を任せて休みを取ることもあったといいます。Uさんは勤務後は自宅に帰り，晩酌を欠かしたことはありませんでした。ただ以前は，翌日の勤務に支障が出るような飲み方はしていなかったそうです。

　しかし，この数か月間は出勤できず，起きている間は飲酒をしている毎日を送っているとのことでした。食事も摂らなくなり，酒ばかり飲み続けていました。自宅にひきこもる一方，酒を買うためなら外出していました。そしてたびたび，外出先で倒れて救急搬送されることもあり，頭部外傷や骨折を負ったこともあります。酔ってふらついてトイレまで辿り着けず，尿・便失禁をすることもありました。

　このようなUさんを心配した母親が，今まで迷惑をかけたことのある病院を避け，受診したことのない病院の内科で診察を受けたところ，そこで医師から初めて「アルコール依存症」という病名を聞き，精神科で専門的な治療を受けないと命にかかわる病気だと知りました。アルコール依存症の専門病院を早急に受診するよう勧められ，

いくつかの病院の電話番号を教えてもらい，持参する紹介状も渡されました。その時Uさんは酔っていたこともあり，どのような説明を受けたかも曖昧でしたが，母親は大きな衝撃を受け，驚きを隠せませんでした。母親は娘には心配や迷惑をかけたくなかったので，他に相談できる人がいませんでした。また，Uさんの世話や心配をすることで母親は心身ともに疲弊していました。そして，自分に何かあったらどうなるのかと不安になり，紹介された専門病院に思い切って電話をかけたのでした。

相談の担当となった私がUさんに飲酒で困っていることはないか尋ねると，「特にない」と短い言葉が返ってきただけでした。ところが身体面については「身体がだるくて思うように動かせない」「肝臓が悪くなっている気がする」など，不調について様々な症状を話し始めました。また，この数年は物忘れが目立ち，仕事中に客からとったオーダーを忘れて，待たせてしまうことが頻繁にあったといいます。さらに，どうやって帰宅したか覚えていないこともあったと不安を訴えました。離脱症状について尋ねると，手指振戦や発汗を経験したことがあり，酒を飲むと治まっていったと話しました。けいれんや幻覚，せん妄については「たぶんないと思う」との答えがありました。

> **アセスメント**
>
> けいれんを起こしている時は記憶がない。転倒の既往があるということは，けいれんを起こして倒れた可能性もある。せん妄や幻覚は意識障害の状態にあり，やはり本人にはわからない場合がある。

> **看護のポイント**
>
> ① 同居している家族や職場の人など，身近な人物からも情報収集を行う

病気を受け入れられないものの…

私は，Uさんと母親にアルコール依存症という病気について，わかりやすく説明するようつとめました。アルコール依存症という病気はお酒をやめようと思ってもやめられない，本人の意志とは関係のない脳の病気であること。回復には断酒をすること。しかし，やめ続けることが難しい病気なので，その方法やどのような過程を経て回復していくのかを，アルコール依存症治療専門病棟に入院した人には学んでもらってい

ることを話しました。また，これまで肝臓はお酒を短期間やめれば採血の数値が改善し，健康を取り戻していたかもしれないが，繰り返すことで肝硬変に移行してしまう可能性があること。さらに，脳に関しては，このまま飲酒を続けるとアルコール性の認知症になってしまう恐れがあり，この場合は非可逆的で回復は見込めないこと。振戦や発汗などの症状が，飲酒により治まった離脱症状であること。幻覚やせん妄状態に至り，時にその状態が遷延することもあり，認知症のような状態を呈する場合もあることを説明し，いずれも長期間アルコールを多飲している人に起こりうる特徴的な症状であることを伝えました。

アルコール依存症のことや治療の必要性の説明について，どのように感じたかUさんに尋ねると，「今後，自分が酒を飲まなければ，なんとかなる話ですから」と下を向いたまま呟き，口を閉ざしてしまいました。一方で母親は「このままじゃ，親子共倒れになる。入院してちょうだい」と，泣きながらUさんを説得し始めました。私からは，通常，アルコール依存症の回復プログラムを受けるために3か月間の入院が必要であることを伝えると，本人は「必要ない」と答えただけで無言になってしまいました。

私からみると，Uさんは自分の病気について受け止めることもできず戸惑っている状態にあり，3か月間も入院し，お酒を飲めない状況になることを受け入れられるはずもないと思いました。しかし，身体の不調や肝機能悪化の可能性，離脱症状，物忘れといった状態に不安を感じているのは確実でした。アルコールによる影響と聞き，半信半疑であることも想像できました。また，母親も疲弊しており，休息が必要な状態にあることも，頭ではわかっているようでした。

そこで私は，「Uさんは3か月という入院期間に躊躇していませんか。長いと感じて不安に思っているのではないでしょうか。それは当然のことだと思います。しかし，私どものアルコール依存症治療専門病棟は任意入院であり，Uさんの意志でいつでも退院が可能です。入院を継続するか治療を中断して退院するか選ぶことができます。Uさんの場合，とにかく身体の状態が心配です。一度入院をして，医師による身体状態の確認と精神科の脳の画像診断を受けてみてはいかがでしょう。そして，安全に離脱期を乗り越えられるような治療を受けてみませんか」と伝えてみました。すると，Uさんはしばらく考えてから「自分で退院を決められるなら」と入院に同意しました。まずは1か月間の入院に同意し，その後のことについては，母親も交えた話し合いを持ちながら考えていくことになりました。

アセスメント

　治療には本人の意志が重要であるが，Uさんも多くのアルコール依存症者と同様に否認が強く，断酒には抵抗があるようだ。しかし，身体の不調や離脱症状，記憶力の低下について不安を言語化しており，飲酒したい気持ちと断酒をしたほうがいいのかもしれない，という両価性が感じられる。この場合，断酒を強く勧めると，むしろ飲酒行動が強化されてしまう恐れがある。説得することで本人が頑なになってしまい，せっかくの治療につながる機会を失うことになる。Uさんが治療を前向きに考えられそうな他のきっかけを見つけて，別の角度からはたらきかける方法を考えてみる。

看護のポイント

① 不安や困っていること，関心事は何かを見極め，治療の動機づけに用いる
② 無理なく治療につながることができる条件を提案し，自らの意志で治療に臨めるようはたらきかける

入院直前まで飲酒？

　入院当日の朝，Uさんの表情は硬く，言葉数も少ない状態でした。バイタルサインを測定したところ，BP＝120/88mmHg，P＝72/分，T＝36.9℃でした。初めてのアルコール依存症治療専門病棟への入院であり，不安や戸惑いも予想できたため，病棟でもUさんの担当となった私は，穏やかな口調でUさんのペースに合わせた対応をし，緊張の緩和と安心感を与えることができるようかかわるようにしました。Uさんは最終飲酒は2日前だと話しましたが，顔面紅潮や眼球充血，酒臭の強さから，入院直前まで飲酒していたように見受けられました。そのため，他患者への影響を考えてマスクの着用をうながし，酒臭の拡散を防ぐようにしました。

　この時Uさんには離脱症状はなく，入院時のCIWA-Ar測定（コラム参照）は0点でした。そして，離脱管理の目的で薬剤の定時投与（コラム参照）が開始となりました。また，離脱症状の軽減を図り，安全・安楽に経過できるようにするため，医師

からCIWA-Ar測定を適宜実施し，点数に応じて薬剤を投与する臨時的な指示が出ました。Uさんは，アルコール離脱けいれんの既往はないと話していましたが，外出先で倒れ，救急搬送されたこともあったため，けいれんを起こして記憶がない可能性を考慮し，注意深く観察を行う必要がありました。同様に，せん妄状態や幻覚を経験したことがないとも話していましたが，けいれんと同様に徴候を見逃さず，速やかな対処が求められました。

　入院後，Uさんには食欲低下があり，食事摂取量も半分程度でしたが，嘔気はないため経口によるウォッシュアウトの目的で，こまめに飲水するよう声をかけました。また，定時処方薬が手掌から落ちて飲み損ねないよう，確実な与薬を実施しました。就寝前にバイタルサインを改めて測定したところ，BP＝167/102mmHg，P＝108/分，T＝37.2℃で，手指振戦や発汗，頭痛，不安感といった離脱症状はありましたが，いずれも軽度でCIWA-Ar測定は最高で6点でした。定時薬の服用だけで離脱症状の軽減を図ることができていました。入院当日の夜はスムーズに就寝し，翌朝，「よく眠れました」と話していました。

アセスメント

　離脱症状はアルコールの血中濃度が低下することで起こる。最終飲酒がいつなのか明確であれば，離脱症状の経過が見通せる。しかし，多くのアルコール依存症者は，飲酒について真実を話さない傾向にある。本人からの情報が誤りであることもよくある。Uさんは2日前が最終飲酒であったと話していたが，入院直前まで飲酒をしていたのであれば，離脱症状の出現がずれ込むかもしれない。

看護のポイント

① 十分な観察を行い，アルコール離脱の徴候の早期発見に努める
② 状態に応じて，適宜CIWA-Arの測定を実施する

早期離脱から後期離脱に移行

　入院2日目，Uさんに手指振戦と発汗が出現しました。同時に，落ち着きなく部屋

の中を歩き回り，表情の硬さが目立つようになりました．BP＝169/110mmHg，P＝122/分，T＝37.4℃，CIWA-Ar測定は9点でした．点数に応じた指示薬を与薬し，状態の観察をこまめに行うようにしました．けいれん発作はなく，その後手指振戦や発汗は軽減しましたが，消灯時間になっても就寝できませんでした．安静をうながしてもUさんはじっとしていられず，日付を尋ねると1日ずれており，失見当の出現も認められました．不眠時の頓服薬を服用しても眠れず，この日はほとんど一睡もできませんでした．

　入院3日目，Uさんは入院していることもわからず，自宅にいると思い込み，環境の変化に混乱を来すようになりました．たびたび，他患者のベッドサイドに迷い込んでしまい，そのつど自室に誘導しました．自室のゴミ箱に放尿したり，衣類も便で汚染させたりして，セルフケアにも支障が出始めました．また，次第に看護師に対して礼節が保てなくなり，暴言を吐くことがありました．イライラしている様子が顕著で，興奮状態が続きました．医師の指示で抗精神病薬の投与を行いましたが効果はなく，「猫がいる」などと幻覚を訴え，捕まえるような動作や誰かと対話している状態もみられました．さらに，宙を目で追いベッド上に立ち，天井に向かって手を伸ばすため，片足を踏み外し転落しそうになる危険な行動がみられ，安全に配慮できない状態になりました．このため，精神保健指定医が診察すると，後期離脱症候群で離脱せん妄の状態にあると診断されました．そして母親に連絡を取って同意を得て，入院形態を任意入院から医療保護入院に切り替え，指定医の指示により隔離および体幹・両上下肢の身体拘束が開始となりました．

　Uさんに隔離・拘束による行動制限について説明を行いましたが，アルコール離脱による意識障害により状況を理解できず，自由に行動できないことに対して怒りを露わにしました．起き上がろうとし，大声で「誰か来てくれ」と叫び，助けを求めるなど，かえって興奮状態を招くことになりました．Uさんは睡眠不足であり，不穏状態から過活動状態だったため，心身ともに休息が必要なことを繰り返し説明するようにしました．また，食事・飲水の拒否や拒薬が始まったことから，点滴による水分補給と栄養状態の管理，抗精神病薬の投与が開始となりました．看護師を看護師と認識できず，危険な侵入者だと思い込み蹴ろうとしたり，唾を吐きかけたりして威嚇することもありました．ケアとしては，点滴が確実に滴下されているか，こまめに確認するようにし，また，点滴ラインの牽引や抜去が起こらないよう管理しました．

Uさんは数日後から徐々に薬効により鎮静傾向になりましたが，夜間は十分な睡眠がとれず興奮状態で，日中に眠りがずれ込んでしまい，昼夜逆転の状態となりました。それでも日中の睡眠時間は3～4時間程度であり，睡眠不足が続きました。覚醒中は拘束について，「どうして警察に捕まっているのか。何もしていないから手錠を外してくれ」と訴え，声を荒らげたり，怒りを露わにしたりして，拘束感を訴えました。私は状況の説明を適宜実施し，不安の軽減を図るようにしましたが，特に夜間は幻覚・せん妄状態が増悪し，会話はまったく噛み合いませんでした。

　またこの時期には，体温が38℃台に上昇し，発汗も多く，特に寝汗が著明であったため，適宜クーリングを実施しました。元々，身体面に強い不安を抱いていたこともあり，解熱剤の投与にはすんなりと応じ，体温のコントロールを図ることができました。しかし，発汗と同一体位による褥瘡の予防と清潔保持のため，清拭や寝衣の交換を適宜行いましたが，ケア中の看護師には罵声を浴びせて抵抗を示しました。

　Uさんは離脱管理を十分に行ったものの，バイタルサイン値からも後期離脱症候群に移行している状態でした。そのため，身体的な悪化の徴候を早期に発見できるよう，引き続き，こまめなバイタルサイン測定を実施するようにしました。

アセスメント

　後期離脱症候群に移行した場合，終息時期の見通しがつかず，隔離・拘束の状態が遷延してしまう危険がある。精神運動興奮状態に対しては，抗精神病薬の投与が主となり，安静を図ることが考えられる。また，血栓形成による塞栓，誤嚥，皮膚の損傷，拘縮など，行動制限や鎮静に関連した問題が生じる危険が高まり，廃用性症候群に陥る可能性もある。

　Uさんはせん妄状態にあり，自分自身の状態を正確・詳細に表現できない状況にあるため，看護師のこまめな観察や気づきが非常に重要である。

看護のポイント

① 精神状態や改善の兆しといった患者の変化を見逃さず，チームで共有しながら，行動制限の緩和や解除についてこまめに検討する

② 主観的・客観的データの収集を行い、身体的・精神的な悪化の徴候がないか確認する
③ 積極的に栄養・排泄・清潔・更衣・整容に関するセルフケアの充足を図る
④ 頻繁となる治療的介入およびセルフケア充足の介入といったかかわりにより、認知機能改善のため現実的な刺激を与える
⑤ 今後は看護師の介入場面が激増し、物理的・心理的に距離が縮まるため、信頼関係（二者関係）の形成に活かす

濃厚な看護と母親への支援

　Uさんは行動の制限によるセルフケア不足の状態にあり、全面的に看護師の介入が必要でしたが、変わらず非協力的な状態にありました。このため私は、できるだけUさんの気分が安定しているタイミングを見計らい、優しく語りかけながら身体に触れるよう心がけました。全身清拭や更衣、洗髪などを実施することで爽快感や心地よさを感じてもらい、セルフケアの充足による現実的なかかわりを行うようにしました。経口摂取は、窒息や誤嚥のリスクが高いため禁止でしたが、口腔内の清潔保持は誤嚥性肺炎を防止するため、各勤務帯で歯をブラッシングし、仕上げには含嗽薬を希釈しスワブ清拭を行いました。排泄はおむつを使用し、定期的に汚染をチェックして、交換、陰部洗浄を実施しました。

　すると次第に、日々のケア中にUさんに変化が見られるようになりました。看護師が声をかけるとおむつ交換時に腰を上げてくれるようになり、寝衣交換時の声かけに袖を通すなど、協力的な面が見られるようになったのです。また、ケア中に幼少期の話をすることもあり、幻覚やせん妄の世界から現実とつながることができる場面も見られるようになりました。Uさんはこの頃から経口摂取の拒否がなくなり、食事と内服薬を再開することができるようになりました。点滴は食事や水分摂取量に合わせて漸減し、1週間後には完全に経口摂取に切り替えることができました。このようなUさんの良い変化を見逃さないよう、私は観察を続けました。

　一方でこの間、母親の疲労は増強しました。入院前よりも理解のできない言動ばかりで普通に会話ができず、頭がどうかしてしまったのか、認知症になってしまったのかと心配していました。医師からは、部屋に閉じ込めて動けないように縛ると説明さ

れたり，看護師からは，タオルやおむつがなくなったから持って来てほしいなどと頻繁に連絡が入ったりするので，家にいても落ち着かない状態でした。看護師に迷惑をかけているのではないかと気を揉んで，夜も眠れず落ち着かないため，毎日面会に来ていました。これまでのUさんの状況よりも現在のUさんの状態にひどく不安を感じ，また，医療者に対して過剰に気を遣う姿もありました。

　ある時，面会に来た母親が心配そうに「ずっとこのままなのでしょうか」と私に尋ねてきました。私は母親の話にじっくりと耳を傾けるようにしました。そして，話の内容からUさんの現状や今後予測される見通し，起こっている変化などについて，改めて十分な説明が必要だと判断し，医師を交えて面談を行いました。できるだけ母親が理解できる言葉で説明をし，不安の軽減を図ることにつとめました。また，母親の休息も重要であると考え，何かあれば連絡をするのでUさんのことは医療者に任せるよううながし，自宅での休養を勧めました。疲れが癒えたら面会に来ればよいことを伝えました。これまでの懸命な行動を労うと，母親は号泣し始めた。

アセスメント

　母親は「入院できた」という安心感は得られたものの，大きな不安や疲労を抱えている。これまで常にUさんの世話をし，心配を重ねてきたため，心の健康を損ねている可能性が高い。看護師はUさんだけでなく，母親の回復への支援も同時に行っていく必要がある。

　また，家族は初めて見る症状に対してショックを受け，以前の状態に戻らないのではないかと不安が増強することがあるため，その対応も必要となる。

看護のポイント

① 家族が休息を十分にとれるよう調整を図る
② 家族が理解できる表現でアルコール離脱症状やその見通しについて説明し，不安の軽減を図る
　・アルコール依存症は必ず回復すること，また患者の良い変化を伝える

ことで希望を失わせないようにする。
③ 家族の精神状態が落ち着いた頃に、アルコール依存症の正しい知識が得られるような家族向けの勉強会や講座を紹介する
④ 自助グループに関する情報提供を行い、家族自身の心の回復を支援する

遷延する後期離脱によりチーム分裂の危機

　その後もUさんには変化があり、自分でタオルを持って手の届く範囲を拭いたり、歯のブラッシングをしたりするようになりました。清潔ケアの後に「さっぱりした」と爽快感を口にしたり、「お疲れさま」と看護師をねぎらう言葉を発したりすることもありました。

　しかし、夜間は相変わらず不眠で、せん妄が続いていました。そのため、スタッフ間のカンファレンスでは、昼夜逆転の状態なので日中離床をうながし、周囲の刺激を受けたり、活動したりすることで、開放感や適度な疲労感が睡眠につながるのではないか、また、現実検討能力も高まり、せん妄の改善にもつながるのではないか、との意見が出ました。日中、拘束を解除することに不安を訴える看護師もいましたが、ケア中の良い変化はUさんが心を開き始めているからと考えられ、健康的な面が垣間見られていること、また、拘束を解き、行動の制限のない通常の環境に置かれた状態でどのような反応を呈するのかを観察しないことには評価ができないのでは、との意見が多くありました。最終的に主治医の判断により、日中の拘束と隔離の開放を試行することになりました。Dダイマー値（Dダイマーはフィブリン（血液凝固にかかわるタンパク質）の分解産物。血栓塞栓症の診断で汎用される）をチェックすると1.0μg/mLであり、離床が可能な状態でした。

　Uさんの拘束帯を外したところ興奮することはなく、ベッドに端座位になりました。そして、歩行し始めましたが、大きくよろめき看護師が支えました。Uさんは「銀行に用事がある」と言いながら室外に出ようとし、下肢の筋力が低下していることを危険と感じない様子だったため、車いすへの乗車を勧めました。私が同伴し、病棟内を案内すると、周囲を見回していましたが発語はありませんでした。Uさんは隔離・拘束開放試行中は静かに過ごし、自室に戻っても興奮することはありませんでした。

　開放試行の数日後、付き添いにて独歩で病棟内を散歩しました。この日を境に、デ

イルームのいすに座り，テレビを観るようになりました。「新聞もあったのですね」と話し，他患者に会釈をするなど周囲への関心も徐々に高まっていきました。次第に夜間の睡眠がとれるようになり，睡眠障害は概ね改善し，拘束は全面解除になりました。一方で，隔離は継続し，日中の開放試行を引き続き行いました。認知機能の低下は残存しており，Uさんは自分の病室がわからずに別の病室に入ろうとしたり，日付も年月日が正しく答えられなかったりしました。また，金銭に強いこだわりがあり，「財布がない」「今日は給料日だから職場に行く」と急に思い出したように訴え始めることもあり，このような状態になると話し合いにならず，説明しても制止を振り切って病棟外に出て行こうとしたり，目を吊り上げて攻撃的になったりすることもありました。この時，入院して1か月半ほどが経過していました。もちろん，断酒教育プログラム（アルコール・リハビリテーション・プログラム，ARP）に参加できる状態ではありませんでした。

　このような認知機能の低下が遷延した状態のUさんについて，カンファレンスでは「Uさんはプログラムを受けるわけでもなく，アルコール依存症治療専門病棟に入院している目的がわからない」「あのような認知機能の低下は，後期離脱症候群というよりはアルコール性の認知症を呈しているのではないか」「回復が見込めない状態になっているのではないか」「認知症のケアが受けられるような病棟や施設への移動も検討したほうがいいのではないか」「怒りっぽくて話ができなくなるのは認知症の人に多い」といった意見が頻繁に聞かれるようになりました。チームが分裂するのではと思うほどの議論が交わされましたが，一方で，Uさんの先が見えない状態について心配するスタッフが多くいることもわかりました。

　カンファレンスでは様々な意見がありましたが，Uさんの易怒性は金銭的なこだわりの場面に限定されていること，年月日は間違っていても季節は正しくとらえることができるようになったことなどについても共有することができ，時間をかけてスタッフが刺激を与えるというケアが，少しずつではあるものの認知機能の改善につながっているのではないかとの認識をもつことができました。そして，チーム全体が断酒継続のための教育的な介入にこだわらないようになり，期限を決めて経過を見守り，遷延する後期離脱期の管理を行うこともアルコール治療の一環という考えに至りました。カンファレンスでは，半年間は経過をみていこうということになりました。

> **アセスメント**
>
> 回復の見通しが立たず，看護の量も非常に多いため，看る側の不安や疲弊が色濃くなってきている。先の見えない後期離脱期は，チームが一丸となり，直面している危機を乗り越えることが重要である。

> **看護のポイント**
>
> ① チーム全体がモチベーションを維持できるよう，アルコール依存症治療専門病棟での治療の期限を設けるなど，時間的制約や目標を明確にする
> ② 患者の良い変化について話し合い，看護の成果を共有することで希望が持てるようチームにはたらきかける

後期離脱の終息

　入院2か月後，入院形態が医療保護入院から任意入院に切り替わり，Uさんの隔離は解除となりました。解除に至るまでに看護計画を日々検討し，根気強くかかわりました。例えば，病棟内の散歩を看護師同伴で繰り返し行ったことで病棟内の環境を学習できたのか，Uさんは場所を間違えることがなくなりました。日付については，毎日，新聞を読むよう勧めて一緒に確認するようにしました。金銭的なこだわりについては，財布を保管しているセーフティボックスを一緒に開けて中身を確認するようにしました。本人が気になった時には対応を後回しにすることなく，速やかにその場で確認してもらい，安心できるようかかわるようにしました。また，かなりの時間を要しましたが，給与については，仕事を休んでいるということが会話の中でわかるようになってからは，収入がないことを理解できるようになり，段階を踏んだ説明が効果的でした。

　断酒の効果と看護師による根気強いかかわりの刺激が，Uさんの認知機能の回復につながったのではないかと思います。Uさんの認知機能の低下が概ね改善したと判断され，ARPに参加できるようになったのは，入院から4か月後のことでした。

まとめ

　アルコールの離脱期は，数日から２週間程度の早期離脱を終えて，日常生活に戻れるケースがほとんどである。しかし中には，Uさんのように幻覚やせん妄状態が起こり，認知機能の低下が遷延してしまうケースもある。この場合，アルコール依存症看護の現場では"そもそも断酒継続のための教育入院であるのに，ARPに参加できない状態でアルコール依存症治療専門病棟に入院している意味はあるのだろうか"と戸惑いを感じることも少なくない。しかし，後期離脱期について理解しているのは，他でもないアルコール依存症治療専門病棟で働く看護師なのである。回復に個人差があることや，驚くような病状の改善が起こることも体験していることだろう。この専門的な能力や経験を生かすことが，アルコール依存症者の回復の援助で重要になる。しかし，時には専門職の立場にあっても，思い悩む場面には遭遇する。そのつどカンファレンスを活用しながら，チームの中で今，起こっていること，行っていること，抱えている感情などを共有し，看護の方向性を確認し続けることが求められる。

　また，離脱期は看護師の介入が最も多い時期であり，患者との距離が近い。「自分のために何かをしてくれる人がいる」ということをごく自然に受け入れることができる時期でもある。この時，患者と担当看護師の間に信頼関係（二者関係）が形成される。これは，のちに断酒の内発的な動機が養われるような介入の鍵にもなる。離脱期に形成された二者関係は，アルコール依存症の回復になくてはならないものであり，他の回復過程では得難い貴重な関係といえると考える。

（長根尾素子）

column

臨床アルコール離脱症状重篤度評価尺度 改訂版（Clinical Institute Withdrawal Assessment Scale for Alcohol, revised：CIWA-Ar）

　症状を19項目に分類して作成されたCIWAの短縮版で10項目からなる。離脱症状を客観的に数値化し評価する尺度である。満点は67点で得点が高いほど重症になる。治療方針を決める際に有効。離脱管理を行う際の薬剤のスライディングスケールとして使用し，重症化を予防することができる。

【メリット】
・統一した離脱症状の観察と評価ができる
・観察視点が明確になる
・離脱症状の早期発見
・重症への移行を回避
・患者とのかかわりが増える
・離脱管理に使用する薬剤の投与期間の短縮，投与量が加減でき，過鎮静が避けられる

【デメリット】
・患者に質問し答えてもらうため，意識障害がある場合は評価が困難
・自律神経の項目が主であり，せん妄の評価が困難
・けいれんの評価ができない

（長根尾素子）

column

薬剤の置換療法

　離脱症状の緩和目的で，アルコールと交差耐性のあるベンゾジアゼピン系薬剤による置換療法がある。近年は，バルプロ酸ナトリウムやガバペンチンによる置換も試みられている。

（長根尾素子）

CASE 22
身体科から転職し，精神的に追い込まれた看護師
チームナーシングができずに孤立する

　アルコール依存症は断酒しないと最終的に大切な家族，友人，仕事などを失ってしまう慢性，進行性，致死性，再発性の病である。この病気の厄介なところは，患者と向き合う家族や援助者の健康的なエネルギーを奪いながら関係性が破綻することである。そして，患者は人生の終焉を迎えてしまうのである。その状況に向き合っていく看護師は，安全にかつ安心に援助をしていくことが求められるが，生活全体にかかわる重要な問題なので，個別でなくチームでかかわっていくことが適切である。

事例
アルコール依存症患者へのかかわり方がわからない

　Aさんは30代半ばで，看護歴15年以上のベテラン看護師です。看護学校を卒業したのは20歳の時で，内科，小児科，精神科を数年単位で経験しています。数年前，アルコール依存症で苦しんでいる人を内科で看護する機会があり，苦しいのになぜやめないのか，あるいは飲酒はその人の人生にどのような影響を与えているのかなど，この病気に関心を寄せるようになりました。そして自分の力がアルコール依存症の回復に役に立たないかと，専門病院に入職しました。当初は，アルコール依存症が病気に見えず，そのため，どのようにかかわっていいかわからずに日常的に悶々とした気持ちで看護をする状況でした。

　そのような中，AさんはV入院したばかりのVさんとかかわることになりました。
　Vさんは入院してまだ3日目だというのに，急用のため外泊したいと当日リーダーだった看護師のAさんに申し出ました。Aさんは，まだVさんが入院して間もないこと，精神的にも落ち着いていないこと，また入院後2週間は外泊はできないという病院の規則があることを告げました。
　「入院したばかりで，離脱症状や身体的な問題も含めて心配なので，まだ外泊は早

いと思います。また，入院後2週間は飲酒欲求の強い時期であり，外泊すると飲酒の可能性があるので病院にいたほうが安全だと思います」

「病院のルールはわかりますが，どうしても帰らなければならない用事ができたのです」

「どうしてもという用事とは何ですか？」

「個人の用事をそこまで言う筋合いはありません。どうしても言わなければだめですか」

「心配ですから，できれば教えていただきたいのですが」

「猫がいるのですが，もう3日間ご飯を食べていないから，心配です」

「猫がいるならば，入院前にどうして預けるとかの方法をとらなかったのですか。猫も大事かもしれないけど，今は自分の命のことを考えていただいたほうがいいと思います」

「猫は死んでもいいのか。もういい。あんたじゃ話にならない。医者に相談をする。あんたはもういいよ。融通がまったく利かない。血も涙もない。すぐルールで縛りつけるから。嫌になっちゃうよ。もう頭に来た。退院するよ」

と，語気を荒らげたやり取りがありました。

Vさんの一方的，かつ頑なな要求とその怒りに，Aさんは一瞬言葉を失ってしまいました。彼女としては病院の規則どおりに，病気のことを心配して，正論で対応しているのにもかかわらず，それに反した感情と行動で無理な要求を押し通そうとするVさんの言動に対して，どう対応してよいのかと悩んでいるようでした。

そこでAさんの上司である私は，「Vさんが，あなたに対してなぜ無理強いをするような行動に出るのか，考えましたか？」と優しく問いかけました。彼女は怪訝な表情になり，

「私は当たり前のことをしているのに，どうして自分のことを考えるように看護師長に言われるか意味が理解できません。病棟のルールをきちんと守り，相手のことを心配して対処していたのにどういうことなのですか，外泊の要求に対して病棟のルールを守る行為はふさわしくないのですか，彼の言うとおりに外泊を受理したほうがよかったのですか。でもそうしたら，皆からルールを破ったということで非難されることは目に見えています」

と，外泊を認めなかった理由だけを説明して，Vさんを病気ととらえる視点はまった

くありません。最終的に，Ｖさんは主治医に懇願しましたが，やはり外泊は無理だと受理してもらえませんでした。しかしＶさんは動揺するどころか，清々しい顔をして，「わかりました。元気になったら外泊します」と，何事もなかったかのように日常生活に戻りました。

Ａさんは，そんなＶさんの医師と自分への態度の相違に怒りが倍加したようでした。あれほど自分に対しては執拗に外泊を迫り，態度も横柄で攻撃的であったにもかかわらず，医師に対しては素直に外泊を断念したことが許せない気持ちでいっぱいになりました。そんなＶさんの態度に，Ａさんの感情は怒りと嫌悪感が増幅しているようでした。

アセスメント

Ｖさんは外泊は断られることがわかっているのにもかかわらず，なぜ，無理強いしてきたのか。Ａさんが嫌いなのか，それともいじめなのか，あるいは試したかったのか。はたまた離脱症状があり，怒りやイライラが生じていたのか，まったく理解できない状況であった。最終的には主治医に相談しているが，外泊を断られても医師の言うことに対しては，すんなり納得している。

Ａさんは無理に一人で判断せずに，上司に相談するとか，同僚の意見を聞くなど，チームを活用した対策が必要である。

かかわりのポイント

① 病院のルールであっても判断に迷う時はチームに相談してみる
② なぜ，入院して間もないのに外泊なのか，依存症の初期治療は大事であることを説明する
③ 一人で判断しない（チームの活用）

患者との関係が悪化

それからもＶさんは相変わらず日常の生活に対して，Ａさんにいろいろと難癖をつけていました。お互いの関係性は気まずい形で緊張したものとなってしまいました。

CASE **22** 身体科から転職し，精神的に追い込まれた看護師

時として，廊下でのすれ違いざまに「チッ」と舌打ちをされることや，夜勤の時には「今日は何かあったら，不安だな。頼りないからな，あなたは」と，他のスタッフや患者さんの前で，これ見よがしに嫌味を言われるようなこともあったようです。

Aさんは，このようなVさんの態度にやり場のない怒りにかられてしまい，自分の心が押しつぶされそうになったので，勇気を振り絞ってVさんに自分の気持ちを伝えました。

「Vさん，私はあなたの発言の一つひとつに対してかなりの違和感を持っています。私が嫌いなのですか，それともいじめたいのですか。このままだと私はどんどんVさんに対して嫌悪感を抱いてしまうのですが」

「あっ，そうですか。その感情は私の問題だけですか。Aさんの問題でもありますよね。私は自分の感情をありのままに表現しているだけです。人からとやかく言われる筋合いはまったくありません。自分自身の怒りを私の問題に転嫁しているAさんのほうが問題だと思いますよ」

「えっ，問題は私の問題であって，あなたには何も問題がないということですか」

「そうです。私は，Aさんに対して嫌味や怒りをぶつけたつもりは一切ありません。そう感じているAさんご自身が問題だと思います。そのような否定的な感情を私にぶつけてくること自体が理不尽だと思います。あなたは看護師さんでしょう。しっかりしてください。プロとして失格なのではないですか」

「それではVさんにはまったく問題がないということですか。私としては，はっきり嫌いだと言っていただいたほうがすっきりするのですが」

「だから，好きとか，嫌いだとかという感情はありません。そう思っているAさんの問題を指摘しているだけです。もうやめませんか，この議論は」

Vさんは，Aさんに対しての嫌味や怒りは自分の問題ではない，否定的に考えてしまうあなたの問題だとことあるごとに一蹴していました。Aさんはそんなvさんの剥き出しの感情を受け入れることができず，ひたすら嫌な患者ととらえるようになり，否定的な感情がより以上に湧き上がってきました。それからお互いが相手に対して距離をとるようになり，背を向けてしまう関係性となりました。

> **アセスメント**
>
> AさんはVさんの論理的な言動に巻き込まれて，アルコール依存症という病気の視点で考えることはまったくなく，看護に冷静さを失ってしまっている状態であった。「なぜ，自分だけに」という気持ちが強く，冷静さを失い，感情の趣くままに怒りをぶつけてしまっている。いかなる状況の時でも，看護師の発言は相手の精神面に多大なる影響を与えることを忘れてはならない。チームで援助していく重要性を再度認識していくことである。

> **かかわりのポイント**
>
> ① 依存症への理解を促す
>   ・断酒教育プログラム（アルコール・リハビリテーション・プログラム，ARP）への参加，グループへの参加，自助グループの導入，家族の家族会への参加を促す。
> ② 相手を自分の意のままにコントロールしようとしていないか
> ③ チームを背景においたかかわりを重視
> ④ Vさんのバックグラウンドを知る
>   ・家族や知人からの成育歴・友人関係の交流を知る。

看護チームからも孤立

　AさんはVさんとわかり合えないまま，日ごとにストレスが蓄積するようになりました。そして精神的不安が顕著となり，Vさんだけではなく，他の患者さんや同僚看護師からも距離をとるようになり，次第に周囲から孤立するようになりました。

　このようなAさんの態度が気になっていた同僚看護師のBさんが声をかけました。

　「Aさん，体調が悪そうですけど大丈夫ですか。何か心配事や困っていることがあったら，一人で悩まずに私に話していただけませんか。力になりたいのですが」

　「ありがとう。でも大丈夫です。最近，何事に対しても弱虫になっていました。Vさんに対しても，何とかコントロールしようとする気持ちが強すぎました。しかし，

結果として，関係性が構築できないまま，大きな心の溝が生じてしまいました．

　自分の思うように患者さんが行動してくれないとストレスや不安がたまってしまいます．看護師長からチームに相談しなさいと言われるけれど，恥ずかしさやプライドが先行してなかなか相談できない状況です．病棟のスタッフは，後輩が多いだけになおさら躊躇してしまいます」

　「Aさんの気持ちはよくわかります．いくらアルコール依存症という病気を理解していても，理不尽な要求や怒りなどに対しては嫌悪感等の否定的な感情が出てきますよね．また実際に目の前で怒りや嫌味を言われたら，それが病気だと理解しがたいですよね．私も入職当時は，Aさんみたいな感情に悩んでいました．本当にこの人たちは病気なのかしらって」

　「いろいろ気を遣っていただいてありがとうございます．しかし，これ以上，私には依存症の人たちとかかわることは無理だと思います．しばらく休職するか，退職を考えています」

　「それは今決めなくてもいいのではないですか．しばらくゆっくりして，それからでも遅くはないと思うのですが，それより今日，気分転換に久しぶりにみんなで食事にでも行きませんか」

　「いいえ，遠慮します．そういう気分ではありません」

　それから数日後，Aさんは申し訳なさそうな顔をして，「疲れたので少し休ませてください」と申し出て，休養目的で休むことになりました．

　Aさんが休養して数日，連絡もないので心配になった私は自宅に電話を入れましたが，

　「ご迷惑をおかけします．しばらく休めば落ち着きますので，心配しないでください」と，いうことだったので，そっとしておくことにしました．

　Aさんは2週間の休養後にようやく出勤しましたが，顔色は優れず，周囲との会話はあまりありませんでした．スタッフがあれこれ心配してかかわることは，かえって気兼ねをするだろうからと，私がスーパーバイズをすることにして，他のスタッフは見守る程度にそっとしておくことにしました．そこで私はAさんと話してみることにしました．

　「2週間休んで楽になりましたか？」

　「少し楽になりましたが，私はアルコール依存症の看護には向いていないと思って

います。私はスタッフから中堅のベテランと思われていますが，実際はそのことがプレッシャーになっています。自分が先頭に立って何とかしなければならない。自分が後輩に看護の見本を見せなければならない。そういう気持ちが自分を次第に追い込んでいったような感じがしています」

「この病気は一人ひとり抱えている問題は違うし，生き様も多種多様です。よって，個人でオールマイティーにかかわっていくことは難しいものです。以前にもお話したように，アルコール依存症の援助はチームでかかわっていくことが不可欠です。自分が何とかしなければならないという考えはやめたほうがいいと思います」

「チームで援助していく大切さはわかっています。しかし，チームとの連携だけでは，看護の役割が薄いものとなり，やりがいが希薄になってしまいます」

「そうですか，それではしばらく私と一緒に患者さんとかかわることにしませんか。そうすると何か，自分にとっての方策が見えてくるかもしれません」

「結構です。みっともないことですから。そこまでして看護をしたくないと思っています」

アセスメント

依存症の看護は表面的な問題だけに固着するのではなく，その背景にある不安，怒り，悲しみ，罪悪感，自己否定感などの否定的な感情に着目して援助していかなければならない。

患者の否定的な感情や怒りなどを「否認」として片付け，さまざまな言動に対して嫌悪感を抱き非難してしまうことがある。その結果，患者との二者関係に歪みが生じてしまい，相互における健全な治療関係が破綻しやすい。患者との関係がうまくいかないと感じた時には，患者の問題だけとしてとらえるのではなく，自分にも問題はないか洞察することも大切である。

自分の課題に気がつかないと，他の患者との関係性も一方通行となり，不安定な患者-看護師関係に陥りやすいので注意が必要である。

CASE 22 | 身体科から転職し，精神的に追い込まれた看護師

> **かかわりのポイント**
> ① 自分の問題を患者の問題に転嫁していないか
> ② 自分の健康は保たれているか
> ③ 自分の援助は正しいのか，間違っているのか
> ・なぜ，個別の関係は破綻を招くのか，スーパーバイズを適切に受ける。

ぎこちない中にも…

その後も，AさんとVさんは相方ともぎこちない態度でいることが多くありました。しかし少しすると，関係を構築できたとはいえませんでしたが，雑談程度はすることができるようになりました。

まとめ

この事例では，Aさんが患者との関係を構築できずに，援助の不全感が生じてしまい，最後まで関係が構築されなかった。

アルコール依存症という病気は手強い。自分がよかれとかかわっても，問題が解決するどころか，逆に問題が雪だるま式に増えてしまうこともある。よって，個人による看護は関係が破綻することが多い。しかるに，アルコール依存症の看護はチームナーシングが不可欠な要素となる。

一方で，患者の持つ特有の「人依存」というエネルギーは膨大なものであることを自覚して，慎重にかかわっていくことが求められる。なぜならば，彼らの多くは入院するまで，社会，家族，友人などから健康的なエネルギーを奪い，飲酒を糧として生き延びてきた経緯がある。入院すると，その「人依存」のエネルギーを看護師や他のスタッフに対して向けることになる。結果として，かかわる新人の看護師などは疲労感や徒労感に襲われ，相手の行動や気持ちが信じられなくなり，患者－看護師の人間関係が破壊されてしまうことがある。さらに，彼らの多くが周囲の人たちとの人間関係で長年トラブルを抱えて生き続けてきたということは，トラブル自体は看護

師が考えるほど苦痛ではないものと思われる。

　よって，アルコール依存症という病気にエネルギーを奪われずに，相手との健康的な関係を構築していくには，お互いの距離感やプライバシーの確保が重要な課題になる。それには自分の時間，感情，価値観，尊厳などが保たれていなければならないが，最低限のアルコール依存症の知識が必要と思われる。

　援助に行き詰ったら，必ず自分を客観視して相手との関係性や自分の課題を省察していくことが必要である。

　このケースは看護師が一人で問題を抱え込み，誰にも相談しないで相手をコントロールしようとする思いが強かったために問題が肥大化した。結果的にその問題を隠すために，独自の秘密を作り，周囲から孤立してしまった。

　Aさんは，一人で看護できる，いや実践しなければならないというベテランとしての使命感が強かった。そして，
① 患者の自立をまったく信じようとしない
② 回復が信じられない。よって断酒そのものが信じられない
③ 自分がやらないと納得できない。他のスタッフに委ねることができない

という状況になった。それはプライドと自尊心が傷つけられることでもあった。

　このようなAさんの援助に他のスタッフの評価はシビアなものであった。
① 迷惑千万である。関係悪化の尻拭いをさせられた
② 相手をコントロールすることは力関係で押しつけることである
③ こうしなければという思いが独断的だ
④ Vさんに対しては厳しいのに，ある患者に対しては優しい。二面性の感情であり，患者を区別しているようだ
⑤ 仕事以外での付き合いがまったくない
⑥ 常に孤立状態で，絶対にSOSを求めてこない

ということであった。他のスタッフがこういう思いを持っている中でのチーム看護は建設的とはいえないし，患者にも迷惑である。

　このような事態を二度と起こさないために，どんな課題に取り組めばいいのか。Aさんに次のようなことを提案してみた。
① 依存症の基本的な知識を再度確認する
② どのような時にどんな反応が起きるのか，自分の性格パターンと，何かを感じた時の行動パターンを振り返り自己分析してみる
③ 個別でかかわらず，必ずチームでかかわっていくことを原則とする
④ 自分の実践した援助方法はどうだったのか，必ずスーパーバイズを受けて評価する
⑤ アルコール依存症の看護において境界線を引くことの意味を理解する。ここまではできるけどこれ以上はできないという自分の力量を知る。できないのにできるといって挑戦をしないことが大切である
⑥ 自分自身の癒しや病気の理解のために，自ら自助グループに参加をしてみる
⑦ 仕事以外でのスタッフとの付き合いを大切にする
⑧ 仕事は仕事，私生活は私生活といったように生活のメリハリをつける

　以上を確認した。当初は自分にはできない，荷が重すぎると敬遠をしていたが，最終的には無理せずにできることから少しずつ実践することにした。

　問題の対象となっていたVさんは，3か月の治療を無事終えて退院したが，退院の際にAさんに，「ありがとう」と一言だけお礼を言って退院した。彼女はその言葉にびっくりして返す言葉はなかったという。Vさんは，落ち着かない時の否定的な感情を，Aさんにぶつけたと後悔していたのかもしれない。この「ありがとう」という言葉の意味は看護の原点を思い知らせたような感じがする。

　Aさんはそれから1年くらいで表情が明るくなり，感情も安定してきて，チームでかかわることを原則とするようになった。その影響が功を奏して

いるのか，以前に比較して患者とのトラブルや問題点は浮き彫りにならなくなった。しかしその後，やはりアルコール依存症の看護は自分には合わないと配置転換を希望し，アルコール病棟から去って行った。

（重黒木一）

CASE 23
妻に支えられ，20年以上飲み続けた50代男性
変わりたくない患者と共依存傾向にある家族に対する支援

　アルコール依存症は当事者本人のみならず，家族も病に巻き込まれる。当事者がアルコール依存症で身体的・精神的・社会的・霊的に病んでいくように，身近な家族も身体以外の酒害の影響を大きく受ける。当事者が，身体症状が悪化しても酒害を認められないように，いつしか生活の主体がアルコール依存症の本人になってしまっている家庭においては，家族に起こっている問題を焦点化しにくく，問題を認めにくい。そして酒害がひどくなり，長期化することで家族は疲弊し，本人の飲酒をやめさせようとして行動するようになる。イネイブリングと呼ばれる家族の行動は，結果としてさらに本人の飲酒を助長させてしまうことへとつながる。

事例

家族から強く言われて入院

　Wさんは50代後半の男性。妻に付き添われて入院することになりました。Wさんは大人しそうな感じの人でしたが，目はうつろで焦点は合わず，入院も妻に言われて仕方なくやって来たという印象を受けました。

　担当看護師となった私が，本人と妻へ挨拶と自己紹介をした後，「今日はよく来られましたね」と労いの言葉をかけると，表情の硬かったWさんに少し笑顔が見えました。一方で，妻は会釈しながらも表情には疲れが見えました。その後，入院の経緯と現在の生活状態，困りごとについて話を聞きました。

　Wさんはいくつか仕事を転々とした後，30代に入った頃から自営業の仕事に転職し，現在まで仕事を続けてきました。30代半ばで2階建ての家を建て，その1階部分をアパートとして貸し，夫の収入に加え，家賃収入と妻のパート収入で生計を立てています。Wさんには子どもが2人おり，20代半ばの長男は大学卒業後に就職しましたが仕事を続けられず，今は自宅にひきこもっています。離婚歴のある20代前半

の長女には子どもがおり，計5人で同居しています。

　今回入院となったのは，Wさんが酒に酔って家の物を壊したり，ガラスを割ったり，家族に暴言を吐いたり，妻と口論になった後に殴る・蹴る・首を絞めるなどの暴力がひどくなったからでした。飲酒についての困りごとを妻に問うと，順を追って過去のことを話し始めました。

　「思い返せば，出会った頃から飲酒量はかなり多く，過去にも何度か酒に酔って転んだり，居酒屋で喧嘩をしてケガをして帰って来たりしたことがありました。そして，酔ったまま車に乗って，近隣の人の車にぶつけてしまうなどの問題を起こしたこともありました。でもそのたびに，私が本人の代わりに謝りに行っていました。また，割れたガラスの上を孫が歩こうとしたため，即座に片付けたこともありました。本人は翌日にはケロッとしていて，前日あったことをほとんど覚えていないのです。それで，朝になると何事もなかったかのように仕事に出かけていくのです。後でそのことを問いただしても，謝るどころか開き直るような態度をとることが多くて，反省する様子はありませんでした。私にはそのことが信じられません。ただ今回の件（妻の首を絞めたこと）に関しては，さすがに自分の行動にショックを受けているようです。以前，クリニックにも通い，デイケアにつながったこともありましたが，長続きしませんでした。私としては，入院してお酒を抜いてほしい。とにかくこの状態をなんとかしてほしいのです」

　Wさんは，今回自分の行動にショックを受けたことと，家族から強く言われたことで入院する運びとなったのです。

アセスメント

　まずは，患者本人・家族と関係性を築きながら，情報収集を行う。最初は2人から同時に情報を収集するが，後でそれぞれから話を聞くようにする。本人は長年の飲酒による脳のダメージに伴い，飲酒時の記憶が欠落していたり，否認によって自分の飲酒問題を認められないことがある。担当者との関係性が築けておらず，お酒が抜けきらない離脱症状が出ている時期に厳しい直面化を行うと，入院の継続自体が困難になり，当事者が治療

を受けられなくなる可能性がある．治療の場に足を運んだ本人の行動を認め，「大変な中よく来られましたね」などと声をかけて労うことは大切である．同時に，本人のそばで酒害を被ってきた家族の話をじっくり聞き，その思いを受け止めてあたたかく接していくこと，一人で抱え込んできたであろう苦労を労い，問題解決に向けて援助していく必要がある．

看護のポイント

① 患者・家族と関係性を築き，今後の支援につなげる
- 患者，家族の尊厳を尊重し，誠実に接する．
- 本人の言い分，家族の言い分を公平に受け止める（中立的な立場で接する）．
- 本人の言い分と家族の言い分が大きく違う場合，またお互いがいる状態で話しにくい様子であれば場所を変えて，それぞれから話を聞く（本人の記憶や否認の状態，問題認識についてどのようにとらえているかを本人と家族の言い分の違いからアセスメントする）．

② 本人の気持ちに配慮した断酒支援をする
- 入院後の離脱症状の管理を行い，身体的・精神的な苦痛を早期に取り除くように努める．
- 治療につながった本人へ労いの言葉をかけ，治療が継続できるように支援する．
- 生育歴を含む細かな情報を収集し，個別の支援計画を立てる．
- 教育入院を通して酒害に対する理解（飲酒が身体にどのような影響を与えてきたのか，飲酒によって周囲との関係性がどのように壊れてしまってきたか）を深められるよう援助する．必要に応じて個別のプログラムを行ったり，回復施設へつなげたり，自助会を紹介するなど，患者自身が退院後も治療を継続できるようにサポートしていく．
- 合同面談（入院後約2か月頃）などで問題の直面化を行い，本人・家族ともに酒害問題を共有できるような場を設ける．

> ③ 家族のこれまでの心労を真摯に受け止め，受容と共感に努め，家族の回復を支援する
> - 家族の心労を労いながら，これまでの酒害についての情報を得る。本人の酒害行為だけでなく，患者の飲酒後の家族の行動に着目する（長年にわたり酒害を被ってきた家族は，患者の飲酒問題にのみとらわれてしまい，家族自身がとってしまう行動については目を向けにくい傾向がある）。
> - 家族会を紹介し，家族が依存症についての知識を得られるようにする。
> - アラノン（アルコール依存症をもつ家族の自助グループ）などを紹介し，ミーティングで酒害について話すことで，他の家族と飲酒問題を共有し，同じ問題をもつ家族の存在を知り安全に話せる場所をもつことができるようにする（他の家族の話を聞いたり，自分の話をする中で客観的に問題をとらえることができるようになる。直接の助言ではなく，気づきによって学びが得られることが多い）。

再飲酒

　Wさんは入院中，病棟の断酒教育プログラム（アルコール・リハビリテーション・プログラム，ARP）に積極的に参加し，週5日以上夜間の自助グループにも通っていました。もともと身体を動かすことが好きなWさんは，離脱症状が抜け体力が回復すると，近隣の体育館で運動をするために通うようにもなりました。妻も毎週家族会に参加していました。退院後は，以前通所していたアルコールデイケアにつながり，自助グループにも通うとのことでした。Wさんは外出泊時も飲酒することなく，3か月の入院生活を満期で終了し，退院しました。妻は本人が入院している間は家族会に参加していましたが，退院後はほとんど顔を見せなくなりました。

　入院中特に問題なく経過したWさんでしたが，退院時の挨拶で「孫も産まれたことだし，これでどこまで酒が止まるかかけてみようと思う」と話していました。Wさんは退院後，断酒ではなく節酒しようと考えており，担当としてはそれが気がかりでした。Wさんはその後半年間断酒し，デイケアと自助グループに通っていたようでした。

　しかし，退院から約1年後に妻から相談の電話がありました。Wさんが連続飲酒の

状態であり，暴力はないが，酔って大声を出しているとのこと。同居している妻・長男・長女も，Wさんの飲酒による影響を受け困っているが，本人に頼まれていろいろと世話をしてしまうとのことでした。妻はお酒が抜けるまで，とにかく入院させてほしいと要望しましたが，本人に入院したいという意志はないようでした。当院のアルコール依存症の治療は任意入院であることが原則だと伝えると，医療保護入院でもいいから入院させてほしいと懇願しました。私は，本人から害を受けるようであれば，家族が避難することを勧めましたが，すぐに家を出ることはできないとのことでした。

アセスメント

　当院はプライマリーケアで，入院相談から退院後の支援までを一人の担当が受け持ち，かかわっている。退院後も本人・家族の生活状況を考慮し，継続治療へつなげていくことが大切である。退院後の電話相談は重要な家族支援であり，継続して家族会の参加をうながすことで，再度本人を治療の場につなげるきっかけになることが多い。また問題を抱え込んでしまい，疲弊している家族自身にも適切な援助が必要である。特に家族に危険が及ぶことが予想される時には，本人と距離をとるよう提案することも大切である。

看護のポイント

① **当事者が退院後も継続した支援を受けられる環境を作る**
　　・アルコール依存症は再発を繰り返す進行性の疾患である。入院中に身体症状・精神症状が改善されると，本人は継続治療の必要性を感じないことが多いが，アルコール専門外来の通院やデイケア・夜間の自助会参加をうながし，断酒して生活できる環境を整えるようにする。

② **家族にも，退院後継続した支援を受けられる環境を提供する**
　　・当事者と同様，家族にも家族会や自助会の継続参加を勧め，酒害についての学びを深め，問題を一人で抱え込まず適切な援助を受けることが必要である。退院後は，本人・家族とも入院前に問題となっていた

- 生活環境に戻ることが多く，それがきっかけとなって本人が再飲酒してしまうことも多い。本人の回復とともに家族自身も本人に対するかかわりを変えていく必要がある。
- 本人が回復に向かい始めると，家族は家族会へ出席しなくなることもある。しかし再飲酒など問題が生じると，また電話相談などを通して医療機関などにつながるケースが多い。電話相談の内容から本人・家族の身に危険が及ぶことが予測される場合には，早期の対応が必要である。家族は飲酒した本人の行動を止めようとしたり，飲酒自体をやめさせようとかかわる傾向がみられるが，本人の飲酒はコントロールできないことを医療者側が家族に伝え，特に本人が家族へ暴力を振るうなどの危険行為がみられた場合には，家族がすみやかに避難するよう勧めることが必要である。
- 本人から家族が避難することは，本人が家族から生活などの援助を受けながら，飲み続けることのできる環境に変化を与え，本人にその問題を自覚させることにつながる。このことがきっかけとなり，今度は自らの意志で治療の場につながるケースもある。

再発・再入院へ…

　結局，退院から約1年後の電話相談では，生活環境の変化はありませんでした。しかし，その後もWさんの飲酒問題は続き，前の電話相談から半年後,「今まで黙って夫の世話を引き受けていた長男の我慢が限界にきており，どうしたらよいか困っている」と妻から相談を受けました。

　私が，家族が避難する必要があることを再度伝えると，妻と息子は家を出て避難することになりました。また，Wさんの自宅には長女と孫も同居しており，やはり酒害の影響を受けるため，その後，Wさん本人が家を出て自宅近くのアパートで一人暮らしをすることになりました。

　これにより，家族は毎日直接かかわることはなくなりましたが，Wさんは断酒できず，酔うと寂しくなり家族に電話をしては用事をあれこれ頼んだり，愚痴を言ったりするようでした。妻は電話に出ないようにしていましたが，長男や長女が電話をとる

と，本人の話を聞いたり何か用立てしたりしているようでした．また，本人が寂しがるからと，正月やWさんの誕生日には家族で集まり，妻は本人のためにお酒を準備したこともあったようです．私がなぜお酒を準備したのか問うと，「本人はどうせお酒をやめられないでしょうから」との返答がありました．Wさんと家族は別居状態でしたが，関係性は継続しており，Wさんが求めると家族はその要求に応じてしまっており，Wさんが飲み続けられる環境は大きく変化していませんでした．

その後しばらくして，Wさんは連続飲酒後に体調不良を起こし，自分で救急車を要請して病院に搬送され治療を受けました．入院先の病院で断酒後4日目にアルコール離脱せん妄状態になり，拘束されました．その際，拘束帯を焼き切ろうとして持っていたライターで火を点けました．スタッフがすぐにそれに気づき，本人も軽い火傷を負いましたが，幸い大事には至りませんでした．本人はそれをまったく覚えておらず，「ライターで火を点けてしまったが，まったく覚えていない．自分がこんなことをしてしまうなんて信じられない．ショックだ」と，その後も繰り返し話していました．

そして，別居中の妻に付き添われ，当院に転院となりました．初回退院後から2年余りが経過していました．本人は飲酒問題から，家族と別居する状態になり寂しさを抱えていました．またWさんは，前回の退院時に私が書いた手紙を大事に持っており，孤独な状態の中でも何かつながりを求めているように感じられました．

今回は，退院前に主治医・担当看護師・家族全員で合同面談を2回実施しました．直面化，手紙療法，退院後の取り決めや治療について，時間をかけて行っていきました．手紙療法では家族全員から手紙を書いてもらい，本人の良かったところや酒害に関する家族の思いを文章でまとめて本人に伝える時間をもつようにしました．直面化や手紙療法は，本人が酒害問題を直接的に突きつけられることになり，Wさんはとてもつらく，なかなかそれを認められなかったり，受け止められない様子でした．私は合同面談前後，特にWさん本人にしっかりとかかわり，精神的サポートをしながら，退院後の治療について12ステップ（アルコール依存症の草創期のメンバーたちが，試行錯誤を経て実際に回復にたどりついた道程や，飲まない生き方を続けていくうえで取り組むべき姿勢を具体的に記したもの）を行っている中間施設への通所を提案し，継続して治療が受けられるよう援助していきました．

アセスメント

　依存症は再発を繰り返す死に至る進行性の疾患である。継続的に飲酒することは疾患を進行させ，病状を悪化させる。再入院時は，前回の入院時より身体症状・精神症状が悪化しており，その回復にはかなりの時間を要する。さらに，脳の萎縮や離脱時のせん妄状態は，本人の記憶を奪い，それはさらに問題を矮小化してとらえ，否認が加わることで飲酒による問題を認識させにくくする傾向にある。本人は飲酒問題を自分の問題としてとらえきれず，自己憐憫により自分自身もまた被害者のように感じて治療に向かうことを困難にしている。進行していく病状に対し，本人・家族に対しては異なった治療のアプローチが必要である。

看護のポイント

① 病状は進行しており，身体症状・精神症状の回復にはかなりの時間を要することを念頭にかかわる
　・薬剤調整をしたり生活環境を整えたりして，本人の身体的・精神的な回復をサポートする。
　・治療につながった本人を労い，訴えを傾聴し不安を軽減するように努める。

② 離脱症状がとれ，身体的・精神的にも安定してきたら，飲酒問題が今の自分の問題としてとらえられるよう，本人の状態に応じて少しずつ問題に直面化するようにしていく
　・直面化の前後はストレスから再飲酒につながることも多い。今後，飲酒しないで問題を解決していける方法を本人とともに考えていく機会にもつながるため，特にしっかりと患者本人にかかわり，精神的にサポートしていけるようかかわっていくことが大切である。

③ 病院のプログラムや自助グループへの参加以外にも，本人が退院後につながれる施設やプログラムなどを検討する

- 今回は 12 ステップを行っている中間施設を紹介した。
④ 家族にもプログラムを紹介する
  - 家族にも家族会や自助グループ以外に CRAFT（コミュニティ強化法と家族トレーニング。依存症者の周囲にいる家族などが本人との対立をすることなく治療を勧める行動療法の一つ）などのプログラムを紹介し，家族自身の行動を振り返り，当事者へのかかわりを変えていけるよう援助する。
⑤ 合同面談など治療の場に家族が多く参加できるようにし，家族の協力を求め，本人が治療に向かえるようにする
  - 家族と医療従事者であらかじめ相談し，退院後のある程度の治療の方向づけをしておく。
  - 患者本人の意志決定を尊重しながらも，患者本人が退院後の治療を継続できるよう援助する。

◆2回目退院時の様子…

　再入院中，Wさんの中には周囲から変化を求められていることに対する抵抗が生まれ始めたようで，次のように言うことが多くありました。
　「みんなしてリハビリ施設，リハビリ施設って口を揃えて同じことばかり。他に方法はいっぱいあるだろう！」
　「みんなして変われ変われって言って」
　「抗酒剤を飲み始めたのに，家族も誰も何も言ってくれない！」
　Wさんにとって，抗酒剤を内服すると宣言したことは，断酒を決意しているという意志表示だったようですが，それが承認されなかったことに対して怒りがわいたようでした。私が「抗酒剤を飲むことをよく決断されましたね」と言うとようやく怒りが収まり，穏やかな表情になりました。またWさんは中間施設への通所が納得できないようでしたが，家族と私との最後の面談後，中間施設に通所する意思表示をし，1年間断酒してみると決意しました。
　退院の日，私からメッセージを書いたカードを渡すと，「できるかな。心配だな」と少し不安そうに退院していきました。Wさんは今も頑張って施設に通所しています。

妻も毎週CRAFTの勉強会に参加しており、家族のかかわりについて学び続けています。

> **まとめ**
>
> 依存症は本人以外の家族にも病気の影響を与え、その影響を受けた家族の行動がまた病気を進行させていくことにもつながる。しかし一方で、家族の回復はまだ医療機関につながっていない患者を治療の場に登場させたり、病気が再発しても再度医療機関につながり続け、患者の回復にも大きな影響を与えていく。依存症の看護を考える時、本人と同様、家族にもしっかりとかかわり、援助していくことが大切である。

（平野陽子）

CASE 24
本人ではなく家族に入院を勧める
一番疲れている人から休む

家族全体を治療の対象に

　アルコール依存症専門の医療機関や他の相談機関に最初に相談に訪れるのは，家族や職場の上司，あるいは行政などの関係者であることが多い。アルコール依存症患者本人が自ら飲酒問題で訪れることはまれである。相談に訪れる目的は，飲んでいる本人に対してどうしたら酒をやめさせることができるか，あるいは治療につなげることができるかということが多い。

　家族の多くは本人の飲酒問題にかかわることによって心身ともに疲労困憊している。その状況の中，藁をもつかむ思いで相談に来るケースが圧倒的である。相談内容は，飲酒問題もさることながら，本人が作った借金を始めとして，暴言，暴力，犯罪などの様々な問題である。

　一方本人は，家族から飲酒問題を責め続けられながらひたすら飲酒を続けている。そのような中で，本人を治療や回復につなげるために，家族は惜しみなく労を費やすが，事態が一向に改善されず途方に暮れているのが実情である。

　このような家族に対して私たち援助者は，どうにもならなかった苦悩に共感しながら，今までの苦労を労うことになる。家族はそれまでの苦労が他者に理解されたと感じると心身が楽になる。すると，医療者のアドバイスを素直に聞き入れることができるようになり，回復に向けた行動に取り組めるようになる。

家族療法

　本人は治療を拒否している状況で，家族だけが断酒会やアラノン（アルコール依存症者の家族の自助グループ）に参加し続けているうちに，いつの間にか本人の飲酒が止まったというケースに出会うことが多々ある。

家族療法は，米国で1950年代の半ばに開発された。この療法は，相談者はもちろん，本人を含む家族全体を視野に入れてカウンセリングを行うものである。例えば家族の誰かが飲酒の問題をもつ場合，その本人と家族は相互に影響を与え合っているとみなし，家族全体を治療の対象としてアプローチを行うのである。

　それに当てはめて，アルコール依存症の家族を考えてみたい。一般的に家族は本人の飲酒をやめさせるために，考えられるあらゆる手段を講じて飲ませないようにする。例えば叱責，非難，説教，酒を取り上げる，離婚話を持ちかけるなどである。

　しかし多くの場合，コントロールしようとすればするほど本人は反発し，結果的に飲酒問題を助長させてしまうという悪循環に陥るパターンを繰り返す。また，家族がイネイブラー（本人の飲酒を可能にしてしまう存在）になっている場合もある。

　そのような問題では，家族の一部分を少し変化させるだけで，歪んでいた家族のシステム全体が健康的に修復していくことがある。

　アルコール依存症の治療は，本人のみに断酒治療を試みるよりも，家族全体に対して家族教育，カウンセリング，ミーティング，自助グループへの参加を促すなどのアプローチがより効率的で効果的であることが多い。

患者本人よりも先に家族の来所を促す

　成増厚生病院・東京アルコール医療総合センターでは，24時間体制でアルコール関連問題の電話相談に応じている。看護師，精神保健福祉士，臨床心理士などが対応しており，夜間は看護師が対応している。

　電話相談の多くは，本人の飲酒問題に困り果てた家族や職場の人たちからであり，いろいろな相談ルートや情報を介して当院を知り，電話をかけてくることがほとんどである。例えば妻が電話をかけてくる場合は，「うちの主人が，ここ半年ぐらい酒浸りの生活が続いていて，仕事も行かないし，健康もすぐれない，また暴力や暴言があるので，今すぐ入院させてほしい」といった訴えが大半を占める。

　私たちは，誰がどんな問題でどのように困っているのかを整理し，まずは家族・職場の人に本人より先に来所を促して相談を受けてもらうことにしている。

家族相談のポイント

　家族の視点（思い）は，飲んでいる本人を何とかしようとすることしか頭にない。

CASE 24 本人ではなく家族に入院を勧める

そして，どうにもならない現実に心身ともに疲れ果ててしまっている。それにもかかわらず，自分の健康を犠牲にしながら，本人の飲酒問題に向き合ってしまう。結果的には向き合えば向き合うほど，問題は一向に解決せずに泥沼に転落してしまう。

よって相談では，本人より自分に焦点を当てる作業と，アルコール依存症という病気はどういう病気なのかを原点として理解していかなければ，問題解決への糸口は見えてこない。具体的には，以下のポイントをおさえながら，かかわっていく。

① 病気に向き合うのではなく，自分の生き方に焦点を当てる
② 家族教室・ミーティングへの参加を促す
③ アルコール依存症の理解と，飲んでいる人への理解
④ 一人で向き合わない。家族全体で病気に向き合っていく

事例

夫と子どものことで疲労困憊の妻

Xさんの電話相談を受けたのは，私が夜勤の時でした。

「夫のことで相談したいことがあるんですが」と，一方的に30分にわたるまとまりのない内容の相談でした。電話だけでは困りごとがわからないので，翌日，来所相談という形で面接をすることにしました。

面接に訪れたXさんは，能面のように表情が乏しく，語り口調も一方的で，

「仕事に行かずに飲んでいて，食べたり吐いたり，時には暴力があり，子どもは学校も行かなくなり，疲れていて」などと，夫と子どもの話ばかりでしたが，大変さだけは伝わってきました。話を整理すると，

「夫がここ1か月仕事に行かず，朝から飲酒している。高校生の娘は摂食障害，小学6年生の息子は不登校です。8年以上も家庭の中は緊張状態で，自分一人だけで懸命になってあらゆる家族問題に対処してきました」ということでした。

私は，Xさんはかなり疲れていると考えました。電話での話を繰り返しながら，

「まずはあなたが入院をしてゆっくり休んでみませんか？」というと，彼女は「えっ⁉ なぜ私が？」と，一瞬びっくりした表情に変わりました。そこで私は，

「Xさん，最近，何時間くらい眠れていますか？」

「最近，心から泣いたり，笑ったりしたことがありますか？」

「疲れていませんか？」

と，最近の生活の様子を確認してみました。すると，

「え〜と，何時間くらい寝ているのかしら。そういえば，ここ7,8年は泣いたこともないわ。私がしっかりしなくちゃと思って頑張ってきました。でも，いくら頑張ったところで，誰も私の気持ちなんてわかってくれません」

と，急に我に返ったかのように泣き出しました。Xさんは，夫に対するつらさ，悲しみ，怒りなどの感情がうっ積しており，自分の思考を麻痺させなければ生活していくことができない状況であることがうかがえました。

相談を進める中で"自分自身の休息の場"がなぜ必要なのかということが浮上しました。それは，両親の反対を押し切っての結婚で，実家から援助が受けられない状態であること，家では子どもたちの問題が山積していて休息どころではないということ，夫の了解を得てからでないと恐くて不安であることなど，いくつかの問題があげられました。そこで，まず夫に相談に来てもらう方法を考えました。それはXさんの保護者として夫の来所を促すものでした。

翌日，Xさんから「明日，夫が同行してくれることになりました」と電話がありました。私は医師に，Xさんの診察を依頼するとともに，相談の内容と夫の来院を説明しました。

翌々日，夫婦で来院しXさんの診察に夫と私が同席しました。夫は少し酒の臭いがしていましたが，同席に影響はないだろうとの医師の判断でした。Xさんの診察の流れの中で医師は夫に向かって

「奥さんはかなり心が疲れていて，抑うつの状態です。このまま放置すれば問題が大きくなり，取り返しがつかなくなるかもしれません。できたら奥様の入院を勧めたいのですがいかがでしょう？」

と問いかけると，夫は困った顔をしながら

「え〜，実は…。う〜ん，しかたない」

と酒の臭いをさせながら渋々了承しました。

アセスメント

妻は常に問題の視点が夫と子どもたちであり，自分に焦点が当たってい

ない。長年にわたり同じ刺激にさらされているので,感情が麻痺してしまっている。

　この状況では,何をどうカウンセリングしても,病気に対しての理解や回復に向けての行動は不可能に近い。よって,まず今の環境からの脱出(変化)が必要不可欠である。環境を変えて自分に焦点を当て,病気の正しい理解を深めていくことが大切である。

　同時に飲酒問題にとらわれず,自分自身の精神的な健康を取り戻すことである。その当たり前の行動が,飲酒問題を起こしている人への内発的な動機に直結していく。

看護のポイント

① 自律性の回復
- ゆっくり休む。
- ゆっくり眠る。
- ゆっくり食べる。

② アルコール依存症の正しい理解
- 断酒教育の参加。
- 家族ミーティングの参加導入。
- 家族会への参加。

③ 主体性を取り戻す
- 自分に焦点を当てた生き方を考える。
- 人のためではなく自分のために何ができるのかを問う。

家族の離脱症状

　当院では,1989年より家族入院を導入しています。アルコール問題のある本人が治療を拒否した場合でも,一番疲れている家族の治療を始めるためです。また,家族の緊張度が高く,本人が入院治療を決意しても,家族の不安,緊張がとれない場合にも家族の入院を勧めています。

　その他の入院の要件として,家庭内で一緒にいると事故の危険が高い時に,本人に

内緒で家族に入院を勧める場合があります。そうすることによって
「家族が入院するほど大変な状況なのだ」
ということを本人が理解するようになれば，その後の治療関係に効果が期待できるからです。家族入院の診断は「適応障害」「心因反応」などです。入院期間はその人によって様々ですが，まずは「ゆっくり休んでいただき，自分を取り戻す」ことが最大の入院目的です。

家族入院をしたXさんは，2日間はほとんど眠りっぱなしの状態でした。

「こんなに眠れたのは何年ぶりかしら。私だけこんなに休んで罰が当たらないかしら」といった感想が聞かれました。1週間ほど経ち入院生活にも慣れたころ，高齢な患者さんの洗濯や身の回りの世話をするなどの世話やき行動がみられるようになりました。

「Xさん，ゆっくり休めていますか？」

「え〜，正直言って落ち着かないんです。夫や子どもたちのことが心配で，いてもたってもいられないんです」

身体的に楽になってくると，自宅にいる夫や子どもたちの生活状況がとても気になるようでした。他のスタッフからの情報では，家族の様子を知るために，夜中に内緒で頻繁に自宅に電話をかけていたとのことでした。そのような行動を，私たちは「家族の離脱症状」と呼んでいます。このような離脱症状のあるXさんに，アルコール依存症の勉強会や家族教室（表1・表2）に参加して，アルコール依存症の理解や家族の対応などを学ぶよううながしました。Xさんは知識が深まるにつれ，私との面接の中で少しずつ今までの生き方を振り返り，それらを語れるようになっていきました。その話を整理すると，次のようになります。

・Xさんの父親は厳格な人で，よく母親は泣いていた。子どもの頃から常に緊張しながら育った。
・夫との結婚はXさんの両親から猛反対を受け，家出同然だったので，現在抱えている問題を両親に相談することはできなかった。
・親への反抗は唯一，夫との結婚だった。
・常に明るい家庭を作ろうと気負っていたが空回りであった。

表1　家族入院のプログラム

	午前	午後	夜
月	リラクゼーション		自助グループ
火		アラノンに参加	自助グループ
水	家族入院グループ	ビデオ学習	自助グループ
木	アルコール勉強会		自助グループ
金	作業療法	家族教室・ミーティング	自助グループ
土			自助グループ
日			自助グループ

表2　家族教室のテーマ

1. アルコール依存症とは：どうしてお酒がやめられないの？
2. アルコール依存症とは：アルコール依存症と体の病気
3. アルコール依存症の家族問題とは
4. アルコール依存症患者と対応
5. 家族の回復とは何か？
6. まとめ
   講義の後に，家族のミーティング

アセスメント

　家族は入院すると，このように「家族の離脱症状」を呈することが多い。アルコール依存症の人が断酒すると離脱症状が表出するように，家族も本人の飲酒問題に向き合っていないと自分という感覚がなくなり，不安やイライラ，抑うつなどの離脱症状が出てくるという皮肉な現象が表面化してくるのである。

　そうなると，早く家に戻ろうとして退院を強行することもある。退院すると飲酒問題に翻弄される日々が続くが，家族はこれを「生きがい」としてとらえてしまい，苦しいと言いながらも精神的に安定した生活を送ることになる。断酒をさせたいけど放っておくこともできない，このパラドックスに援助者はどう向き合っていくかが大切な視点となる。

> **看護のポイント**
>
> ① 心配な時は距離を取る
> ② 人は理解できないという原点に立つかかわり
> ③ 人を変えるのではなく自分の行動を変えてみる
> ④ アドバイスはしない。コントロールしない
> 　・自分の感情・気持ちを伝える。
> ⑤ 飲酒問題は誰の問題なのかを考える

家族全員を治療の場にのせる

　家族の誰かが入院をすることによって飲酒問題で生じていた緊迫した家族関係がほぐれ，家族全体が個々の問題解決に向けて行動を起こすことになります。合同面接は個々が感じている家庭内の問題やその検証，あるいは今後の方針について話し合う場となります。

　ある日，Xさんの娘が面会に訪れました。娘は，

　「うちのお母さんは何事も完璧を求めるタイプです。私自身のことでお母さんに相談にのってほしいと思った時にも，私の感情に気づかずに忙しそうに家事をやっていました。そんなお母さんの姿を見ていると，つらくなってくるのです」と話しました。

　私はその話を聞き，Xさん自身の振り返りの際に娘の言葉が必要ということを感じました。Xさんの入院後，夫は時々飲みながらも娘と家事を分担し，仕事にも行っているとのことでした。ある日，夫より私宛に電話がありました。

　「妻が入院して1か月経ちましたが，調子はどうですか？　ローンの支払いのことで，妻に聞かないとわからないことがあって」

　という内容でした。そこで私は，夫に来院をうながしました。面接の場面で，来院した夫は，

　「妻には苦労をかけてしまった。ここ数年，仕事に行き詰まり，憂さ晴らしのために酒ばかり飲んでいました。悪いと思っているのですがなかなかやめられないんです。息子の不登校も私に原因があるということはわかっています。妻の前だと，なぜだか素直になれなくて」とばつが悪そうに語っていました。

　こうして，不登校の息子を除いて家族それぞれが問題に直面しつつあることがわかり，Xさん，夫，娘の合同面接を行いました。

Xさんは「明るい家庭を自分なりに作ろうと一生懸命努力してきたが，空回りしていた。夫の飲酒を責め，やめさせようとすることで，自分の人生の価値を見出していたことに気がつくことができました。また，飲酒問題に向き合いすぎて体力・気力の消耗が激しく，疲れきってしまいました」
　娘は「この家は心休まる雰囲気でなかった。何か生活が窮屈でした。食べることでストレスを発散して，しかも食べたものを吐き出していました。吐いた後のすっきり感の虜になってしまった」
　夫は「収入イコール家族の幸せと考え，仕事中心であった。家のことはすべて妻に任せてきた。自分なりに一生懸命生きてきたが，仕事もうまくいかず酒に逃げてきた」
　このように家族で確認したことは，家族それぞれが幸せを求めるために，一生懸命生きてきたこと，しかし，自分自身のその時々の思いや将来像，不安など何一つ話し合ってこなかったことでした。結果として，それぞれが生き方の再構成を望んでいるということでした。
　そして，娘は摂食障害の自助グループに参加すること，夫はアルコール依存症の専門外来に通院することを約束しました。この面接後，Xさんは自宅に帰り外泊をして，
　「私がいないほうが，みんなしっかりと生活をしていました。他人の家に帰ったみたいで」
　と，困惑しながら外泊の感想を述べていました。
　Xさんにはアラノンへの参加を勧めました。アラノンへの参加を重ねるごとにXさんの自己洞察が深まったようであり，「息子が，夫が，娘がこうだから」という口調から，「私が」と自分を主語とした言葉を発するようになり，自分の気持ちを語ることが多くなりました。
　その後数回，家族が一同に集まり，それぞれの問題解決に向けた行動状況の確認をした結果，家族でスムーズに話し合う場面がみられるようになり，Xさんは退院となりました。

> ### アセスメント
>
> 　家族が変容すると，本人も変わっていくものである。あきらめないで根気よく自分を取り戻していくための行動をとっていくことが必要になる。
> 　自分を取り戻し，安定した生活が営めるようになると，なぜあのとき相手の行動を束縛するようなことをしていたのか，もう少し早く気がつけばもっと楽だったのにと家族は言う。

> ### 看護のポイント
>
> ① 人に遠慮なくSOSを求める
> ② 同じ問題を抱えている家族との出会いを大切にする
> ③ 依存について学ぶ
> ④ 自分が苦しんでいた原因を知る
> ⑤ 手放すことの意味を理解する
> ⑥ 私を「主語」に物事を考えてみる
> ⑦ 自分をいたわる。自分を大切にする作業を怠らない

余裕のある生活に

　退院後，Xさんと外来で出会いました。身なりをきれいに装い，とても疲労困憊して入院していた人には見えませんでした。

　「息子が，短時間ですけど学校に行けるようになったんです」と喜んでいました。すでに退院して数年経ちましたが，私に電話で現状報告をしてくれます。

　「元気でやっていますよ。息子は中学生になりました。最近，反抗期で生意気になっちゃってね。あなたも奥さんや子どもを泣かせちゃだめよ」と，私に忠告するぐらいに余裕のある生活を営んでいるようでした。

> **まとめ**

○家族入院の意味

　私がまだ相談業務に携わって間もない頃は，アルコール依存症者本人に，何とか入院を納得させようと必死であった．時には家族に説得され，不本意ながらも来所相談に訪れて治療を渋る本人に対して，家族の怒りに便乗して，
「これだけの問題があるのに治療の意志がないのであれば，家族はどうなってもいいんですね」と脅迫じみた説得を試みたこともあった．その結果，本人が怒って帰ってしまうこともあった．

　また，本人の飲酒問題のみにとらわれ，家族への対応が希薄であったために，本人が退院後，家族による監視がストレスになって再飲酒を繰り返し，再入院となったケースもあった．

　このような失敗を重ねながら，次第に家族入院の効果が明らかになり，ケースに応じて取り組まれるようになった．

　Ｘさん家族の事例からは次の事柄が学べると思う．
・ケアの対象は，飲酒の問題で困っている人から優先して行う
・十分な休息と感情の整理ができる場を保障し，問題に介入する
・家族入院は，家族の誰かが入院することによって緊迫した家族関係がほどけ，閉ざされた環境から開かれた環境に身をおくことができ，各々が問題解決に向けて行動を起こすきっかけになる

○家族の否認

　アルコール問題について，家族の問題ではなく本人が問題だという考え方は，アルコール依存症者の妻に多い．夫が入院したとたんに，妻から，「離婚をしようと思うのですが」という相談を受けることがある．その言葉の背景には，夫を入院させたものの，今までのうっ積した怒りや本人の回復の可能性を信じられない気持ちがあるのではないかと推測できる．

　また，親による誤った考え方は，嫁に対してよく見られる心理状態で，「嫁

の愛情が薄いから，うちの息子はアルコールに溺れたんです。私の力で治してあげたい」と言い切る親もいる。母親が残り少ない人生を我が子に注ごうとするエネルギーに圧倒される。

一方，女性のアルコール依存症の場合，夫は，

「仕事が忙しいので家族教室や面談には出席できません。休日も何かと忙しいんですよ」

「仕事と妻とどちらを選ぶかとなると，男は仕事をとりますよ。生活がかかっていますからね。仕事がひと段落するまで入院させてくれませんか」

と，協力が得られないことがある。

このように，家族の誤った病気の理解は本人以上に強固であることが多い。家族の誤った病気の理解に対し，私たちは家族教室や定期的な面接を通じて否定的な感情の整理を行ったり，自助グループへの参加を勧めたりしながらかかわっている。

○看護師のエンパワメント

アルコール依存症専門病棟では，日々休みなく，本人のみならず家族の抱えている多種多様な問題に直面する。何年間も心が閉ざされてしまった家族と向き合うことは，熟練された看護師でも大変である。介入すべき対象の選択やタイミングを図ってかかわることは，それなりの技術が要求される。

時折看護師も，自分自身の力のなさに，患者家族と向き合うことが苦痛になる。そして家族が突きつけてくる問題が自分自身の問題と重なり合って，仕事が手につかなくなることもある。

そのような時には，自助グループに参加するとよい。回復者から何かしらの力をもらうことができる。また，当院においては，何か問題が生じた時には即座に多職種が集まってケースカンファレンスをもつようにしている。その中で，常にスーパーバイズが受けられる体制も整えている。

アディクションの看護を効果的に継続していくには，私たち看護師は閉

鎖的な環境で考えるのではなく，開かれた環境の中で情報の共有と問題の整理を行っていくことが肝要になる。幸いにも私は保健所の酒害相談を手伝わせてもらい，病院とは異なる地域でのアルコール依存症者や家族との出会いから多くのことを学んでいる。

（韮澤博一）

CASE 25
デイケアで孤立しても通い続ける60代女性
人に相談できない人生を歩んできたと言う人への援助

　アルコール依存症の治療は入院と外来に分けられる。入院は断酒教育と解毒などの3か月の治療が主流である。当クリニックでは外来による通院治療で，医師の通院精神療法や，ミーティング，デイケアなどを行っている。ミーティングは午前（日祭日を除く10時から11時）と夕方（月，水，金の18時から19時）があり，デイケアは日祭日を除き毎日10時から16時まで行われている。デイケアの活動内容は，飲まない体験を共有し，病気に対する知識を身につけ，しらふの生活を体得していくことである。デイケアで断酒が困難な時は入院治療となる場合もある。

　今回は，アルコール治療のためにクリニックへ来院したが，スタッフやメンバーとの関係がうまく作れず，デイケア内で孤立した人に対してどのようにかかわったかを取り上げた。

事例

酒が原因で救急搬送

　Yさんは福祉事務所の担当者に付き添われ，当クリニックを受診しました。Yさんは60代半ばの女性で，20年以上，温泉地でコンパニオンをしていました。その間，アルコール問題はなかったとのことです。しかし，50代に入ってからコンパニオンをやめて上京し，居酒屋でアルバイトをするようになってから飲酒量が増えていきました。飲酒により転倒し，救急搬送されることもありました。

　搬送先の医師からはアルコール依存症の専門治療を勧められましたが，受診することはありませんでした。徐々に仕事が見つからなくなり，貯金も少なくなり生活に困るようになりました。一方で，飲酒量は増え続け，変わらず救急搬送されることが数回ありました。そしてYさんは，このままでは生活が破綻してしまうと考え，思い切って福祉事務所に相談した結果，アルコール依存症治療を受ける条件で生活保護を

受給することとなり，当クリニックを受診しました。来院時，Yさんは化粧もしておらず，顔つきはやつれており，ヨレヨレのトレーナーに黒いズボンで汚れも目立ち，身なりに気を遣うことも忘れている様子でした。私はインテークを取るために相談室に入り，

「こんにちは，城山です。よろしくお願いします」と声をかけると，彼女は深々と頭を下げ，「Yです。福祉の人に相談したらここに来ることになりました」と小声で答えました。私はYさんに，救急搬送された時の状況を尋ねることにしました。

「お酒が原因で倒れて救急車で運ばれたそうですね」

「倒れた時のことは覚えていなくて，気がついたら病院にいました」

意識も鮮明ではなかったので，おそらくアルコール性のてんかん発作を起こしていたと想像がつきます。また，単身生活で自分の寂しさや悩みごとを相談できる人がなく，そのやるせなさをアルコールでまぎらわせていたようです。私が，「今までつらい人生で大変でしたね」と労いの言葉をかけると目が潤んでいました。

診察でも今までつらかったことを再び医師に話しました。そうすると，すっきりとしたのか安心した表情になり，「ここにきてホッとしました。もうお酒は飲みません」と，同席する私に，心に誓うように言いました。今後の治療方針は，デイケアに参加すること，もし飲酒した際は入院をすることでした。

アセスメント

仕事をやめた頃からアルコール問題が出現したということは，仕事を失った喪失感が飲酒という結果につながり，様々な問題が浮上してきたことが推測される。同時に，今まで稼いできた貯金も少なくなり，働く場もなくなり，人とのかかわりが薄れて孤独感・不安感が出てきたのではないか。その寂しさを救ってくれたものがアルコールだったのかもしれない。

看護のポイント

① 来院したことを評価する

・気持ちを受け止める援助。

> ② 問題解決に向けての方法を提供していく
>   ・ミーティング，デイケアの導入。
>   ・ＡＡ，断酒会の情報を伝える。
> ③ 情報収集をしっかりとする
>   ・どのような経緯で来院してきたのか。
>   ・生育歴・家族背景・生活歴などの情報整理。
> ④ 今後の治療計画を本人・医師・福祉事務所と確認しながら進める

デイケア参加１か月後に飲酒

　当初，Ｙさんはクリニックの雰囲気に緊張していましたが，時折ケラケラと笑うようになりました。その不自然な笑い方は過剰適応ではないかと思われるほどでした。しかし，集団を乱すこともなかったので様子をみることにしました。

　Ｙさんは１か月が経った頃にデイケアを無断で休み，その日の夕方に黒くて長いワンピースを着用し，クリニックの受付へ来院しました。そして受付カウンターで急に笑い出したり泣いたり，壁にへばりついたりと酔っ払っているような感じを受けました。

「どうされましたか」

「飲んじゃった。あははは，恥ずかしいわ」

「今日はどのようなご用件でしょうか？」

「先生にお話ししなくちゃ」

「診察するにはお酒が抜けてからでないとできないですよ」と話をすると，彼女はしばらくボーっと立ちつくし，また笑い出しました。

「お酒抜いてからね，あははは」と，笑いながら帰っていきました。私は彼女の黒いワンピース姿とその態度が何となく気味悪く感じられました。その後，来院するか心配でしたが翌週にすっきりとした表情で来院し，主治医の診察を受けました。飲酒したため，当初の約束通り入院を促しましたが，Ｙさんが頑なに入院を拒んだため，再度デイケアで様子をみることになりました。

　そして，Ｙさんは飲酒してしまったことを，少しずつミーティングで話すようになりました。

「飲んでしまった時，灰色になったの。みんな灰。怖かった。気がついたらコンパニオン時代に着ていた服をきれいにハンガーにかけていたのよ。私はみんなみたいに飲まないのに，担当の福祉事務所の人に連れてこられた」と話していました。私は彼女のことをもう少し知りたかったので，ミーティングが終わると隣に座り，世間話のような何気ないことから話を始めてみました。その最中，腕に何か所か切り傷があるのが気になり，傷のことを聞いてみることにしました。

「Yさんの腕，切り傷がありますね，自分で傷をつけちゃったんですか？」

「違うわよ。元旦那を，交際していた女から取り返す時にもめて切られたの。それで旦那とは別れて，知らない土地でコンパニオンをするようになったの。コンパニオンという仕事は女性だけの仕事で，妬みがあったりで大変だったわ。仕事で問題があっても誰にも相談しないで自分で解決していたの。必要なことだけをお店のママさんに相談したりしたけど」と，傷の原因やコンパニオン時代の人間関係などを話してくれました。

アセスメント

　デイケア参加中に再飲酒した。理由はアルコールを手放すことの不安，デイケアでの人間関係の不安や緊張の影響などであったと考えられる。

　飲酒して怖かった体験を話している反面，クリニックへは意に反して福祉事務所の担当者に連れてこられたと，飲酒に対しての否認・葛藤も強いものがある。再飲酒時は入院という約束であったが，本人は頑なに拒否をする。今回は入院を強要せず，デイケアで断酒していけるように援助できるよう信頼関係を築いていくために様子をみることにした。

　飲酒を責めずに本人の気持ち（不安・否認・葛藤）を受け止め，尊重してかかわっていく姿勢が大事になる。

看護のポイント

① スリップ（再飲酒）してしまったことを責めない
　・飲酒が続くようであれば，行動・言動・身体異常の早期発見に努める。

> ② デイケアで断酒できるようコミュニケーションを図りながら信頼関係を構築していく（二者関係で信頼関係を深める）
> ・スタッフはよき協力者であること。
> ・時に寄り添い安心感を与える。
> ・仲間作りへの援助。

デイケア内で無視される

　半年ほど経ち，Ｙさんは今まで以上に険しい表情をみせるようになりました。Ｙさんと雑談をしていると，Ｙさんが近くにいる女性メンバーに話しかけても返事をしてもらえないなど無視をされているように私は思いました。

　私は何とかコミュニケーションを図ろうと，無視している女性メンバーを含めて話しかけるのですが，Ｙさんはやはり無視されてしまいます。何か原因があるのだろうと思いましたが，追及せずにしばらく様子をみることにしました。

　ある日，ＹさんはＡＡに参加しました。翌朝のミーティングが始まる前に，女性のメンバーにＡＡのことについて質問していました。その質問の仕方が声が大きく興奮をしているようにも見え，静かなミーティングの室内はＹさんの大きな声で響きわたり，参加中のメンバーから白い眼で見られているように感じました。私はその様子を見かねてＹさんに声をかけました。

　「Ｙさん，声が少し大きいようですが，どうかなされましたか？　ミーティングが終わってからお話ししましょうね」と言い，私はその場を去りました。

　ミーティング終了後，Ｙさんと相談室で話をしました。

　「最近のデイケアでの顔つきが険しいし，唐突に大きな声でＡＡの話をしていたので，私はデイケア内でメンバーさんとの関係が悪くなるのではないかと心配になりました」

　「あ，そうですか，私は特別そんな顔はしていないし，大きな声を出したつもりもありませんけどね。でも看護師さんにはそう見えてしまったんですね」

　「見えました。何が原因かわかりませんが，表情を見ているだけでつらそうです。それと女性メンバーとうまくいっていないようにも見えますが，何か気がかりなことがあるのですか？」

CASE 25 デイケアで孤立しても通い続ける60代女性

「特に問題はありませんよ。心配してもらってありがたいですけど」

「そうですか，Yさんの表情と今日のミーティングが始まる前の様子が気になったので声をかけました。気になさらないでくださいね。また何か困りごとがあるようでしたら遠慮なく相談してくださいね」

「ありがとうございます。私はコンパニオンをやっていた時から人に相談ってしたことがないから」

と，ここで話は終わりました。

数日後，Yさんが話があると私のところへやってきました。

「この間，あなたが私に声をかけたからばれちゃったじゃない」

と突然，攻撃的な口調で言ってきました。私はこの言葉が何のことかわからずに驚き当惑してしまいました。いきなりの怒声に「何で私が怒られなければいけないのか」と陰性感情がわきましたが，その気持ちをグッとこらえました。そのとき，「ばれた」という発言の意味がわからないので，

「ばれちゃったとは何のことですか？」と聞きましたが，彼女は何も言わず去っていきました。

アセスメント

デイケア参加から半年ほど経ったが，Yさんはメンバー（特に女性メンバー）とうまく人間関係が作れずに，イライラや怒りの感情が表面化したのではないか。他人との交流がうまくいかず，否定的な感情で思考そのものが混乱していると推測される。

怒りの裏にはみんなとうまくやっていきたい，認めてもらいたいという思いがある。しかし，発言が空回りしてしまう。いろいろな問題発言は彼女なりの，意味ある自己主張かも知れない。そのことを理解することが大切である。不安・怒りを真摯に受け止め，起きている問題を本人に返していく必要がある。

> **看護のポイント**
>
> ① 相談しやすいように環境の調整を行う
> - いつでも相談できるような環境調整。
> - 問題を表出できるような雰囲気を作る援助。
> - 不安・怒りを受け止め，問題を本人に返していく。
>
> ② デイケア内での過ごし方の観察
> - 他メンバーとの接し方。
> - 女性メンバーとの距離・かかわり方などの観察。

突然乱暴な言葉遣いになる

　その後，私はYさんと付かず離れずの距離をとりながら見守っていました。しかし，1年が経過した夏の頃，Yさんが突然デイケアを無断で休みました。来なくなって3日後，本人からクリニックに電話がありました。

「連絡しなくてすみません。体調がよくなってから行きます」

「調子が悪かったんですね。毎日いらしていたので，急の休みで心配しました。お酒のほうは大丈夫ですか？」

「お酒は飲みたいと思いません」

　このようなやり取りをして電話は切れました。

　その1週間後，Yさんが来院しました。胸がドキドキするというので，血圧を測定したところ，180／130とかなりの高血圧だったので，すぐに内科診察を依頼し待っている間，ちょうどよい機会だったので，話を聞くことにしました。

「血圧が異常に高いのですが，どうしたんでしょう。無断で休んだことも気になるのですが」

「別に血圧は心配しなくていいと思うのですが。言っていいのかな，女の人とやっていくのが難しいの。女性の人が増えたので，デイケアにいるのがつらくなってしまうんです。苦手な人もいるし，私は子どもを育てたことがないから話が合わないし。あと，陰でごちゃごちゃ言われるのも嫌だし，陰口言われているけど，なるべく気にしないようにしています」と初めて人間関係における生きづらさを話してくれました。

「よく，つらいことを話してくださいましたね」

CASE 25 | デイケアで孤立しても通い続ける60代女性

「今まで仕事をしていてこんな相談をしたことがなかったから，恥ずかしいわ」
「恥ずかしいことではないです。私でよかったら遠慮なく相談してくださいね。もしデイケアがつらいようでしたら入院という方法もありますよ」と，伝えました。
　私はYさんが1週間無断欠席したのは，女性とうまくいかない問題もあると思いましたが，飲酒をしたこともあるのではないかと思い，間接的に入院の話を持ちかけてみました。
「入院は絶対にいや。自分が自分でなくなりそう。余計に頭がおかしくなりそうだから」
「そうですか，また困ったことなどがあったら相談してくださいね」
　それからは，随時血圧測定をしながら，彼女となるべくコミュニケーションをとるように心がけました。
　Yさんはそれ以降，苦手な女性メンバーがいる時は距離をとりながら過ごしていましたが，その2か月後，他スタッフより「Yさんが最近デイケア内でイライラしている」という情報が入りました。
　その矢先，デイケア終了後にスーパーマーケットで買い物中に倒れてしまい救急搬送されたと，自分からクリニックに電話をしてきました。翌日，Yさんは来院し医師の診察を受け，倒れたことを話しました。しかし，その後の私との面接では話し言葉が乱暴なことに驚きました。
「なんだよー，さっき院長先生に話したよー」
と，脅すように怒鳴るのです。私はその口調に一瞬ためらいました。そして，乱暴な言葉遣いの原因は飲酒ではないかと思いました。さらに続けて，
「大丈夫だよ，お酒なんか飲んでいないんだから。でもなんで私が倒れたことを，みんなが知っているんだよー」と，Yさんは自分が倒れたことをスタッフが知っていることに不満を持っていたようです。
「ここは医療機関ですので，患者さんの様子をスタッフみんなで共有し，患者さんを守っていかなくてはいけないのです」と伝えました。しかし，Yさんは声を荒らげました。
「いちいち言うなよ」
「つらいことでもありましたか？」
「あるよ，でも今はそれどころではない」

と，厳しい顔で一蹴されてしまいました。とりあえず飲酒はしていないと本人が言うため，入院は考慮せずデイケアで治療を続けることにしました。このような出来事があった次の日から，Ｙさんは「気分転換」と言い，時々，かつらをかぶってくるようになりました。

アセスメント

　Ｙさんはデイケア内での孤独感・不安感などから飲酒をした可能性があった。この時こそが介入のチャンスと思ったが，Ｙさんからは「自分のことを知られたくないので声をかけないでほしい」との訴えがあり，私はＹさんとのかかわりに行き詰まりを感じた。そのため，事例を検討することにした。

　スタッフからは，Ｙさんがコンパニオン時代に身につけた人間関係や生き方を尊重することが大事ではないか，また，生活歴などから他の精神障害等の問題もあるのではないか，というアドバイスがあった。

　私はＹさんが悩みを他人に相談しないで生きてきたことを，何とか変えようと介入しすぎたのかもしれない。今後はＹさんのペースを考慮しながら，悩みごとを彼女から打ち明けられる雰囲気を作り出しながら，少し距離をとって見守ることが大事だということに気がついた。

看護のポイント

① 今までの援助の見直し
　・再度，今までの情報を整理する。
　・女性とうまくやっていけない原因は何なのかを洞察する。
　・他スタッフからの情報や意見も参考にする。
　・Ｙさんと少し距離をおいて見守る看護を意識する。
② 折にふれてＹさんとコミュニケーションを図る
③ Ｙさんがデイケア内で安全に安心して過ごすために情報はスタッフ間で共有していることを再度伝える

CASE 25 デイケアで孤立しても通い続ける60代女性

徐々に孤独な身の上がわかってくる

その後，東日本大震災が起きました。Ｙさんは東北に住んでいる家族のことを大変心配し，何度も公衆電話から電話をかけていました。数日後には，「本当はお姉さんと音信不通のような状態で，この機会に話ができたらいいなと思っていたの」と涙をこぼしながら話しました。この時点でＹさんのきょうだい関係を少し知ることができました。Ｙさんはきょうだいのことを多くは語りませんでしたが，ほとんど音信不通で天涯孤独の状態だったのです。

数か月後，Ｙさんの状況報告と今後の方針を決めるため，本人，医師，福祉事務所の担当者，私でケースカンファレンスをしました。

Ｙさんはいまだ女性メンバーとはうまくいっていませんが，デイケアに頑張って参加していたことを評価しました。面接中は終始穏やかな表情のＹさんに対して，今後どうしていきたいのか質問すると，

「おかげさまで，ここには仕事と思って来ています。もう少しデイケアで頑張って，ゆくゆくはお花を植えたりするボランティアをしたいです。デイケアは頑張りますが，週に１回お休みがほしいです。休みの時間はゆっくりしたい，休むことでデイケアのモヤモヤが軽くなるかもしれない，自分自身ももう少し素直になれるかもしれない」と，その時の心境を話してくれました。私はＹさんなりに頑張っていると思ったので，担当医師とも相談し木曜の午後を休みにし，様子をみることにしました。

その後，しばらく落ち着いて過ごし，以前から勧めていたＡＡへ自らすすんで週に１回のペースで参加し始めました。無理をしないということ，困ったことなどがあったら相談するように声をかけ，Ｙさんを見守っていました。その中でＹさんは時々，「ＡＡに行って判子をもらってきたの」と笑顔で報告してくれました。

アセスメント

東日本大震災という大きな出来事が，Ｙさんの家族背景を徐々に知るきっかけともなり，本人の抱える問題が少しであるが浮き彫りになってきた。震災を機に，電話で姉と話をしたいという思いが感じられる。震災などの影響により不安定になりやすい時期でもあるため，適宜面接を設けて

> 様子を観察することにした。絶たれていた家族関係に改善の兆しがみえ，安心感がYさんの心や行動を変化させたと考えられる。

看護のポイント

① 東日本大震災の恐怖・不安を共有する
  ・適宜面接を設定し震災の恐怖・不安の軽減を図る。
  ・家族背景について詳しく情報収集する。
② 社会復帰の調整をする
  ・Yさんにふさわしいボランティアの情報を集める。
  ・本人・福祉事務所・医師を含め，ボランティア導入の日程を調整していく。
  ・Yさんがステップアップしていけるよう環境調整する。

つらくてもデイケアにはやってくる

1年ほど経過し，再びYさんの表情が険しくなってきました。デイケアにいることがつらいというのです。息がつまりそうになると医師に相談し，しばらく半日のショートケアで様子をみることにしました。それでも，表情が険しい日々が続いていました。今はAAにも行く気持ちがしないということで，参加しなくなりました。

ある朝，彼女が来院すると立ち話で受付担当者に，

「今の時期は具合が悪くなるから，またいつ倒れるかわからないから大家さんの電話番号を伝えておきます。このことは担当の看護師さんはおしゃべりだから言わないで」と話をしていたそうです。その言葉を受付担当者から聞いた私は「いつどこでおしゃべりとなったのだろう」と非常に不愉快な気持ちになりました。その件についてはYさんには聞きませんでしたが，自分自身のつらい気持ちを私にぶつけてきたのかもしれません。このような言動が同性である女性に受け入れられないのかもしれないと思いました。

正直なところ，もうかかわりたくないという気持ちもありました。そこで，無理にかかわろうとするのではなく，毎日の血圧測定時に自然な声かけをするようにつとめ，少しずつでも関係をとれればと考えるようにしました。

> **アセスメント**

約1年前にカンファレンスをし，Yさんの今後の方向を決め，様子をみていたが，デイケアメンバー（特に女性メンバー）との関係がうまくいかない原因は何なのか，他の精神障害等は考えられないか，という視点で援助していく必要がある。

> **看護のポイント**

① デイケアで女性との関係が悪いのはなぜなのか，関係を阻害している要因は何なのか，他の精神障害等は考えられないか，主治医と相談しながら考察していく
② 折にふれてコミュニケーションを図り，相談しやすいように声かけをする（スタッフとの関係性の構築が最優先）
③ ショートケアのメリット・デメリットを考慮する
・クリニック来院時，表情・言動の観察。
・採血データのチェック。

デイケアが居心地よくなっている…

現在もYさんは冴えない表情でデイケア（ショートケア）へ来ています。つらいのであれば休んでもいいはずですが，かえってデイケアが居心地のよい場所であることが推測できます。

> **まとめ**

アルコール依存症治療に初回で来院し，デイケアにつながったYさんである。彼女に対しての私の思いは，デイケアに早く慣れ，よい仲間を作って回復して自立してもらいたいというものであった。
当初は，彼女には笑顔があり介入しやすいと思っていたが，日が経つに

つれ，再飲酒や女性メンバーとうまくやっていけない問題などが出現した。そのつど面接を行うが，お互いの思いが噛み合わず，信頼関係が作りづらくなっていった。この関係のとりづらさはなんなのだろうと思い，インテークや彼女との雑談の中で得た情報をもとに再考察してみた。

　Ｙさんはきょうだいがいたが，会話はあまりない環境の中で姉に育てられた。両親も本人に対して無関心だったようである。そのような生育環境で彼女はボストンバッグ一つで上京してきた。

　離婚後にコンパニオンの仕事をしていた時代は黙々と働いていたが，女性同士の人間関係では嫉妬があったりと，かかわりが苦手であった。男性とは仕事が終わったあとにお付き合いなどがあったようである。

　Ｙさんは，デイケアでは「メンバー同士が協調性をなくしては回復がない」と聞いていたので，そんな環境で自分がうまくやっていけるかどうか，常に不安であったという。そういう気持ちが潜在的に相手に伝わるのか，新人のメンバーもＹさんを無視することが多かった。また，女性スタッフに対しても警戒心・不信感のようなものがあり，かなり同性問題でつらい思いをしてきたのではないかと推測される。

　これらの情報から，人との信頼関係を築くことや人付き合いの不器用さ，病気に対する否認，それらの複合的な問題が折り重なってデイケア内で孤立をしていたのではないか。

　しかし，そういう生きづらさを抱え，孤立しながらもＹさんはクリニックへ来続けた。それは社会の中で孤立を感じ，それから抜け出すために新しい人間関係の再構築のための希望を持っていたからかもしれない。

　そのＹさんの気持ちを踏まえてスタッフ間で基本的な信頼関係を築き，安心してぬくもりのある関係性を築き上げていきたいと願っている。

　この事例をまとめるまで，私は「おしゃべりだから…」とＹさんから言われ，とても不愉快であった。なぜそこまで言うのか？　彼女の顔も見たくない時期があった。デイケアの女性メンバーが彼女を無視する気持ちが何となくわかったような気がした。しかし，看護師としてそれではいけな

いと思い，毎日の血圧測定の機会に自然な会話につとめるようにした。それにより，Yさんは人との関係性が築けなくて孤独を強いられた結果，様々な問題行動に発展していき，悪循環に陥っているのではと思うようになった。そのような状況で不安やストレス，あるいは生きづらさを感じていたことで，人との関係性に臆病になっていたのかもしれない。その気持ちに一歩でも近づくことができたのではないかと思っている。今後も二者関係を大切にしながら，様々な人との橋渡しを提供して，Yさんが少しでも生きづらさを改善し，彼女らしい人生を少しでも取り戻すことができる援助ができればと思っている。

（城山由紀子）

CASE 26
アルコールクリニックにおける2年間で出会った患者，変わった看護観
患者から学ぶ日々を振り返る

　私は看護師になって10年，当クリニックに勤めて2年が経った。率直に言って，まだ2年しか経っていないのかという気持ちである。これまでに総合病院の精神科で3年間勤めていたことがある。しかし，このように多くのアルコール依存症患者とかかわりを持つのは初めてで，想像もつかない体験もした。

　アルコール依存症患者と初めてクリニックでかかわりを持った正直な印象は，この人たちのどこが悪いのだろうかということであった。食事も摂れるし，薬も飲めるし，毎日一人でクリニックに通うことができる。時にはお洒落なスーツを着て来院する人もいる。私が初めてデイケアに参加した時には，かえって患者が気を遣って話しかけてきてくれた。看護師の援助はいらないのではないかと思ったくらいであった。

　しかし，ある患者と世間話をしていた時のこと。

「子どもは5人います」

「子育て，大変だったでしょう」

「飲んでいたから，覚えてないです」

　私はどういうことかと思った。世の中のお父さん，お母さんが子育てに奮闘しているはずの時期に，酒を飲んで酔っていたので記憶にないということだった。その時は，まさか本当に覚えていないわけがないと思った。しかし，酔っていて記憶がないという話はよくある話。そう考えると，この患者は嘘をついているわけではないと思った。

　私にはとても信じられないことであった。そのようなアルコール専門クリニックの2年間を振り返り，自分の気持ちやかかわりの中で気づいたことなどをまとめたいと思う。

CASE 26　アルコールクリニックにおける 2 年間で出会った患者, 変わった看護観

事例

ミーティングのテーマを患者に聞く

　勤め始めてしばらくして，最初は司会をする先輩のグループミーティングに同席していましたが，5回目頃から一人で司会を受け持つことになりました。業務をこなす中で，私が一番苦労したのがグループミーティングの司会でした。司会担当の時には，ノートパソコンを片手にミーティングが行われる部屋に行きます。ミーティング室に入ると，朝一番に来院した患者さんたちが雑談をする声が聞こえたり，患者さんが入れたコーヒーの香りが心地よかったりと，独特な空気が流れています。今でこそミーティング室に入るなり患者さんと雑談することもありますが，入職当時の私にはそんな余裕はみじんもありませんでした。毎回，ミーティング室のドアを開ける時には「行くぞ！」と腹をくくったものでした。ミーティング直前の私の頭の中は，緊張を超えてパニック状態になっていました。そのような精神状態で朝のミーティングを始めるわけです。

　「おはようございます。山中です」

　「声が小さい！」

　低く太い声で患者さんから厳しい言葉が飛んできました。今思えば当然の指摘だと思いますが，当時の私はその一言で萎縮してしまいました。確かに，聞こえなければ意味がないかもしれませんが，もう少し言い方があるのではないかと思いました。

　挨拶をした後は，天候について，世間で話題になっていること，アルコール関連のこと，自分のことを5分くらい話します。そして，ミーティングのテーマを私が出すと，

　「また同じようなテーマですか」と皮肉を言う患者さんもいましたし，あからさまに溜息をついて不服そうな表情をする患者さんもいました。先輩スタッフが司会の時と態度が明らかに違うと思いました。女性で新人だとこうも違うものかとがっかりした覚えがあります。

　ミーティングの司会を始めたばかりの頃は，このテーマでよかったのかと私自身迷うこともありました。ですから，そういった患者さんの反応にびくびくしていた部分があると思います。最初は，酒歴や今の気持ち，クリニックにつながるまでなどをテーマにしていました。しかし，「ネタ」はすぐにつきるもので，毎日ミーティングに参加している患者さんが「また，同じようなテーマですか」と言っていた気持ちがわかるようになりました。今は，その日のテーマを決めるときは，

315

「今日のテーマですが，皆さんのほうから何かありますか」
と，一言聞くことにしています。そうすると，患者さんから案が出てくることがあります。

　ある時，ミーティングの始めに死についての話をしたことがあります。毎日行われるミーティングでしかも午前中という時間帯なので，私は軽い話題から入るほうが好きです。できれば気持ちを軽くしてミーティングを終えてもらいたいと思っています。しかし，連続飲酒になり自殺を考えたという人や，酒を飲み続ける患者さんに怒りを覚えた家族から暴力を振るわれ自殺を考える人，デイケアに毎日来ていたのに栄養失調で亡くなる人もいます。死についての思いは少なからずあるものであり，アルコール依存症と遠い話題ではないと思います。たまにはそういった話題があってもいいと思い，私はあるミーティングの始めに死について話をしました。当然，その場は暗くて重たい空気になっていました。そのような重い空気の中で，「今日のテーマはどうしましょうか」と問いかけました。

　そうすると，ある患者さんから，「生きるではどうですか？」というテーマの希望が出ました。その場の空気がポジティブに変わったような気がしました。なんと良いテーマだろうかと思い，私の力だけではその時の話の流れをポジティブに変えていくことなどはできなかったような気がしました。その時，それまでどうして自分がミーティングを苦痛に思っていたのか，それは私が自分だけでミーティングを進めていこうと思っていたからだと気づきました。

　1時間のミーティングをどのように進めていこうか，どういうテーマでどういう方向に話を持っていこうかなど，いろいろなことを考えたものです。でも，その日にどのような患者さんが来るかはその日にならないとわからないし，地域で生活している患者さん一人ひとりに毎日何が起こっているのかも把握することはできません。

　　酒を飲みたい気持ちを我慢して来る人
　　ミーティングに行けと言われているから来る人
　　仲間に会いたいから来る人
　　スタッフに会いたいから来る人
　　仲間の話を聞きたいから来る人
　　愚痴を吐きたいから来る人

など，様々な人がいます。どういった発言が出てくるかもわかりません。その時のミー

ティングはその時にしかないもので，いつも同じということはありません．また，始めのうちは，この1時間で何か私にできることがないだろうかという甘い思いがありました．しかし，一度のミーティングで何かを変えようということは無理な話です．ミーティングでは様々な人が自分のことを語り，その話を聞いて気づくことがあるといいます．患者さんと一緒にミーティングを作り上げていっているということを教えてもらったような気がしました．

患者さんの中には5年，10年と断酒を続けている人がいます．クリニックへの通院歴もかなり長く，スタッフよりもクリニックのことを知っている人もいます．ミーティングでは，時間が余った時にそういった患者さんに体験談を話してもらうことがあります．私の陳腐な話よりも患者さんの体験談を聞くほうが充実した時間になっていると思っています．年数をかけて深まっていった話を聞くと，時には涙が出そうに感動することやお腹を抱えて笑うこと，患者さんの言葉に共感することもあります．不思議なことに，心を動かされたと感じた時のミーティングの後は私の気持ちも軽くなっています．ミーティングの司会を務める醍醐味かもしれません．

余談ですが，酒の種類の話題やどの酒がおいしいなどの話が一番盛り上がるような気がします．こういった雑談の中にこそ，患者さんの生活の実際，現実的で率直で素直な気持ちが出ているような気もします．

大切なこと

クリニックに来院してくる人たちは，前述したようにその理由や目的は，個人差がかなりあり，一人ひとりの思いは様々である．ややもすれば，クリニックに通院している人は回復者として認知されやすく，自然なコミュニケーションが成立すると思われやすい．しかし，それは彼らにとっていささか理不尽な要素となる．飲まないで来ているからといって，自然体ですべてのコミュニケーションが円滑に図れるかというとそうでもない．

彼らの多くは，一般的に自己評価が極端に低く，そのための生きづらさや，目標の見えないやるせなさの感情，あるいは断酒していくことの苦しさを職員にぶつけてくることが多い．私たちは，このような彼らの持つ否

定的な感情に向き合っていかなければならないという役割がある。なぜ，些細なことで怒るのか，自己中心的なのかなど，クリニックに来院している理由や目的を十分に把握してかかわっていくことが肝要になってくる。

留意点として，私たちスタッフは彼らの行動をコントロールすることなく，主体性が十分に発揮できるような場づくりを行っていくことが求められる。その中で，さまざまな回復への選択肢は伝えても，自己決定は彼ら自らが推し進めていくというスタンスでコミュニケーションをとっていくことが，精神科クリニックにおける看護師の大きな役割といえる。

かかわりのポイント

① 出会いを大切にする
② その人のありのままの姿を受け止める
③ 否定的な言動については否定もせず，肯定もせず受容する
④ 信頼関係に基づいた関係性の構築

雑談の中で患者に教えられる

あるグループの雑談の中で，私に対して，「この人に話すとすぐ誰かに話すから信用できないよ」と怒っていた患者さんがいました。私は何のことかさっぱりわからなかったのですぐに理由を聞こうとしましたが，別の患者さんの発言で打ち消されてしまいました。そうすると，さらに別の患者さんが，「スタッフはチームでかかわっているから，申し送ることは当たり前だよ」と助け船を出してくれました。その時は自分で説明ができなかったことを情けなく思いました。

ミーティングやグループに参加する中で患者さんに教えてもらうことや気づかされることがたくさんあります。患者さんが断酒を続けている仲間の話を聞いて気づいていくことがあるのと同じように，私自身も教えてもらうことや気づかされることがたくさんあります。アルコール依存症について何も知らなかった私に，先輩スタッフから「あなたも患者さんと同じだよ」という言葉をもらったことがあります。アルコール依存症や患者さんについて知っていくためには，ミーティングやグループに参加していくことが必要だったのです。また，私も一人の人間として患者さんの話の中で気

づくことがありますし，違った視点の考え方を教えてもらうこともあります。

あるグループの中で，患者さんから質問を受けたことがあります。

「どんな看護をしていきたいと思っていますか」という就職試験の面接で出るような質問でした。突然の質問に戸惑いを覚えたのをすごく覚えています。一生懸命に考えた結果,「患者さんに寄り添っていきたいと思っています」と教科書的に答えました。その時はそう答えるのが精一杯でした。その患者さんにしてみれば深い意味のない質問だったのかもしれませんが，私にとってはそれを考えるいい機会になりました。ただ，今そういった質問を受けたら，「どんな看護を受けたいと思いますか」と聞き返すかもしれません。

大切なこと

グループミーティングでは，酒の視点にとらわれず，生活全体のことが話されるべきである。患者一人ひとりの意見は異なるので，時に患者間のトラブルに発展することもあるが，話す内容だけに着目するのではなく，全体的な視点での観察を怠らずに，グループの凝集性を高めていかなければならない。

かかわりのポイント

① 話す内容に加えて，表情や態度を細かく観察する
② どんな内容であれ受容する
③ ミーティングで話す内容があまりにも脱線するものであれば，遠回しに修正を図る
④ グループの安心・安全という場の環境を整える

デイケアのゆっくりな時間の流れの意味を知る

現在，私は主にアルコールデイケアで1日を過ごしています。患者さんの人数は1日に10〜20人。ほとんどが男性で，女性は1, 2人です。デイケアはとてもゆっくりできる時間の流れになっています。空いた時間を持て余す患者さんもいますが，その時間をどのように過ごすかはしらふの体験に乏しい彼らの考える場となるように心

がけています。はじめのうちは，私自身もデイケアの時間をどのように過ごすかとても考えたように思います。今では，この時間をどう過ごすか，患者さんと同じように自分で考える時間が必要だったと感じています。患者さんにとって，今まで酒を飲むことに費やしていた時間をどのような過ごし方に変えていくか，自身で考える大切な時間になっていると思っています。

デイケアでは，朝の検温が毎日あるわけではありません。グループミーティングやプログラムの中で患者さんがどういう発言をしたか，どのような様子であったのかは重要な観察のポイントであるように思います。はじめのうちは，患者さんに私自身のことを何か指摘されると動揺することがよくありました。何か悪いことでもしたかなと落ち込み，反省することもありました。しかし，同じような思いを他のスタッフもしているようです。酒を飲んでいたり断酒して間もない時期には，不安定になっていたり他者へからんできたりすることもあります。まさに，飲酒時のアルコール依存症者の言動であり，アルコール依存症の一つの症状が出てきているのかもしれないと考えるようになりました。また，患者さんがどのような様子であったかを観察することは，看護の基本であることを再認識しました。

そして，症状が出ている患者さんの発言をそのまま真に受けずに，少し客観的に観察するということが，距離をとって接することにつながるような気がします。はじめは，言われたことに対して腹が立ち，ショックを受け，思い悩むこともありました。数日，数週間と引きずることもありました。今思うと，患者さんの言葉に振り回されていたと思います。毎日，顔を合わせたり言葉を交わしたりすることで親近感を覚えるし，看護師として患者さんに近づいていこうとしています。しかし，それは知らず知らずのうちに巻き込まれていることでもあります。私は患者さんと長くかかわっていくためには，意識して少し距離を置き客観的に観察をすることが大切ではないかと思うようになりました。

大切なこと

デイケアを利用している人たちは，開始時間から終了時間まで，ゆったりとした有効な時間の使い方を他のメンバーと考えて協調しながら生活を

している。時として，プログラムが緩やかだから，もう少し充実してほしいと希望する人がいる。その人たちにとっては，与えられた生活の枠で生活をすることは，考えなくてもよいし，自己決定の必要もなくむしろ楽なのである。長いスパンで回復を考えた場合は，しらふの生活に乏しいアルコール依存症者が，与えられたことをやっているのでは自律性が育まれないのではないか。むしろ，ゆったりとした時間の流れで，考え，判断して，決断していく能力を養っていくことが必要と思う。

かかわりのポイント

① 共に生活する空間を共有する
② 枠に当てはめない生活で自律性を培っていく
③ しらふで生活していく喜びや楽しさを共有していく

同じことの繰り返し

30代の男性で，生活保護を受けている人がいました。初めての受診は，福祉事務所の担当者と一緒に来院しました。断酒が必要と説明を受けましたが，飲酒が止まらず来院も続かなかったので生活保護が一度支給停止になりました。しばらくしてアルコール依存症専門病院に入院し，無事に退院となりました。

そして，別の地域で生活保護を受けながら再度クリニックに来院するようになりました。デイケアが開始になり，私が担当になりました。単身生活で，他科で糖尿病の治療をしながら，毎日生活記録をつけながらの通院となりました。しかし，すぐに再飲酒が始まり，顔面は紅潮し，発疹が出ていて，異様な匂いをさせて来院するようになりました。

この患者さんは話をするたびに，「デイケアよりも仕事がしたい。仕事をしないと将来が不安」と，現実感に乏しい訴えをしていました。

デイケアに参加する患者さんの中でも年齢的に若いので，私は将来を不安に思う気持ちもわからないではないと思っていました。時には，「生きる意味がわからない」と言うこともありました。私は，そのたびになんと答えてよいかわかりませんでした。ただ，飲酒した状態であると気持ちが不安定になることはしばしばあると伝えました。

その後も飲酒が止まることはなく，来院は途切れてしまいました。私は福祉事務所の担当者に連絡を入れ，本人に診察だけでも来るように伝えてもらいました。診察に来た時には，飲み続けていたために体調は悪化し，黄疸で顔面は黄色になっていました。私はざわついた待合室で，一人ぐったりと座っている彼のそばに行き，「身体，きついでしょう」と，声をかけました。すると，私の意に反して，「いえ，そんなことないですよ」と，まったく気にしていないような返事が返ってきます。どうしてやせ我慢をするのだろう，身体がきつくないのならどうして診察に来たのだろうと思いました。そして，診察の結果，アルコール病棟への2回目の入院が決まりました。
　本人は入院に関して，「医師やスタッフが言うから入院することにした」と自分の意志ではないことを主張していました。しかし，クリニックにも病院へも自分の足で行っています。私は口では何ともないと言ってはいるものの，やはりどこかで酒をやめたい，この状況をどうにかしたいと思っているのではないかと思いました。
　その後，2度目のアルコール病棟への入院が終了して無事退院し，再びクリニックを受診しました。髪をスッキリとカットして，衣服もきれいに今時の格好をしていました。「戻ってきました」と，スッキリとした表情でわざわざ私のところへ挨拶に来ました。私は，少し変わったような気がすると嬉しく思いました。診察を受け，今回は通院と自助グループの参加でやっていくこととなりました。
　しかし，数日経った後に，「やっぱりデイケアに参加したほうがよいだろうか」と尋ねてきました。入院して少し気持ちに変化が出てきたのだろうか，治療に前向きになってきたのだろうかと，私は喜びと驚きを感じたのを覚えています。理由を聞いてみると，「入院中は周囲に人がいたけど，退院して自宅に戻ると一人でいることがつらかった」と話しました。そこで私は，
　「デイケアに参加したいということを診察で医師に伝えてみてはどうですか」と言いました。
　私は，2度目の入院でやっぱり少し変わったかもしれないと嬉しく思いました。そして，医師とも相談した結果，デイケアを再開することになりました。しかし1か月くらいは不定期にデイケアに参加していましたが，まただんだんと休みが増えていきました。時々来院すると，顔面の発疹や衣服の様子も入院する前に戻っていきました。スタッフへの態度も少しずつ変わっていき，入院前の横柄な態度に戻り，「生きていてもつらいだけ」という訴えが出てくるようになりました。

CASE 26 アルコールクリニックにおける2年間で出会った患者,変わった看護観

　私は,飲酒が始まったと思いました。そして,患者さんは状況判断もできないようで,「仕事をしたい」と,入院前と同じ訴えを繰り返すようになりました。私は,しらふの時と飲酒した時とで言動がなぜ大きく変わるのか,理解に苦しみました。その後の医師や福祉事務所の担当者も含めた合同面接の中で,治療を続けないと死んでしまう恐れがあるという話が出ました。しかし,仕事をしたいという本人の意思は変わらず,通院は終了になりました。

　私は,結局同じことの繰り返しだなと無力感を覚えました。

　この無力感を,長年アルコール看護に携わっている看護師に話しました。すると,同じようなケースの体験を有しており,「このような状況の時のかかわりでは,かかわる側も回復をあきらめかねない。しかし,これから回復に向かうのですよ。一番大変な時期にある患者さんにかかわった人たちは皆,回復をあきらめますね。回復者の大半が周囲の人に回復をあきらめられた体験をしています。でも,そこから回復している人も多くいますから」と話してくれました。

大切なこと

　依存症の人はなかなか病気を認めずに,問題が起きたら人のせいにしてしまうケースが多い。そして,やめたいけれど飲みたいという彼らの相反する言動に戸惑うことが多々ある。様々な問題や課題に対しては,
　「私はこう思っているけれど,あなたがどう考えるか,そしてあなたの決断だから,自分でよく考えてください」
と,直面化することである。しかし,その直面化をスタッフに委ねてくることも多いので注意が必要である。仮にスタッフが判断したならば,その責任は常に重いものであり,うまくいかなかった時の責任をスタッフに負わせようとするので気をつけておくことである。

かかわりのポイント

① 問題を相談しやすい雰囲気作りに努める
② 様々な選択肢は提供するも最終決定は自分自身であるというかかわり
③ 安心と安全な環境を与えて静かに回復を見守る姿勢

まとめ

　毎日来院する患者とかかわっていくと，いろいろなことが起こる。断酒を続ける患者が年数を重ねていくうちに気持ちの変化があるように，この２年間を振り返ると，自分自身にも変化が起こっているのだと気づいたような気がする。また，患者の変化は長くかかわりを持たないと見えてこない。不平不満を面と向かって言われると素直に腹が立つし，酔って暴言を吐かれることがあると溜息も出る。結局患者の言っていることが変わらずに無力感を感じることもあるが，そういった患者こそ，病気と向き合っていく変化を見てみたいと思う。通院が途切れたり，時には突然亡くなる患者も少なくない。断酒を続けながら地域で生活していく難しさを，患者を通して痛切に感じている。

　アルコール依存症患者とかかわり続けて感じることは，アルコールをやめられない人は世の中にたくさんいて，その治療は長期に及ぶことが多いということである。無力感を感じながら，クリニックに勤める私に何ができるのかを考えてきた。アルコールをやめたいと思いながら何度も再飲酒を繰り返してしまうという病気であることをしっかり理解し，アルコールをやめたいという患者の気持ちを，患者の言動に振り回されずに汲み取っていくこと。再飲酒した患者が素直にそう話せるような温かい声かけをすること。そして，改めて断酒ができるように，医師の診察を受けられる環境を作ること。クリニックの看護師にできることは少ないかもしれないが，心がけ一つでかかわりは変わっていくと思う。アルコールをやめられないと困る人が，少しでも多く適切な治療を受けられればよいと考えている。

〔山中里美〕

CASE 27
回復する患者たちに教えられ・支えられる
「普通にかかわる」ことの大切さ

　アルコール依存症の治療に携わるようになって30年近くが過ぎようとしている。かつての同僚と互いの近況報告をする時，「まあよくやってきたものだよね」と冗談まじりに話すことがあるが，それは仕事だけでなく子育て期の時間のやりくりで大変だったことなど話はつきない。振り返ってみると，「戦いすんで日が暮れて」という感がしないでもないが，支えてくれた同僚に恵まれこれまでやってこられたのだなと改めて思う。

　現在，私自身は還暦を過ぎる年齢になり，一度退職し非常勤で働いているが，実習生や新しいスタッフに，「なぜそんなに長くアルコール依存症の方とかかわっているのですか」と聞かれることがある。同じ問いを患者からも受ける。
　私は，
　「たくさんの回復していく人たちに接していけるのが嬉しいからです」
　「私自身も考え方の幅が広がり，自分の成長につなげていけるような気がします」
など，そのつど自分なりに考え答えてきた。しかし，アルコール依存症の看護において「感謝」されることは少なく，むしろ理不尽な不満や葛藤の矛先がスタッフに向けられることも多い中で，自分の答えとしてどれも本当でありながら的確ではないもどかしさを感じていた。

　長い間嗜癖問題に取り組んできたあるソーシャルワーカー（故人）は，「自分自身が一番生きやすい世界（仕事）だったから」という答えを出していた。
　またある医師は，「蟹は己の甲羅に似せて穴を掘る（それぞれにふさわしい行いや望みを持つということわざで，ここでは治療者も親和性のある患者を診る傾向があるという意）」と例えていたことがある。
　人がある仕事を続ける場合，きれいごとだけでなく，「生活の（資を得る）ため」，あるいは生き甲斐など選択する余裕もないまま「働かざるを得ない」こともある。医

療の現場において，その対象になる患者とのかかわりによって得られる満足や充実感でさえ，日々繰り返される現実の中では振り返る余裕もなく流されてしまうこともある。

しかし，少しばかり長くアルコール依存症の人たちと接してきた中できらきら光る貴重なものがたくさんあったのではないか。私を支え，「生きやすい世界」としたものが存在したのではないかと思うようになった。

学会に参加したり症例集を読むと「困難事例」についての報告が多く出されており，私自身の困った体験や振り返りをする時に参考にさせてもらっている。しかしそのような事例ばかりでなく，ここでは，私が今日まで患者によって支えられ新たな気づきを得たケースを報告したい。

事例
困っている時に的確なアドバイスをしてくれた患者

Ｚさんとの出会いは，私が以前勤めていた成増厚生病院のアルコール依存症専門病棟に勤務して3年が経とうとしていた時のことでした。

私は少しずつ仕事に慣れてきていましたが，アルコール依存症についてもっと学び理解を深めようと自助グループにも参加しました。しかし歓迎してくれる人ばかりでなく，「高みの見物でさぞかしおもしろいだろうよ」と，わざわざ嫌味を言いに来る人や，攻撃的な言動で不満の矛先を向ける人もいました。看護師に注意されたことをいつまでも根に持っている人，入院して離脱症状が軽減すると「おれはアルコール依存症ではない。すぐに退院させろ」と要求し，退院しては飲酒し，何回も入退院を繰り返す人など，様々な患者さんと対応する中でアルコール依存症の患者さんはもう治らないのではと悲観的になってしまうこともありました。そのような中で，いかにして「希望」をつないでいくかが当時の私の課題であり，自分もまた支えを必要としている時期でもありました。

Ｚさんは当時40代後半で，工務店を経営しており仕事柄たびたび飲酒する機会がありました。家族は妻と子どもが2人。親会社の倒産で負債を負いストレスが続いて日中から飲酒するようになりました。アルコールを断とうとしましたが手足の震えなどの離脱症状が出て入院となりました。Ｚさんは口数が少なく温和な人で，病棟の規則は守り特に問題行動などもありませんでした。妻も家族会に参加し，Ｚさんの治療

に関しては協力的でした。しかしZさんは体調がよくなると，「残してきた仕事が気になる。毎日針のむしろに座っているような気持ちです。外泊できないでしょうか」と言ってくるようになり，早期外泊の要求が出されました。

　当時の病院の決まりでは，2か月が経たないと外泊の許可は下りず，仕事も禁止という規則がありました。私はZさんの気持ちが理解できるように感じ，入院生活と仕事の両方を続けられないものかと担当医師に相談した結果，外泊を繰り返しながら仕事をするという治療方針が決まりました。結果的に特例を認めた形になってしまい，私は他の患者さんから苦情が出るのではと少し不安もありました。当時，病棟の中では集団生活の規則が重んじられていたからです。夜間は必ず自助グループに参加することを条件にしましたが，実際，他の患者さんの中には，「時々自助グループに行っていない時もある。特別扱いしているのでは」と告げ口をする人もいました。しかし，Zさんの控えめな態度や穏やかな言動のせいか，それ以上問題が大きくなることはありませんでした。このようにしてZさんは他の患者さんとは少し違う入院形態をとりながら3か月後に退院しました。

　退院後は時々，「今日の断酒会の会場はどこですか」などと仕事の出先から病院へ電話をかけてきたりすることもありました。後で他の断酒会会員に確認すると断酒会には出席しておらず，飲酒欲求がわいた時や何となく不安になった時のサインではなかったのだろうかと思いました。その後，通院の際には病棟にも顔をみせ，退院直後よりも落ち着いた様子で色々な話をしていきました。

　Zさんは仏教のある宗派を信奉していて，「自分はどこにいても居場所がなく，仕事をしていても入院していても地獄にいるような気がします」と話したことがありました。

　「それはZさんだけでなく，人間は誰でも大なり小なりそういった思いを持って生きているのではないですか」

　「信仰を持ったきっかけは，自分の力ではどうしようもない力が働いて運命を支配していると思えたからです。偶然と必然は微妙に働きあって人間の一生が決定されるのではないでしょうかね」

などと宗教論にまで及ぶこともありました。

　そのようなZさんとのかかわりの中で，面接や勉強会などの場面を通して，私自身の思いを他の患者さんにも伝えていけるようになったと思います。

「アルコール依存症患者はすぐに人の揚げ足をとって文句ばかりで困る」

「酒をやめると言ってはすぐ飲んでしまう。うそつきだ」

など愚痴をこぼすと，Zさんは少し笑いながら，

「他の人から見るとアルコール依存症患者は勝手に飲んでどうしようもないと思われているが，本当は本人も苦しんでいるんですよ」と諭してくれたことがありました。そして最後に，「あなたに感謝している人間もいるんですよ」と言ってくれました。

その言葉は，アルコール依存症患者は「ちっとも言うことをきかない」「勝手でうそつき」「自分は文句ばかり言われている被害者だ」という負の連鎖に絡まっていた私にとって大きな転換になりました。それ以来私は，患者がイライラをぶつけてきた時，それに対して一つひとつ反応し言い争っていたことを反省し，少し距離をおくようにしました。また担当の患者さんが飲酒すると自分の責任のように感じ，飲む飲まないということに一喜一憂して，アルコール依存症患者の家族と同じ反応をしていたことにも気づかされました。

「あなたに感謝している人間もいるんですよ」と言ってくれたZさんの言葉は，今も宝物のように思える時があります。

> **大切なこと**
>
> 　一般的に，アルコール依存症という病気は社会から偏見の目で見られ，医療においても同様のことがある。また，患者が病人にみえにくいということから，お互いの気持ちにずれが生じてしまい，ぎすぎすした関係に陥りやすくなる。
>
> 　アルコール依存症という病気に向き合うためには，その病気に対する正しい知識と回復していくプロセスを熟知しておくことが重要で，それを基本に援助が成立する。ややもすると病気にみえないあまり，お互いの否定的な感情論で終始してしまい，飲む飲まないだけに固着してしまう結果となりがちである。そして，アルコール依存症への援助が成立しないままに，偏見だけが残ってしまうことがあるので注意が必要である。

CASE 27 回復する患者たちに教えられ・支えられる

> **かかわりのポイント**
> ① 関係性の成立
>   ・信頼を深めて，飲酒問題に対しての解決方法を考えていく。
> ② 常に受容的な態度で接していく
>   ・相手の気持ちを尊重しながら聞いていく。
> ③ 依存症になった背景や経緯を知る
>   ・情報に対しての裏付けを吟味していく。
> ④ 教えてあげる気持ちではなく，教えてもらう感覚でコミュニケーションを図る

「デイケア」てのかかわりを楽しかった思い出として語ってくれた人

　Aさんは70代半ばで，断酒歴20年になる断酒会員でした。Aさんは私がかつて勤務していた病院のアルコール依存症専門病棟に入院し，退院後は再飲酒もなく病院のデイケアに通っていました。穏やかで静かな笑顔の持ち主でした。Aさんが通っていた頃は病院のデイケアのシステムもまだできあがっておらず，病室の一室を開放し，数人のメンバーが将棋を指したりテレビを観たりして過ごしていました。病棟勤務のかたわら，手の空いたスタッフが時々話し相手になったりしていました。天気のいい日に私は病院の近くの公園に彼らと散歩に出かけ，帰りによく喫茶店に寄ってコーヒーを飲んだりしました。酒を飲まないアルコール依存症の患者さんたちはおとなしくて，のんびりと世間話をしたものです。Aさんは，仕事が終わるとすぐ酒のつまみを買い，ワンカップを飲みながら家路についた話をよくしました。そのうちにつまみを買うお金がもったいなくなり，その分を酒にまわし帰り道の畑からネギなどの野菜を抜いてつまみのかわりにしたなど，静かな口調で話していました。その後，Aさんは真面目に断酒会に参加し断酒を継続していきました。

　私は別のクリニックに勤務を移しましたが，断酒会や病院OB会に私が参加すると，Aさんは元気そうで，いつも笑顔で声をかけてくれました。さらに別のクリニックに移ってから開かれるようになった断酒の集い（月に1度開かれる誰でも参加可能のアルコールのミーティング）にAさんは毎回参加するようになりました。私がそこに参加した時，Aさんは，「デイケアの散歩で喫茶店に入ってコーヒーを飲んだことは初

めての体験だった」と話をしていました。

　十数年前のことを何回も嬉しそうに話していたので印象に残っています。

　今でも時々喫茶店に一人で入ったことがないという人がいますが、そもそもつまみを買うのももったいないほど飲酒をする生活体験の中で、酒以外の飲み物を店に入って飲むことがなかったということも納得できるのです。アルコール依存症の患者さんは大量飲酒していくうちにだんだん孤立していき、一人で飲酒するようになっていきます。一人で飲み屋には行けるがしらふでお茶を飲みながら会話するといった体験はほとんどないのではないかと改めて思い知らされました。

　当時、日頃の業務や患者さんの対応に苦慮していた私自身、何か特別な「治療的意図」があって喫茶店で一緒にコーヒーを飲んでいたわけではありませんが、Aさんにとってそれが少しでも「癒し」になっていたのであれば幸いです。私にとっても振り返ってみれば、病棟の喧騒から抜け出てほっとできる「オアシス」のようなひと時だったかもしれないと思いました。20年以上も前のデイケアの散歩の帰りに喫茶店でコーヒーを飲んだという縁の共有で、今も声をかけてもらっているようなものです。

　アルコール依存症の人たちは、断酒教育を含め、日常の些細な出来事やスタッフとのコミュニケーションを大切にしているのではないかと思われます。枠にはまった教育もさることながら、ちょっとした感覚で人とつながる場面を多くもつ援助が、後に功を奏していることが多くみられます。また、援助している人が、援助されている事実に驚いてしまうことがあり、謙虚にこの病気と向き合うことで、病気の本質が垣間見えてくるのではないでしょうか。

クリニックのデイケアに参加して

　私は病院からクリニックへと職場を移しました。そこでアルコールの小規模デイケアが開設され、後に大規模デイケアへと移行することになりました。最初の頃は参加人数も少なく、外出プログラムなど結構小回りの利く活動ができました。デイケアに参加する本人たちでプログラムを決めるのですが、人数が増えるとその分管理上の問題や意見の対立も起きて制限されることも出てきます。そういった制限が比較的少なかった当時、数人のメンバーと新宿に映画を観に行ったのは楽しい思い出の一つです。

　「映画に行ったのは何十年ぶりです」と言う人もいました。それから十数年経った今でも参加したメンバーから、「映画を観に行ったことがきっかけで、あれからあの

映画シリーズのＤＶＤを全部持っていますよ．とても印象に残っています」と言われた時は，本当に楽しんでもらってよかったと思いました．

現在もデイケアではミーティングをはじめとして，様々なプログラムを行っていますが，長い間の飲酒生活で最初は時間をどう使っていいかわからなかったという人もいます．また入退院を繰り返し，すんなり断酒を継続できる人ばかりではありません．患者間だけでなくスタッフも一緒にプログラムに参加することで交流を深めていくことは，断酒期間の継続と同時に両者の「楽しみ」でもあります．年に２回行っている行楽地への遠足では，「酒なしの花見は初めてで，酒がなくても結構楽しめますね」といった感想や，「酒を飲んでいる時は気がつかなかった，季節の花や草木の変化も楽しめるようになった」などと話をする人もいます．

アルコール依存症の患者さんの中には様々な職業の人がいて，その業界のことや人間関係について私自身が学ぶこともあります．断酒する中で話題も政治，スポーツ，芸能ニュースに至るまで多岐にわたり，さらに人生上の対処の仕方など鋭い感覚での洞察や指摘もある中で，対応するスタッフとしても安穏とはしていられないと思うことがあります．

私たちはアルコール依存症の患者さんを通して，アルコールの問題だけでなく色々な生活上の対応の仕方や考え方があることを教えられたのではないかと思います．

病院やクリニックでの狭い環境では，マンネリ化した雰囲気となりやすく，回復していくうえでの知恵や行動が狭まってくるように思われます．また，スタッフとメンバー間のコミュニケーションも表面的なものとなりやすいので，いつもと違った戸外の環境の中で自然とふれあい，同じ時間を共有することも，信頼を深めていく一つの動機づけになると思われます．

クリニックという「場」の中で回復していった人

Ｂさんは大量飲酒が続き，会社を欠勤したり，仕事中も酒臭がしていることを再三注意されていました．Ｂさんの上司からクリニックへ相談の電話があり，その勧めもあって受診となった人です．初診の日にはＢさんの上司と，Ｂさんを心配して上京した父親が同伴しました．

私がインテークを受け持つことになりましたが，Ｂさんは終始うつむきがちで多くを語りたがりませんでした．父親は連絡を受け急きょ駆け付けたという感じで，すで

に何回かの入院歴があるBさんを心配している様子でした。上司も職場の様子は話してくれますが、それ以上Bさんを責めることはありませんでした。2回の入院歴があるBさんは、すべて理解していて多くを語らなかったのではないかと思いました。私はBさんが少し気の毒になり、そのような中で飲酒状況について問い詰めて聞くことにためらいを感じました。結局、簡単な経過と現在の症状などにとどめ詳しい情報は得られませんでしたが、医師にそのことを告げ、診察の結果、夜間のミーティングの参加と通院で様子をみることになりました。

その後、Bさんは定期的に通院を続け、ある日診断書がほしいということで来院しました。担当医が不在で他の医師に依頼しましたが、「Bさんに対しての情報量が少ない」と私は注意を受けてしまいました。インテークを取った状況では自分の判断で本人からあまり詳しい話を聞かなかったことを弁解しましたが、もう一度改めて聞くべきだったと思いました。Bさんは再飲酒することなく、通院と夜間ミーティングに5年間定期的に参加しました。

その後通院は途絶えましたが、ある日クリニック宛に一通の手紙が届きました。それは「昇進」の報告と「アルコール依存症患者を見下すことなく接してくれたスタッフ」への謝意が書いてありました。また自分の断酒のプロセスについて、

「2回の入院歴がありクリニックにつながった時はもうどん底といってもいい状態であり、職業、家庭、健康もボロボロだった」こと、「酒さえ飲まなければこれ以上悪くなることはないだろうと開き直って残ったものを大事にしていこうと淡々と地道に仕事をしてきた」ことなども赤裸々に書いてありました。

スタッフみんなで手紙を読みながら、

「このような患者さんばかりだと嬉しいね」と喜び合いました。

通院していた頃のBさんはきちっとスーツを着て礼儀正しく、言葉づかいも丁寧な人で、受付で雑談するといったことも少ない目立たない人でした。スタッフもBさんに対して何か特に印象に残るようなことはなかったと思います。外来クリニックの患者さんは特に大きなアクシデントや問題がなければ受付、診察といった流れの中でスタッフとのかかわりは希薄になることもあります。日によって医師も変わり、一人ひとりの状況についての把握は十分ではないこともありますが、クリニックという場（システム）の中で回復していく人もいます。Bさんはまさにそのような「場」を利用しながら回復していった人ではないかと思うのです。

現在，アルコール依存症の治療は入院治療だけでなく専門クリニックで行われるようになり，かつての内科の入退院を繰り返し，連続飲酒から幻覚幻聴といった精神症状を呈し，社会的（仕事，家庭）なものを失い精神科病院に行きつくといったケースは減少しているものと思います。

　「アルコール依存症は否認の病だ」と言われていますが，クリニックでは自ら「飲み方がおかしいので相談にいきたい」
という問い合わせやメールでの相談も増えてきています。受診してすぐに明日から断酒というわけではありませんが，外来通院やミーティングを通して治療に取り組んでいる人もいます。アルコール依存症の治療の幅も広がりをみせている今日，大切なものを失う前に気づき，予防としての「アルコール医療」の認識が浸透していくことを願っています。

　医師の診察や個人面接といった個別のかかわりを維持しながらどのような「場」を提供し，見守っていけるのかというのが今後の課題だと思います。その中でスタッフ間の連携やチームワークなどが試されることになるのではないでしょうか。

まとめ

　最後に，今回取り上げた人たちはいわゆる「処遇困難なケース」ではなく，むしろスタッフの手を煩わせなかった人たちである。少し長い年月が必要になるが，過剰なかかわりやお世話をしなくても，ミーティングや自助グループの中で回復していく人がいる。アルコール依存症の治療では，家族を含む初診時の導入や飲酒時の対応など専門的な知識や技術が必要とされるが，日常的なやり取りにおいては私たちが生活している職場や近隣の人たちとのかかわりと大差ないのではないだろうか。

　実習生に「アルコール依存症の患者さんとどう接していけばいいですか」と聞かれることがあるが，「日頃接している人たちと同じでいいですよ。普通にやってください」伝えることにしている。

　これからも，自助グループや患者OB会で会う回復者たちと，アルコールの問題だけでなく生活上の悩みや楽しみを「普通の」「一生活者」として

分かち合いたいと思う。

そして私は，このような回復者の中で支えられてきたと思っている。

（横山多美子）

---

column

ある回復者からの手紙

拝啓

秋もすっかり深まりましたが，皆様にはますますご活躍のこととお喜び申し上げます。私はこのところ仕事が忙しく，なかなか定期的に通院できないのですが，元気にやっております。早いもので，私が貴院にお世話になり始めてから5年あまりが経ちました。精神病院を転々とし，何回も入院して酒を止められなかった私が，貴院に通院を始めてからこのようにまっとうな生活を送っております。

これは，ちょうど私が「酒はもう飲めない身体なんだ」ということに，ようやく気がついたタイミングもさることながら，貴院の皆様の「アル中を見下さない」という，接し方のおかげと深く感謝いたしております。

さて，突然お手紙を差し上げたのは，身の回りにちょっとした変化がありましたので，ご報告をしたかったからです。自慢話のように受け取られても仕方がない内容ですので，いささか気も引けたのですが，決して自慢することが目的ではありません。たぶん本意をご理解いただけるものと信じ，勇気をもってお手紙を出させていただきます。実は，このたび人事異動で「部長職に昇進」の内示を受けました。

それも，人事局の重要なセクションです。青天の霹靂でした。私は10年前，35歳で会社の命令でアルコール専門病院に通院を始めたのがアルコール依存症としての病気との戦いの始まりですから，会社の人間はすべて私がアルコール依存症であることを知っています。私が入退院を繰り返していたころの人事局長は，今は人事担当常務です。当時の上司は，今は

秘書室長です。そんな，まったく「うそ」のつけない状況の中で，たった5年間酒をやめていただけで突然2階級も特進してしまったのです。私はこの5年間，

「よしマイナスを取り返してやろう」

などと思ったことは一度もありません。もういろんなことがどうでもよくなっていました。酒の代わりを何かに求めることもしませんでした。そんなものは無いということを過去の痛い経験で知っていたからです。

ただ以下の3点だけはいつも考えていました。

1 もう酒と戦うのはこりごりだ。あの離脱の苦しみはもう嫌だ。自分が苦しむのも，人を苦しめるのも，もう嫌だ。もはや酒を「やめる」とか「飲まない」とかいう私の意志の問題をはるかに超えて，「私は酒が飲めない身体だ」という事実だけが残っているのだ。しかし，恐ろしい病気だから，またどんな形でこっちを罠にはめようとして近づいてくるかわからない。とにかく何年経とうが，何十年経とうが，何らかの形で用心していないといけない。またいつ悪魔が友だちの顔をして近寄ってくるかも知れないのだ。

2 幸い「まだ失っていないもの」も少しだけある。いや，たくさんある。健康，仕事，家庭，どれもかなりボロボロにしてしまったけど，どれもかろうじて残っている。この残ったものを細々と大切にしていこう。酒さえ飲まなければこれ以上悪い状況になることもないだろう。

3 仕事で評価されなくとも仕方がない。なにしろこっちは入院歴もある堂々としたアルコール依存症だ。普通ならとっくにクビになっているところだ。たまたま会社の景気がよい時期と重なったから，置いてもらえただけだ。だいたい，どんなに飲まない自信があったにしても，「本当に，もう飲みません」なんて言ったところで，誰が信用してくれるものか。事実，何回も裏切ってきたじゃないか。だからアルコール依存症だというだけでマイナス50％の評価がつくのは当然だ。自分がアルコール依存症でなければ絶対そうするだろう。だから，人の2倍働いて，プラスマイナスゼロの評価だと思わなければいけない。だから，出世などとは無縁だ

と割り切ってしまおう。そして，飲まずによく働いたら「自分で自分をほめて」やればいい。自分にだけは嘘がつけないはずだ。アルコール依存症なのに飲まずに普通に生きているということの価値は，自分だけがわかっていればいい。決して人に評価を求めてはいけない。

　別に，肩書きや給料に目がくらんだわけではありません。そんなことはどうでもよいのです。それよりも，世の中にこんな評価をする会社があったんだ。誰も見ていないと思っていたのに見ていたんだ。そして，まだ私をこんなに信用してくれる人たちがいたんだ，ということの驚きと感激です。そして本当に人生には何が起きるかわからない，捨ててはいけないと思いました。

　同時に，「こういうときこそ一番危ない，罠につかまってはいけない」という危険信号が発せられました（内示があった夜，家に帰って久しぶりの「シアナマイド」（筆者注：一般名シアナミド，抗酒剤）で一人で「乾杯」をしたのです。最高に美味しかったですよ）。後は，この気持ちを誰かにお話することで自分に対する警鐘にしたいと思いました。しかし，このことはできればミーティングではしたくありませんでした。どんなに言い訳や前置きをしても，自慢話になってしまうでしょうし，あまりにも幸運と，周囲の人間に恵まれた特殊なアルコール依存症のケースに過ぎないかもしれないと思うからです（いくら色眼鏡で見ない会社でも，アルコール依存症とわかっている人間を人事局の部長に就かせる会社がそうあるとも思えません）。

　お手紙を差し上げた，もう一つの大きな理由があります。それは貴院のスタッフの皆さんにどうしてもお礼を申し上げたかったからです。確かに5年前，私はもう「どん底」にいて，もう「認める」しかなかったことも事実です。しかし，だからといって，貴院がなかったら，そして皆さんがいなかったら，今のような結果（いや経過というべきでしょう）を迎えてはいなかったと思います。いくら，認めたといっても，皆さんなしで，こんなにスムーズに酒なしの生活に入り，しかも良い結果が出せたとは到底思えません。仮に貴院と巡り会わなかったとしても，間違いなく今ごろは，酒は

CASE 27 回復する患者たちに教えられ・支えられる

やめていたと思います。もう飲めるはずがなかったからです。でも，あと2,3回入院して仕事も家庭も失って，そして酒をやめているという状態の私が，今いたとしても何の不思議もないと思うのです。

だから，私にとって一番ラッキーだったのは，ちょうどいいタイミングで，皆さんのような医療スタッフの方々と巡り会えたということだったのだ，と思っております。本当にありがとうございました。お礼の言葉が見つからないほど感謝しております。そして，本当の戦いはこれからだということもよくわかっているつもりです。おそらく仕事はさらに忙しくなり，なかなか定期的にはお邪魔できなくなるとは思います。どうか，これからもよろしくお願い申し上げます。

お礼の代わりにもなりませんが，もし私のこの手紙の中で，同じ病気に苦しむ人に少しでもお役に立つ部分があるとしたら，どうぞ引用，転載，披露してくださって結構です。ただし名前だけはご容赦ください。

(横山多美子)

■ 編集・執筆者一覧

■ 編集（五十音順）

重黒木一（じゅうくろき・はじめ）
医療法人社団翠会慈友クリニック精神科課長

世良守行（せら・もりゆき）
株式会社ジャパンEAPシステムズ顧問，社会福祉法人かがやき会理事

韮澤博一（にらさわ・ひろかず）
医療法人社団翠会成増厚生病院・東京アルコール医療総合センター副センター長

■ 執筆（五十音順）

阿部貴子（あべ・たかこ）………… 第2部 CASE6
医療法人社団翠会成増厚生病院看護師

石川司（いしかわ・つかさ）………… 第2部 CASE11
元・医療法人社団翠会成増厚生病院・東京アルコール医療総合センター看護師

伊藤美保（いとう・みほ）………… 第2部 CASE13・14
医療法人社団翠会成増厚生病院・東京アルコール医療総合センター看護師

金井ゆき江（かない・ゆきえ）………… 第2部 CASE4・5
医療法人社団翠会成増厚生病院・東京アルコール医療総合センター看護主任

亀井和泉（かめい・いずみ）………… 第2部 CASE8
元・医療法人社団翠会成増厚生病院・東京アルコール医療総合センター看護師

重黒木一（じゅうくろき・はじめ）………… 第2部 CASE16〜20・22
医療法人社団翠会慈友クリニック精神科課長

城山由紀子（しろやま・ゆきこ）………… 第2部 CASE25
医療法人社団翠会慈友クリニック精神科主任

杉岡篤（すぎおか・あつし）………… 第2部 CASE15
医療法人社団翠会成増厚生病院・東京アルコール医療総合センター看護師

鈴木良平（すずき・りょうへい）………… 第2部 CASE9・10
医療法人社団翠会成増厚生病院・東京アルコール医療総合センター副看護師長　精神科認定看護師

世良守行（せら・もりゆき）………… 第1部
株式会社ジャパンEAPシステムズ顧問，社会福祉法人かがやき会理事

内藤碧（ないとう・みどり）………… 第2部 CASE1
医療法人社団翠会成増厚生病院・東京アルコール医療総合センター看護師

長根尾素子（ながねお・もとこ）………… 第2部 CASE21
医療法人社団翠会成増厚生病院・東京アルコール医療総合センター看護師　精神科認定看護師

中本真理（なかもと・まり）………… 第2部 CASE7
医療法人社団翠会成増厚生病院・東京アルコール医療総合センター看護師

韮澤博一（にらさわ・ひろかず）………… 第2部 CASE24
医療法人社団翠会成増厚生病院・東京アルコール医療総合センター副センター長

平野陽子（ひらの・ようこ）………… 第2部 CASE23
医療法人社団翠会成増厚生病院・東京アルコール医療総合センター看護師

山崎美智（やまざき・みち）………… 第2部 CASE2・3
医療法人社団翠会成増厚生病院看護師

山城あゆみ（やましろ・あゆみ）………… 第2部 CASE12
医療法人社団翠会成増厚生病院外来看護師長

山中里美（やまなか・さとみ）………… 第2部 CASE26
医療法人社団翠会慈友クリニック精神科

横山多美子（よこやま・たみこ）………… 第2部 CASE27
元・医療法人社団翠会慈友クリニック精神科

事例でわかる
アルコール依存症の人と家族への看護ケア
──多様化する患者の理解と関係構築

2019年1月10日　発行

編集	重黒木一・世良守行・韮澤博一
発行者	荘村明彦
発行所	中央法規出版株式会社
	〒110-0016 東京都台東区台東3-29-1　中央法規ビル
	営業　TEL 03-3834-5817　FAX 03-3837-8037
	書店窓口　TEL 03-3834-5815　FAX 03-3837-8035
	編集　TEL 03-3834-5812　FAX 03-3837-8032
	https://www.chuohoki.co.jp/
印刷・製本	株式会社アルキャスト
本文デザイン・装幀	株式会社タクトデザイン事務所

ISBN 978-4-8058-5825-7

定価はカバーに表示してあります
落丁本・乱丁本はお取り替えいたします

本書のコピー，スキャン，デジタル化等の無断複製は，著作権法上での例外を除き禁じられています。また，本書を代行業者等の第三者に依頼してコピー，スキャン，デジタル化することは，たとえ個人や家庭内での利用であっても著作権法違反です。